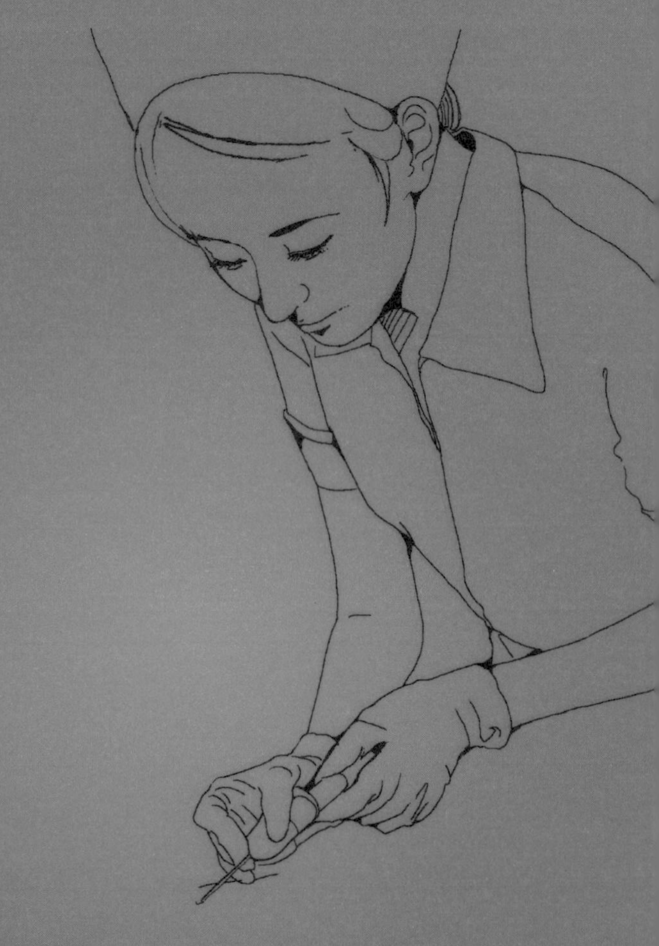

以心灵沟通心灵

用生命温暖生命

——与学习护理的同学共勉

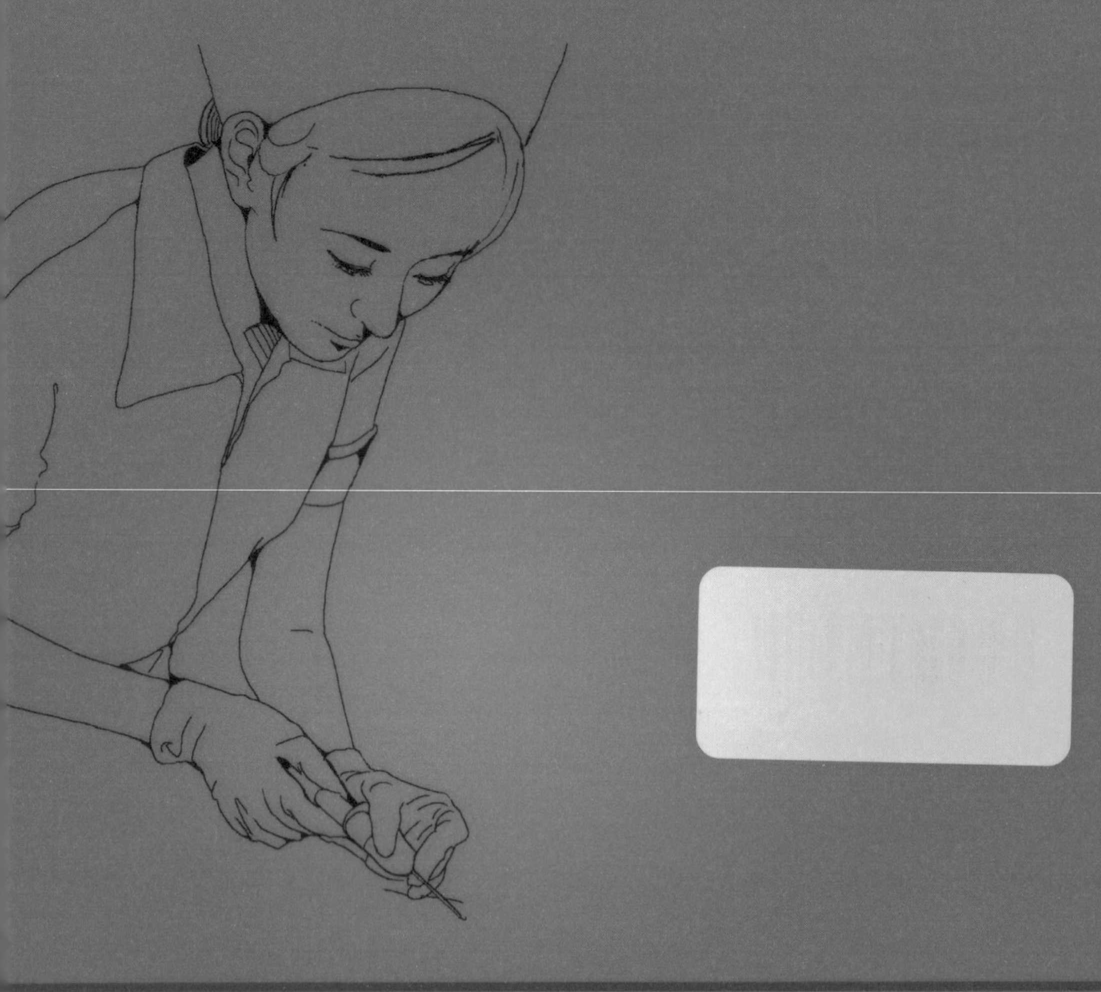

以心灵沟通心灵

用生命温暖生命

——与学习护理的同学共勉

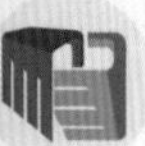

"十二五"职业教育国家规划教材
经全国职业教育教材审定委员会审定

国家职业教育护理专业教学资源库配套教材

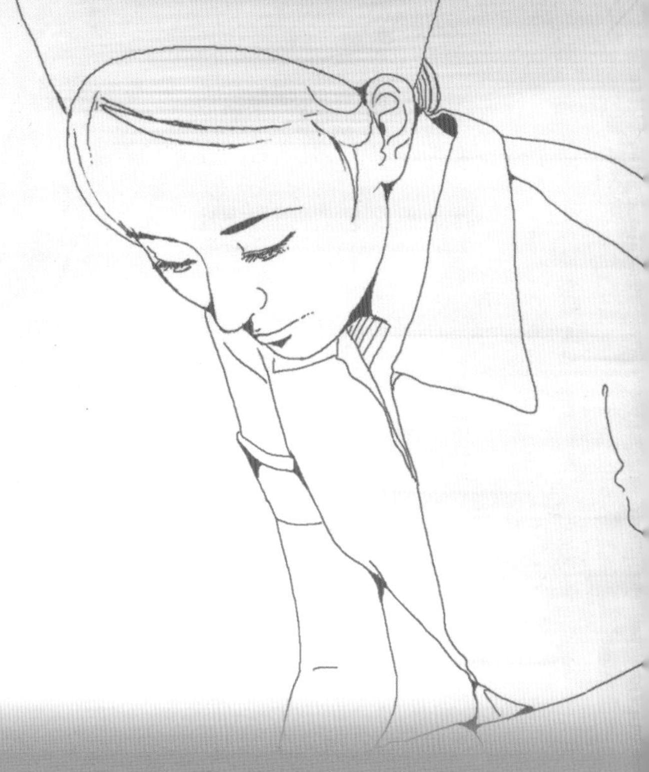

# 营养与膳食

主编　杨柳清　贾丽娜

余谨以至诚
于会众面前宣誓
终身纯洁
忠贞职守
尽力提高护理之标准
勿为有损之事
勿取服或故用有害之药
慎守病人家务及秘密
竭诚协助医生之诊治
务谋病者之福利
谨誓。

至诚
面前宣誓
终身纯洁　护理之标准
忠贞职守　勿取服或故用有害之药
慎守病人家务及秘密
竭诚　协助医生之诊治　务谋病者之福利
谨誓。

高等教育出版社

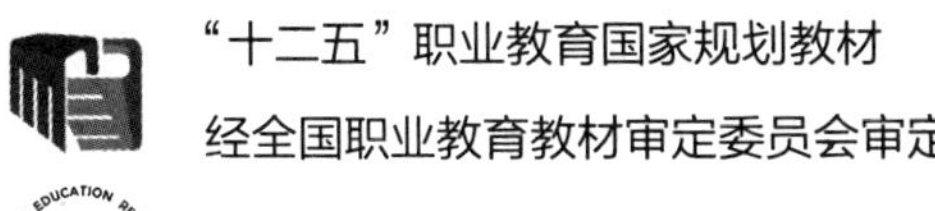

"十二五"职业教育国家规划教材

经全国职业教育教材审定委员会审定

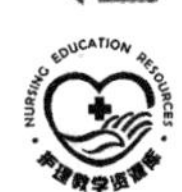

国家职业教育护理专业教学资源库配套教材

YINGYANG YU SHANSHI

# 营养与膳食

主编　杨柳清　贾丽娜

高等教育出版社·北京

内容简介

本书为"十二五"职业教育国家规划教材，是国家职业教育护理专业教学资源库配套教材。教材按34学时编写，内容编写上充分考虑了护理专业岗位需求，结合执业护士考试要求，删减了食品卫生与监督管理、强化食品与保健食品等内容，将营养不足或过剩导致的营养性疾病归入相应章节内，突出教材对于护理专业学生岗位工作的实用性与针对性。全书除绪论外，分为9章，首先为绪论，概括介绍营养与膳食的基本概念以及营养与人体健康的关系；第一、二、三章，主要介绍营养学的基础理论知识；第四、五、六章，主要介绍不同生理人群与职业人群的营养特点及营养评价方法，指导人群合理膳食，预防营养性疾病；第七、八章，概述临床营养基本知识以及临床上常见疾病的营养治疗与护理；第九章，介绍社区营养教育的方法与内容。正文后设6个实训，引导学生实践学习。

本书供高职高专护理专业学生使用，也可作为在职护理人员的继续教育学习或参考用书。

**图书在版编目（CIP）数据**

营养与膳食 / 杨柳清，贾丽娜主编. —北京：高等教育出版社，2015.1（2016.12重印）
ISBN 978-7-04-041186-7

Ⅰ. ①营… Ⅱ. ①杨… ②贾… Ⅲ. ①营养学－高等职业教育－教材 ②膳食－食物营养－高等职业教育－教材
Ⅳ. ①R151

中国版本图书馆CIP数据核字(2014)第282065号

策划编辑 夏 宇　　责任编辑 夏 宇　　封面设计 杨立新　　责任印制 朱学忠

| | | | |
|---|---|---|---|
| 出版发行 | 高等教育出版社 | 咨询电话 | 400-810-0598 |
| 社　　址 | 北京市西城区德外大街4号 | 网　　址 | http://www.hep.edu.cn |
| 邮政编码 | 100120 | | http://www.hep.com.cn |
| 印　　刷 | 高教社（天津）印务有限公司 | 网上订购 | http://www.landraco.com |
| 开　　本 | 787mm×1092mm　1/16 | | http://www.landraco.com.cn |
| 印　　张 | 14.25 | | |
| 字　　数 | 290千字 | 版　　次 | 2015年1月第1版 |
| 插　　页 | 1 | 印　　次 | 2016年12月第3次印刷 |
| 购书热线 | 010-58581118 | 定　　价 | 25.00元 |

本书如有缺页、倒页、脱页等质量问题，请到所购图书销售部门联系调换
版权所有　侵权必究
物 料 号　41186-00

# 《营养与膳食》编写人员


主　编

杨柳清　贾丽娜

副主编

林　杰　季兰芳　张勤国

编　者（按姓氏拼音排序）

胡雪琴　重庆医药高等专科学校

季兰芳　金华职业技术学院

贾丽娜　福建卫生职业技术学院

林　杰　黑龙江护理高等专科学校

王　丹　重庆三峡医药高等专科学校

杨　芳　聊城职业技术学院

杨柳清　重庆三峡医药高等专科学校

张勤国　襄阳职业技术学院

张体华　商丘医学高等专科学校

## 国家职业教育护理专业教学资源库建设参与院校

（按首字笔画排序）

| | |
|---|---|
| 上海医药高等专科学校 | 大庆医学高等专科学校 |
| 山东医学高等专科学校 | 广西卫生职业技术学院 |
| 天津医学高等专科学校 | 长春医学高等专科学校 |
| 四川中医药高等专科学校 | 乐山职业技术学院 |
| 宁波卫生职业技术学院 | 永州职业技术学院 |
| 江西护理职业技术学院 | 江苏建康职业学院 |
| 安徽医学高等专科学校 | 苏州卫生职业技术学院 |
| 沧州医学高等专科学校 | 武汉大学医学职业技术学院 |
| 昌吉卫生学校 | 金华职业技术学院 |
| 贵阳护理职业学院 | 重庆三峡医药高等专科学校 |
| 重庆医药高等专科学校 | 泉州医学高等专科学校 |
| 济南护理职业学院 | 泰州职业技术学院 |
| 盐城卫生职业技术学院 | 聊城职业技术学院 |
| 廊坊卫生职业学院 | 商丘医学高等专科学校 |
| 淄博职业学院 | 雅安职业技术学院 |
| 黑龙江护理高等专科学校 | 湖北职业技术学院 |
| 滨州职业学院 | 福建卫生职业技术学院 |
| 漯河医学高等专科学校 | 漳州卫生职业学院 |
| 黔南民族医学高等专科学校 | 襄阳职业技术学院 |

# 出版说明

教材是教学过程的重要载体，加强教材建设是深化职业教育教学改革的有效途径，推进人才培养模式改革的重要条件，也是推动中高职协调发展的基础性工程，对促进现代职业教育体系建设，切实提高职业教育人才培养质量具有十分重要的作用。

为了认真贯彻《教育部关于“十二五”职业教育教材建设的若干意见》（教职成〔2012〕9号），2012年12月，教育部职业教育与成人教育司启动了“十二五”职业教育国家规划教材（高等职业教育部分）的选题立项工作。作为全国最大的职业教育教材出版基地，我社按照“统筹规划，优化结构，锤炼精品，鼓励创新”的原则，完成了立项选题的论证遴选与申报工作。在教育部职业教育与成人教育司随后组织的选题评审中，由我社申报的1 338种选题被确定为“十二五”职业教育国家规划教材立项选题。现在，这批选题相继完成了编写工作，并由全国职业教育教材审定委员会审定通过后，陆续出版。

这批规划教材中，部分为修订版，其前身多为普通高等教育“十一五”国家级规划教材（高职高专）或普通高等教育“十五”国家级规划教材（高职高专），在高等职业教育教学改革进程中不断吐故纳新，在长期的教学实践中接受检验并修改完善，是“锤炼精品”的基础与传承创新的硕果；部分为新编教材，反映了近年来高职院校教学内容与课程体系改革的成果，并对接新的职业标准和新的产业需求，反映新知识、新技术、新工艺和新方法，具有鲜明的时代特色和职教特色。无论是修订版，还是新编版，我社都将发挥自身在数字化教学资源建设方面的优势，为规划教材开发配备数字化教学资源，实现教材的一体化服务。

这批规划教材立项之时，也是国家职业教育专业教学资源库建设项目及国家精品资源共享课建设项目深入开展之际，而专业、课程、教材之间的紧密联系，无疑为融通教改项目、整合优质资源、打造精品力作奠定了基础。我社作为国家专业教学资源库平台建设和资源运营机构及国家精品开放课程项目组织实施单位，将建设成果以系列教材的形式成功申报立项，并在审定通过后陆续推出。这两个系列的规划教材，具有作者队伍强大、教改基础深厚、示范效应显著、配套资源丰富、纸质教材与在线资源一体化设计的鲜明特点，将是职业教育信息化条件下，扩展教学手段和范围，推动教学方式方法变革的重要媒介与典型代表。

教学改革无止境，精品教材永追求。我社将在今后一到两年内，集中优势力量，全力以赴，出版好、推广好这批规划教材，力促优质教材进校园、精品资源进课堂，从而更好地服务于高等职业教育教学改革，更好地服务于现代职教体系建设，更好地服务于青年成才。

高等教育出版社

2014年7月

# 序

为了更好地贯彻《国家中长期教育改革和发展规划纲要(2010－2020年)》关于“大力发展职业教育”的精神,根据《关于全面提高高等职业教育教学质量的若干意见》(教高〔2006〕16号)中“不断推进教学资源的共建共享”的要求,来自全国示范性高职院校、骨干高职院校等30余所高职高专院校的护理专业带头人及这些院校所在地的护理行业专家共同组成建设团队,自2010年起开展国家职业教育护理专业教学资源库建设。在护理专业教学资源库建设初具规模之际,全国高职高专医药类专业教学资源建设专家委员会共同携手,以多种形式积极推广资源库建设成果,不断扩大资源库项目影响力,深入发掘资源库的内在价值,有力地促进护理专业的教学改革和教学模式转变。而建设教学资源库配套教材,即是此项工作的关键一环。现在,我们欣喜地看到,在专家委员会强有力的规划指导和整体部署下,在高等教育出版社的统筹组织下,经过所有编者的不懈努力,“国家职业教育护理专业教学资源库配套教材”即将完成。

根据高职高专院校护理专业教学的实际需要,专家委员会在资源库建设的课程体系框架和强大项目团队的基础上,为本套教材总计规划了33种选题,遴选了62位主编,最终由38所院校分别牵头,400余位来自院校的专业骨干教师和来自医疗单位的资深行业人士作为编者,共同完成了全套教材的编写。

本套教材的建设理念与护理专业教学资源库建设一脉相承,即以临床护理岗位任务引领为出发点,以技术应用为重点,注重临床技术与教学过程有效对接,教学资源与教学内容有效对接,打破传统教学的固定思维,努力改变护理职业教育的教学形态,是护理职业教育教学改革的一次创新体验。我们真诚地希望,通过本套教材的建设和使用,与全国护理职业院校分享教学经验与改革成果,继续为医药卫生职业教育的教学改革、内涵建设和人才培养水平提升贡献力量。

国家职业教育护理专业教学资源库建设项目组

2012年6月于上海

# 前　言

国家职业教育护理专业教学资源库配套教材《营养与膳食》是在全国高等职业教育护理专业教学资源建设专家委员会领导下统一组织编写的，教材编写按照"贴近学生、贴近岗位、贴近社会"的原则，体现职业教育特色与理念，使教材具有高职高专护理专业的特色。教材主要适用于高职高专护理专业学习使用，同时也可作为临床与社区护理人员继续教育学习的培训教材。

本教材按34学时编写，内容编写上充分考虑了护理专业岗位需求，结合执业护士考试要求，删减了食品卫生与监督管理、强化食品与保健食品等内容，将营养不足或过剩导致的营养性疾病归入相应章节内，突出教材对于护理专业学生岗位工作的实用性与针对性。全书除绪论外，分为九章：首先为绪论，概括介绍营养与膳食的基本概念以及营养与人体健康的关系；第一、二、三章，主要介绍营养学的基础理论知识；第四、五、六章，主要介绍不同生理人群与职业人群的营养特点及营养评价方法，指导人群合理膳食，预防营养性疾病；第七、八章，概述临床营养基本知识以及临床上常见疾病的营养治疗与护理；第九章，介绍社区营养教育的方法与内容。正文后设6个实训，指导学生实践学习。本教材每章设计了学习目标、学习内容、知识链接、本章小结和思考题等模块，各章节以列举案例的形式导入教学内容，激发学生学习兴趣。

教材编写中，团队中的每位老师始终以严谨、求实、科学的态度对待本工作，查阅专业书籍、了解专业动态、调研岗位任务，与临床专业人员反复沟通交流，共同选择典型案例，力争使教材内容科学、语言浅显、案例生动，具有可操作性与指导性。但是限于编写经验不足、水平有限，本书难免有错误、疏漏与不足之处，真诚希望所有读者不吝赐教、及时反馈，提出建设性意见，以便我们对教材不断修改、完善与提高。

本教材在编写过程中得到了重庆三峡医药高等专科学校、黑龙江护理高等专科学校等院校领导的支持，特致以衷心感谢。

主　编

2014年6月

## 资源标识说明

| 资源标识 | 资源类型 | 资源内容 |
| --- | --- | --- |
| 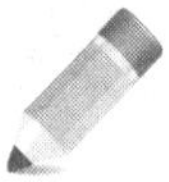  | 文本 | 学习内容、电子教案<br>案例分析、实践指导 |
| 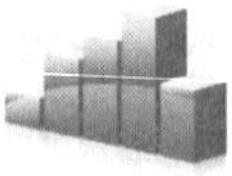  | 图片 | 教学图片 |
| 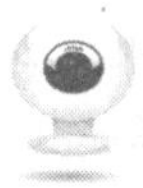  | 视频 | 教学视频 |
| 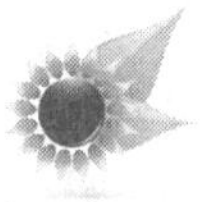  | 动画 | 虚拟演示 |
| 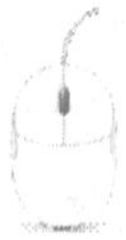  | 互动 | 虚拟互动 |

注：图标对应护理专业教学资源库(www. cchve. com. cn/nursing)相应扩展资源应用。

# 目　录


绪论 …… 1

第一节　营养学的几个基本概念 …… 2

第二节　营养与健康的关系 …… 4

第三节　目前中国居民面临的主要营养问题 …… 5

第四节　学习本门课程的意义 …… 6

第一章　能量与营养素 …… 9

第一节　宏量营养素 …… 10

第二节　能量 …… 19

第三节　微量营养素 …… 21

第四节　水 …… 37

第五节　膳食纤维 …… 39

第二章　各类食物的营养价值 …… 43

第一节　植物性食物 …… 44

第二节　动物性食物 …… 47

第三节　油脂、坚果类 …… 52

第四节　其他加工食品 …… 55

第五节　食物营养价值的影响因素 …… 57

第三章　膳食营养指导 …… 61

第一节　合理营养 …… 61

第二节　中国居民营养素需要量与膳食营养素参考摄入量 …… 63

第三节　中国居民膳食结构与膳食指南 …… 66

第四章　不同生理条件人群的营养 …… 78

第一节　婴儿营养 …… 78

第二节　幼儿及学龄前儿童营养 …… 84

第三节　学龄儿童营养 …… 86

第四节　青少年营养 …… 87

第五节　孕妇营养 …… 89

第六节　乳母营养 …… 92

第七节　中年与老年人营养 …… 95

第五章　职业人群营养 …… 101

第一节　高温环境作业人群的营养 …… 101

第二节　低温环境作业人群的营养 …… 103

第三节　高原环境作业人群的营养 …… 104

第四节　铅作业人群的营养 …… 106

第五节　苯作业人群的营养 …… 108

第六章　营养调查与评价 …… 112

第一节　营养调查的设计与实施 …… 112

第二节　膳食调查与评价 …… 114

第三节　体格测量指标与评价 …… 117

第四节　营养缺乏病的临床体征检查 …… 120

第五节　营养状况的实验室检查 …… 121

第六节　营养调查的综合评价 …… 123

第七章　临床营养 …… 126

第一节　概述 …… 126

第二节　病人膳食 …… 128

第三节　营养支持 …… 143

第八章　常见疾病的营养治疗与护理 …… 154

第一节　心脑血管疾病的营养治疗与护理 …… 154

第二节　消化性溃疡的营养治疗与护理 …… 161

第三节　肾小球肾炎的营养治疗与护理 …… 164

第四节　糖尿病的营养治疗与护理 …… 167

第五节　痛风、肥胖的营养治疗与

护理 …………………………… 174
第六节 肿瘤的营养治疗与护理 …… 179
**第九章 社区营养教育 ……………… 186**
**实训一 孕妇膳食指导 ……………… 194**
**实训二 老年人膳食指导 …………… 195**
**实训三 膳食调查与评价 …………… 196**
**实训四 一周食谱的制定与评价 ………………………… 199**
**实训五 临床营养案例分析 ……… 200**
**实训六 糖尿病患者食谱编制 …… 201**
**附录 …………………………………… 202**
附录一 中国居民膳食营养素参考摄入量(DRIs) ……………… 202
附录二 食物一般营养成分表 ……… 206
**参考文献 ……………………………… 211**

# 绪　论

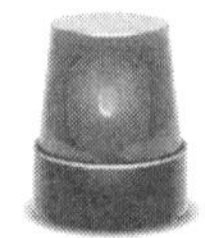

**学习目标：**

1. 了解人类食物进化历史。
2. 掌握营养学的基本概念。
3. 能联系中国居民的主要营养问题正确分析中国居民疾病谱。

人类在地球上出现已有数百万年的历史，伴随着人类的出现，食物成了人类生存的重要物质基础。早期猿人以四处收集、寻找能够果腹的植物来维持生存；大约150万年前，人类为了避免饥荒而开始有意识地种植粮食，学会了对食物进行简单处理、储存，并且开始增加了一些动物肉类作为食物；约70万年前，人类对动物性食物的摄入量增加，常常以群体狩猎的方式捕食大型动物，并对收获的食物进行烹制与储存；约1万年前，人类发明了农业和驯养牲畜以满足获取食物的需要，食物的来源更加多样化，食物的加工、储存、烹调方法趋于成熟。因此，人类在从食腐者到成为熟练猎人，从食物采集者到种植者的演化之旅中，完成了饮食进化过程。一些权威的营养学家对人类祖先的饮食评价是：旧石器时代，人类的祖先吃得不错，而且比后来的定居者还要相对优越一些，或者说旧石器时代的狩猎采集者们吃得比19世纪晚期到20世纪初之前的人类后代都好。

众所周知，食物的营养成分、人们的饮食习惯等因素是人类健康与疾病的主要影响因素之一。现代人类在经过了饮食进化之旅后，获取食物的方式、渠道变得更加多样化。但是，随着大米、玉米、木薯和小麦成为人们餐桌上的主食后，许多人的食物种类变得越来越集中与单调，维生素、矿物质和全蛋白等营养素无法更为全面地摄取，从而产生了营养性疾病。此外，由于营养过剩而导致的肥胖、高血压、心血管系统疾病、糖尿病，由于微量营养素缺乏而致"隐形饥饿"的营养不良，由于追求体形骨感而患上的神经性厌食症，由于过度痴迷于所谓的健康食品直到偏执的程度而导致的健康食品痴迷症等，都在全球不同人群中威胁着人类健康。因此，现代营养学界已经不仅仅从健康的视角研究食物的营养作用，健康饮食与社会、经济、政治、心理、文化的关系备受关注，食物对于现代人类来说，除了维持生命外，还有更深的内涵。

案例

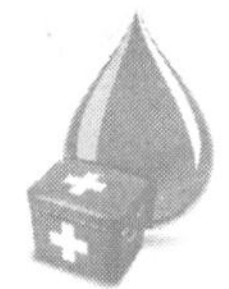

### 某商品的配料表

马铃薯，食品添加剂（乙酰化双淀粉己二酸酯、磷脂、碳酸氢钠、碳酸氢铵、食用香精），氢化植物油，精炼植物油，白砂糖，淀粉，食用盐，谷氨酸钠，麦芽糊精，酵母抽取物，二氧化硅，乳清粉，酱油粉，大蒜粉，洋葱粉，玉米粉，干酪粉，酪蛋白酸钠，磷酸氢二钾。

【思考】

1. 该商品可能是什么？如果在商场，将会摆放在哪类商品中销售？
2. 你认为该配料中哪些是对健康有害的成分？
3. 你愿意吃这类物质吗，为什么？
4. 找出你身边的这类物质，查看其配料表并进行初步评估。

## 第一节　营养学的几个基本概念

### 一、食物与食品

食物（food）广义的理解是指供人类或动物食用的物质，即能被食用并经消化吸收后构成机体组织、供给活动所需能量或调节生理功能的无毒物质。从营养学的角度，食物是指供食用、消化、吸收，并至少含有一种营养素的无毒物质。

食物对于维持人类生命具有重要的意义，长期以来人类对食物的特征有了一些共同、基本的认识。

（1）能供给机体热能，维持体温。

（2）能供给构成机体组织所需要的原料。

（3）有保护器官功能、调节代谢反应的作用。

（4）来源于自然界。

食品是经由食物加工而成的产品，即指各种供人食用或者饮用的成品和原料以及按照传统既是食品又是药品的物品，但是不包括以治疗为目的的药品。食物在被加工制成食品的过程中可能会由于加工的工艺技术使食物原有的营养成分受到破坏（如维生素分解、蛋白质氧化），从而使食物失去了原汁原味和营养价值，因此从营养学的角度，经加工而成的食品应该具有值得人类去摄取与代谢的健康价值，而不仅仅是为了满足人们的口感。

## 知识链接

### 世界卫生组织评出十大垃圾食品

1. 油炸食品　此类食品热量高。

2. 罐头类食品　其中的营养素几乎被破坏殆尽。

3. 腌制食品　钠盐含量超标，腌制过程中可产生大量的致癌物质亚硝胺。

4. 加工的肉类食品（火腿肠等）　这类食物含有亚硝酸盐，有导致癌症的潜在风险。

5. 肥肉和动物内脏类食物　增加患心血管疾病和恶性肿瘤（如结肠癌、乳腺癌）的发生风险。

6. 奶油制品　可导致体重增加，甚至出现血糖和血脂升高。

7. 方便面　属于高盐、高脂、低维生素、低矿物质食物，并含有反式脂肪酸、防腐剂和香精，对心血管、肝等有潜在的不利影响。

8. 烤类食品　含有强致癌物质3,4-苯并芘。

9. 冷冻甜点　包括冰淇淋、雪糕等，可导致肥胖，降低食欲，刺激胃肠道。

10. 果脯、话梅和蜜饯类食物　含有亚硝酸盐、香精、高盐分等，可致癌，损害肝，导致血压升高和肾负担加重。

## 二、营养

营养（nutrition）是指机体摄取食物，经过体内消化、吸收和代谢，利用食物中对身体有益的物质构建机体组织器官、满足生理功能和体力活动需要的过程。因此，营养是人体为了维持生长、发育、代谢、修补等生命活动从外界摄取和利用食物中的营养素的全过程。包含在食物中对身体有益的，由人体消化、吸收并能推动身体功能的这些物质称为营养素（nutrient）。目前发现维持人体生命所需的营养素有蛋白质、脂肪、糖类、矿物质、维生素和水六大类40余种。食物中所含的营养素和热量是否能满足人体营养需要的程度，则体现了该食物的营养价值。

## 三、膳食

膳食（diet，meals）是指一定时间内人们有规律进食的食物或食品。根据不同的种族、生活习惯、区域特点，人们的膳食有不同的类型与结构。

### （一）膳食类型

1. 素膳　指膳食主要或完全由植物性食品构成。素膳又分纯素膳和广义素膳。

2. 混合膳食　指膳食由植物性食品和动物性食品构成。

3. 平衡膳食　指膳食中所含的营养素种类齐全、数量充足，且配比适宜。这样使最适量的营养素在体内得到最有效的生物利用，满足机体的生理需要，又可避免因膳食构成不合理的营养素比例不当，而导致某种营养素缺乏或过剩引起的营养失调。

4. 合成平衡膳食　指由纯净的氨基酸、单糖、必需脂肪酸、维生素和矿物质等人工合成的膳食，配比符合平衡膳食要求，不含高分子类难消化物，可被机体全部吸收利用。主要用于医学上特殊病人的营养。

（二）膳食模式

1. 经济发达国家模式　以动物性食品为主的膳食结构模式。即以肉奶禽蛋等动物性食品消费为主，人均每日热能、蛋白质和脂肪过高，容易出现营养过剩，导致肥胖、冠状动脉粥样硬化性心脏病（简称冠心病）、血脂异常、糖尿病等。

2. 发展中国家模式　以植物性食品为主的膳食结构模式。由于肉蛋鱼乳摄入不足，容易出现蛋白质不足或热能不足，导致消瘦、体质低下。

3. 日本模式　是在以粮食为主食的东方膳食传统模式的基础上，吸收了经济发达国家膳食模式的优点而构成的合理膳食模式。

（三）膳食属性分类

1. 按时间归类　有每日膳食、每周膳食。

2. 按进食人群生理特征归类　有婴儿膳食、幼儿膳食、老年人膳食、孕妇膳食、乳母膳食。

3. 按功能归类　有日常膳食、治疗膳食、试验膳食等。

个人或群体的膳食是否合理，可根据膳食成分来评价，若膳食所提供给机体的营养素种类、数量与比例满足并适合人体需要，则称为合理膳食或平衡膳食。

## 第二节　营养与健康的关系

### 一、营养素是维持人体健康的物质基础

营养素对于维持人体组织构成、生理功能、心理健康以及预防疾病具有重要意义，良好的营养能有效维护健康。目前发现维持人体生命所需的六大类 40 余种营养素的功能各不相同，概括起来主要有 3 个方面：① 供给能量，以满足人体生理与体力活动对能量的需要。② 是构成和修补机体组织的原料。③ 调节生理功能，维持体内物质代谢的动态平衡。

### 二、不良膳食导致健康损害

人类膳食经过近万年的演变，形成了形形色色的膳食文化与膳食习惯，机体通过膳食获取的物质是否有利于维护与促进机体健康，与这些密切相关。

（一）人类不良的膳食状况

1. 膳食不合理　其原因见于：长期形成的不良的膳食模式（如以动物性食品为主的膳食模式），偏食、挑食等不良饮食习惯，暴食症、神经性厌食症、健康食品痴迷症等疾病导致的饮食失调，贫穷或食物缺乏导致的营养摄入不足等。

2. 长期食用含有有毒有害物质的食品　食品在加工、储存过程中使用了有害的

化学物质或产生了有毒有害物质。如反式脂肪酸在食品加工业的使用;亚硝酸盐、苏丹红、吊白块、三聚氰胺、罂粟壳等违法添加到食品中;大量滥用食品添加剂等。

3. 地质环境中化学物质含量　含量过少或过多导致膳食中长期缺乏某些必需营养素或某些非必需元素过多。如食品中长期缺碘引起的碘缺乏病,饮水中砷含量过高引起的慢性砷中毒等。

4. 环境污染　使食品中含有某些有害化学物质。空气、饮水或土壤受到污染后导致食物被污染,引起人体发生急、慢性中毒性疾病及致癌、致畸、致突变损害。如水俣病、痛痛病、大多数恶性肿瘤等。

(二) 不良的膳食状况导致的健康损害

1. 营养性疾病

(1) 营养缺乏病:如蛋白质-热能营养不良、维生素 A 缺乏病、维生素 D 缺乏病、维生素 $B_6$ 缺乏病(脚气病)、维生素 C 缺乏病(坏血病)、营养性贫血、碘缺乏病等。

(2) 营养过剩或比例失调性疾病:热能、脂肪等摄入过多可致肥胖症、高脂血症、动脉粥样硬化,维生素 A、D 及某些必需微量元素摄入过多可导致中毒;此外,营养过剩与结肠癌、乳腺癌、胃癌等有明显关系。

2. 食物中毒　如亚硝酸盐中毒、发芽马铃薯中毒、四季豆中毒、毒蕈中毒等。

3. 慢性损害　如反式脂肪酸导致心脏损害;长期高盐和低纤维素膳食可引起高血压,长期高脂饮食引起血脂异常,大量"滥用"食品添加剂及食品被化学农药、重金属、微生物等污染导致的慢性损害与恶性肿瘤等。

4. 免疫功能降低　营养不良可以造成胸腺和其他淋巴组织等免疫器官发育不全、萎缩,使细胞免疫、体液免疫、补体功能和吞噬作用等受损,从而导致机体免疫功能降低。如缺铁时,淋巴器官功能异常,血中的淋巴细胞数减少,线粒体空泡样变。

5. 感染性疾病　营养不良常与感染同时存在,两者有协同作用。营养缺乏使非特异性免疫和非免疫性保护机制受损,机体对感染的敏感性增加。

## 第三节　目前中国居民面临的主要营养问题

我国于 1959 年、1982 年、1992 年和 2002 年分别开展过 4 次全国营养调查,在 2002 年 8—12 月,由卫生部等部门共同组织在全国范围内开展了"中国居民营养与健康状况调查",其发布的《中国居民营养与健康现状》指出:尽管我国城乡居民的膳食、营养状况与过去相比有了明显改善,营养不良和营养缺乏患病率继续下降,但我国仍面临着营养缺乏与营养过度的双重挑战。

### 一、城市居民膳食结构不尽合理

畜肉类及油脂消费过多,谷类食物消费偏低。2002 年城市居民每人每日油脂消费量由 1992 年的 37 g 增加到 44 g,脂肪供能比达到 35%,超过世界卫生组织推荐的 30%的上限。城市居民谷类食物供能比仅为 47%,明显低于 55%~65%的合理范围。

此外，奶类、豆类制品摄入过低仍是全国普遍存在的问题。

### 二、营养缺乏病依然存在

我国农村贫困地区营养缺乏问题没有得到根本改变。由于农村地区婴儿辅食添加不合理，5岁以下儿童生长迟缓率和低体重率高达17.3%和9.3%，贫困农村分别高达29.3%和14.4%。儿童、孕妇(乳母)、老年人的缺铁性贫血、维生素A缺乏等问题仍然比较严重：居民贫血患病率平均为15.2%；2岁以内婴幼儿、60岁以上老人、育龄妇女贫血患病率分别为24.2%、21.5%和20.6%。3～12岁儿童维生素A缺乏率为9.3%，其中城市为3.0%，农村为11.2%；维生素A边缘缺乏率为45.1%，其中城市为29.0%，农村为49.6%。全国城乡钙摄入量仅为391 mg，相当于推荐摄入量的41%。

### 三、居民营养不足与营养过剩并存

在居民营养不足导致营养缺乏病的同时，营养素摄入结构失衡和能量没有得到合理消耗而导致营养过剩，由此也就导致了超重和肥胖现象的增加，相关慢性病发病率也出现上升，特别是城市等发达地区由于能量、脂肪等营养素的摄入过多，加上体力活动的下降，超重、肥胖正成为儿童青少年的主要健康问题；成年人高血压、血脂异常、糖尿病等患病率呈大幅上升趋势，越来越成为威胁我国居民健康的主要问题。

### 四、公众营养知识不足

我国居民还存在不少错误饮食观念，全民营养意识和营养知识水平亟待提高。例如，我国居民不吃早餐的比例高达到3.2%，尤其是城市青年人，不吃早餐的比例高达4.6%；约有40%的居民不吃杂粮，16%的人不吃薯类；猪肉食用率高达到94.3%，而牛羊肉、禽肉及水产品的食用频率较低；奶及奶制品、豆类食品消费较低等。

营养学家们根据中国居民存在的营养问题，提出中国居民营养改善应以“平衡膳食、合理营养、适量运动”为中心，结合中国人的饮食特点，推行植物性食物为主，动物性食物为辅，膳食结构多元化的食物消费模式，控制食用油和盐的摄入量。

## 第四节　学习本门课程的意义

### 一、根据营养学基础知识，开展公共营养服务

针对幼儿、儿童、青少年、成年人以及老年人等不同人群的生理特征与饮食习惯，开展膳食营养评价，提供营养咨询，调整膳食结构，普及营养知识，指导合理膳食，预防营养不足或营养过剩的健康损害。

### 二、用营养的手段促进疾病治疗和康复

临床上根据疾病的诊断、病情及其他有关情况，配合医生提出营养方案，对病人进

行膳食营养治疗，以改善代谢紊乱、增强抗病能力，达到促使疾病好转或痊愈的目。

## 三、进行人群营养与膳食现状调查与评价，为居民营养教育提供科学依据

世界上大多数发达国家和部分发展中国家都会有计划地定期开展国民营养调查，营养调查可能反映人群的营养状况，体现国家与地区经济和社会发展、卫生保健水平和国民健康素质，政府及相关机构可根据调查结果开展营养教育、制定改善国民营养和健康状况的政策和措施。

## 四、开展社区营养教育

社区营养教育通过有计划、有组织、有系统和有评价的干预活动，提供人们必需的营养科学知识和技能，普及营养与食品卫生知识，使人们养成良好的膳食行为与生活方式。营养教育能提高国民健康素质，培养人们面临营养问题时做出有益于健康选择的能力，具有成本低、覆盖面广、途径多和经济有效等特点，是居民健康教育的重要组成部分。

## 小　结

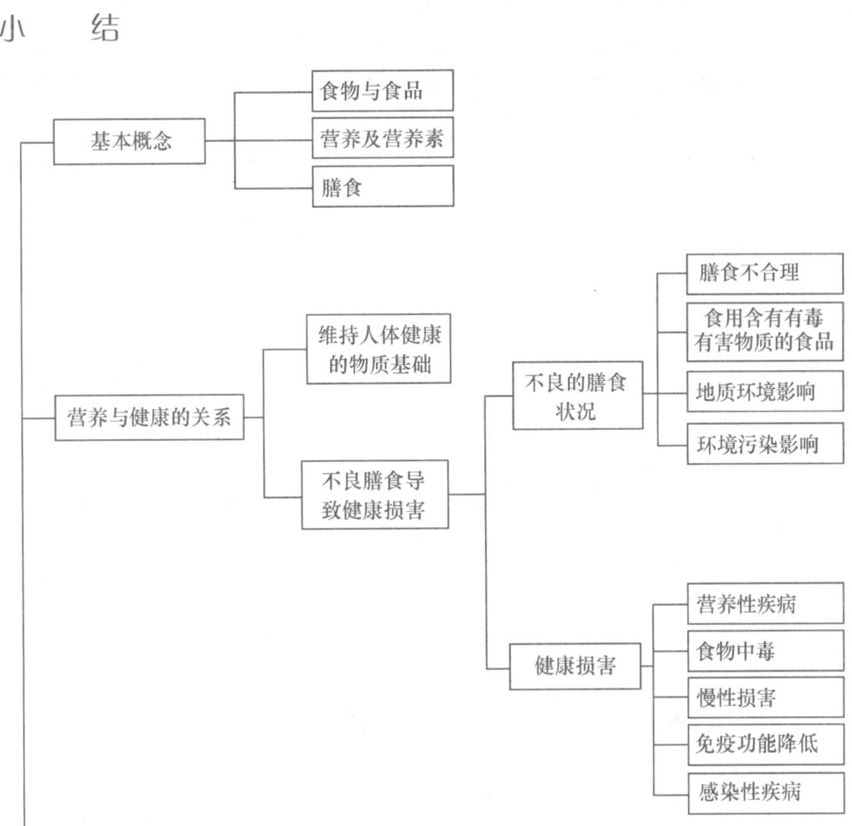

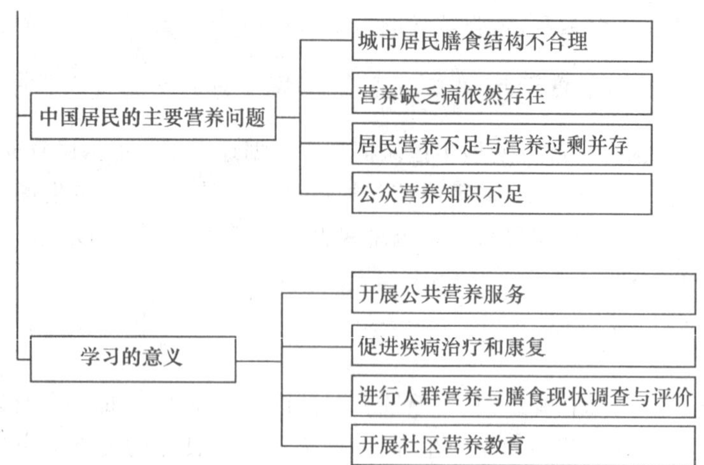


## 思考题

1. 食物与食品的区别与联系是什么?
2. 结合本人的生活实例,列举不良膳食导致的健康损害实例。
3. 以你较熟悉的社区为例,分析社区人群中较普遍存在的不良膳食行为。
4. 谈谈你对"营养学家倡导人类饮食应回到大自然中去,呼吁多吃食物,少吃食品"的认识与看法。

(杨柳清)

# 第一章　能量与营养素

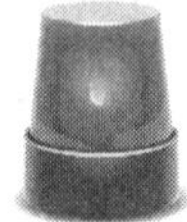

**学习目标：**

1. 掌握基础代谢、基础代谢率、食物热效应、必需氨基酸、必需脂肪酸、蛋白质互补作用和膳食纤维等概念。
2. 掌握人体能量的构成和消耗以及能量平衡、水分平衡。
3. 掌握评价膳食蛋白质和脂类营养价值的主要指标。
4. 熟悉影响钙、铁吸收的因素。
5. 熟悉各类营养素的营养学意义与缺乏病。
6. 熟悉各类营养素的膳食来源和参考摄入量。
7. 了解各类维生素的营养状况鉴定。
8. 了解各类维生素的理化性质。

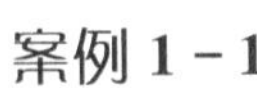

## 案例 1－1

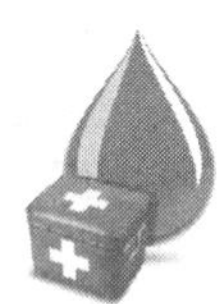

营养调查对象：3～6 岁儿童，男女各半，其家庭收入、父母文化背景、住房及入读幼儿园条件相当，分别位于某市工业区和非工业区。

体格检查结果：儿童生长发育状况与其居住地环境有密切关系，统计分析发现，非工业区儿童身高、体重均高于工业区儿童，差异有极显著性意义。工业区儿童佝偻病患者较非工业区儿童多，且症状明显。

实验室检查：非工业区儿童体内血铅和发铅含量低于工业区，非工业区儿童体内血钙含量明显高于工业区，经统计分析，儿童体内血铅与血钙呈负相关。

动物实验结果：铅在机体内与钙靶作用部位结合而降低机体对钙的吸收和利用。

膳食调查结果：工业区儿童每日摄取的钙和锌严重不足(低于推荐量的 50%)。

营养调查结果表明，膳食钙摄入量不足会引起儿童体内钙含量降低，而体内较高的铅暴露也可能是导致儿童体内钙含量降低的因素之一。因此，儿童生长发育与其膳食中的钙相关，而体内较高水平的铅因与钙存在竞争而会降低钙的吸收和利用，二者均可能导致儿童生长发育迟缓甚至佝偻病的出现。

**【思考】**

1. 影响儿童身高、体重发育的营养素有哪些？

2. 矿物质如何分类？各矿物质之间有什么样的关系？
3. 影响机体钙吸收和利用的因素有哪些？
4. 佝偻病的原因有哪些？
5. 如何对有佝偻病症状的儿童进行营养干预？

人体需要的营养素包括蛋白质、脂肪、糖类、矿物质、维生素、水和膳食纤维。由于蛋白质、脂肪和糖类的摄入量较大，故称为宏量营养素；维生素和矿物质的需要量相对较小，称为微量营养素。而近年来也把具有重要生理功能的水和膳食纤维列入人体必需的营养素。

## 第一节　宏量营养素

### 一、蛋白质

**案例 1－2**

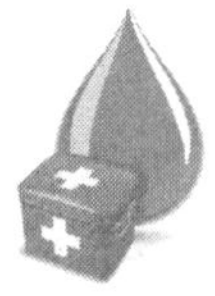

**阜阳大头娃娃事件**

自2003年以来，一些营养成分严重不足的伪劣奶粉充斥安徽阜阳农村市场，2003年4-10月最为猖獗，导致众多婴儿受害甚至死亡。

2003年8月13日，安徽阜阳，出生仅130天的女婴荣荣死去。在2003年8月7日被送进医院时，荣荣由于严重的营养匮乏，肝肾功能已经呈现重度衰竭，并伴发肠源性皮炎，出现了局部溃烂。扼杀荣荣的"元凶"，是一种伪劣婴儿奶粉。

由于患病婴儿四肢短小，身体瘦弱，脑袋尤显偏大，被当地人称为"大头娃娃"。根据阜阳市产品质量监督所出示的检验报告，受害婴儿所食用的奶粉蛋白质含量仅为1%，而根据我国现行的GB10767－97产品质量标准，0～6个月的婴儿奶粉蛋白质含量应为12%～18%。这些被封查的奶粉因脂肪、蛋白质和糖类等基本营养物质不及国家标准的1/3，被人们称为"空壳奶粉"。

更令人担忧的是这次"空壳奶粉"事件受害者的后期康复问题。婴儿食用这样的奶粉3个月就会给婴儿期发育带来重大损失，5个月左右就会带来终身影响，到七八个月则现有医疗水平基本无法救治。

摘自《市场报》2004年04月20日第6版

**【思考】**

1. 婴幼儿生长发育的特点及其与营养物质的关系是什么？
2. 只要机体所需总能量得到保证，能量由谁提供并不重要。这种说法对吗？为什么？
3. 蛋白质的生理功能有哪些？

4. 营养不良有哪些类型，其原因是什么？

5. 如何对蛋白质-能量营养不良儿童进行营养干预？

蛋白质是构成生物体最基本的结构物质和功能物质，是一切生命的物质基础，没有蛋白质就没有生命。

蛋白质是由氨基酸以肽键连接并具有一定空间结构的大分子。构成人体的氨基酸有 20 余种，其中有 9 种氨基酸人体不能合成或合成速度不能满足机体的需要而被称为必需氨基酸。它们是苏氨酸、色氨酸、苯丙氨酸、缬氨酸、赖氨酸、蛋氨酸、亮氨酸、异亮氨酸和组氨酸（为婴儿必需）。酪氨酸可由苯丙氨酸转变而来，胱氨酸可由蛋氨酸转变而来。因此酪氨酸和胱氨酸曾被称为半必需氨基酸，或称为条件必需氨基酸，意指在某些条件下（早产儿或某些急、慢性疾病情况下），它们变成必需氨基酸，需要从膳食中得到供应。其余的氨基酸人体自身可以合成满足机体需要，称为非必需氨基酸。

## 知识链接

### 蛋　白　质

蛋白质一词来源于希腊文“proteios”，是“头等重要”的意思，表明蛋白质是生命活动中最重要的物质。

### （一）蛋白质的营养学意义

1. 构成和修复组织　在人和动物的新鲜组织中，蛋白质占 16%～19%。细胞中除水分外，蛋白质约占细胞内物质的 80%。因此，构成机体组织、器官的成分是蛋白质最重要的生理功能。身体的生长发育可视为蛋白质的不断积累过程。蛋白质对于生长发育期的儿童尤其重要。

人体内的蛋白质始终处于不断地分解和合成的动态平衡之中，成年人体内每天约有 3%的蛋白质被更新。只有摄入足够的蛋白质才能维持机体组织的更新，身体受伤后也需要蛋白质作为修复材料。

2. 构成体内各种重要的生理活性物质　机体之所以能有条不紊地进行各种生理活动，依赖于酶、激素、抗体等多种生理活性物质的调节。而蛋白质是构成多种生理活性物质的重要成分，参与机体生理功能的调节。如酶蛋白具有促进食物消化、吸收和利用的功能；肌球蛋白具有调节肌肉收缩的作用；血液中的脂蛋白、运铁蛋白等具有运送营养素的作用；免疫球蛋白具有维持机体免疫功能的作用；清蛋白具有调节渗透压、维持体液平衡的功能；垂体激素则在调节机体的生长、发育、生殖、代谢，或控制各外周内分泌腺体以及器官的活动中发挥重要作用。

3. 供给能量　蛋白质与糖类、脂肪一起被称为三大供能营养素。供能不是蛋白质的主要功能，但在组织细胞的不断更新过程中，蛋白质分解成氨基酸后，部分氨基酸不再被利用而被分解产能；也有部分吸收的氨基酸由于摄入过多或不符合机体蛋白质合成的需要而氧化产能。每克食物蛋白质在体内约产生 16.7 kJ(4.0 kcal)的能量。人体每日所需热能有 10%～15%来源于蛋白质。

4. 为机体提供氮源，维持氮平衡　蛋白质在体内处于不断地合成和分解的动态平衡之中。蛋白质分解为氨基酸后，机体利用大部分氨基酸重新合成蛋白质，小部分被分解成为尿素及其他代谢产物排出体外。因此，机体需每日摄入足量蛋白质以补充被分解排出的部分，来维持其组织的更新。

机体氮平衡分为 3 种：当排出的氮等于摄入的氮时，即为氮平衡或氮的零平衡；当排出的氮大于摄入的氮时，称为负氮平衡，多指饥饿或消耗性疾病患者；当排出的氮小于摄入的氮时，为正氮平衡，生长发育期的儿童、孕妇及恢复期的患者多需如此。

### （二）膳食蛋白质营养价值评价

1. 蛋白质的含量　虽然蛋白质的含量不等于质量，但是没有一定数量，再好的蛋白质其营养价值也有限。所以，蛋白质含量是食物蛋白质营养价值的基础。食物中蛋白质含量测定一般使用微量凯氏定氮法：先测定食物中的氮含量，再乘以蛋白质换算系数，就可得到食物蛋白质的含量。不同来源食品的蛋白质换算系数不完全相同，一般食品的蛋白质换算系数为 6.25。

2. 蛋白质消化率　是反映食物蛋白质在消化道内被分解为氨基酸和肽后吸收程度的指标。蛋白质消化率越高，其营养价值越高。

$$\text{蛋白质表观消化率}(\%)=\frac{\text{氮吸收量}}{\text{摄入氮量}}\times 100(\%)$$

$$\text{蛋白质真消化率}(\%)=\frac{\text{摄入氮量}-(\text{粪氮}-\text{粪代谢氮})}{\text{摄入氮量}}\times 100(\%)$$

在实际应用中，往往不考虑粪代谢氮，而直接计算表观消化率；此外，其测定结果比真消化率低，对人具有一定的安全性。食物蛋白质消化率受到蛋白质性质、膳食纤维、酶反应及加工方式等因素的影响。一般而言，动物性食品的消化率高于植物性食品。如鸡蛋、牛奶的蛋白质消化率分别为 97%和 95%，而玉米和大米的蛋白质消化率为 85%和 88%，大豆粉的消化率为 86%，但将其加工成豆腐后则可提高到 90%以上。

3. 蛋白质利用率　指蛋白质经消化吸收后被机体利用的程度。反映蛋白质利用率的指标很多，可从不同方面评价食物蛋白质被机体利用的程度。

（1）蛋白质生物价：指食物蛋白质被吸收后在体内储留的氮与被吸收氮的比值。蛋白质生物价越高，表明其被机体利用程度越高，最大值为 100。鸡蛋的生物价为 94，牛肉为 76，大米为 77，白面粉为 52。

$$\text{生物价}=\frac{\text{氮储留量}}{\text{氮吸收量}}\times 100(\%)$$

$$=\frac{\text{氮吸收量}-(\text{尿氮}-\text{尿内源性氮})}{\text{摄入氮量}-(\text{粪氮}-\text{粪代谢氮})}\times 100(\%)$$

生物价对指导肝、肾疾病患者的膳食很有意义。生物价高表明食物蛋白质主要用来合成人体蛋白质，极少有过多的氨基酸经肝、肾代谢而释放能量或由尿排出多余的氮，从而可大大减轻肝肾的负担。

（2）蛋白质净利用率：是机体利用的蛋白质占食物中蛋白质的百分比。它包含了食物蛋白质的消化和利用两个方面，因此更为全面。

$$\text{蛋白质净利用率}=\frac{\text{氮储留量}}{\text{氮摄入量}}\times 100(\%)$$
$$=\text{消化率}\times\text{生物价}$$

蛋白质生物价和蛋白质净利用率是比较精确的蛋白质营养价值评价方法，但需要收集和分析大量的粪、尿样品。

（3）蛋白质功效比值：是指处于生长阶段的实验动物在规定的实验条件下每摄取1 g蛋白质体重增加的量。蛋白质功效比值越大，其营养价值越高。该指标是测量蛋白质利用率最简单而易行的方法，被广泛用于婴幼儿食品中蛋白质的评价。

（4）氨基酸评分：也称蛋白质化学评分，该方法是用被测食物蛋白质的必需氨基酸评分模式和推荐的理想模式或参考蛋白质的模式进行比较。其评分越高越接近人体的需要模式，越易被人体利用，该蛋白质的营养价值也越高。

$$\text{氨基酸评分}=\frac{\text{被测蛋白质每克氮(或蛋白质)中氨基酸(mg)}}{\text{理想模式或参考蛋白质中每克氮(或蛋白质)中氨基酸量(mg)}}$$
$$=\frac{\text{待评蛋白质第一限制性氨基酸含量(mg/gN)}}{\text{理想模式或参考蛋白质中同种氨基酸含量(mg/gN)}}$$

当蛋白质中某一种或某几种必需氨基酸缺乏或不足时，则使合成组织蛋白质受到限制，这一种或这几种氨基酸称为限制氨基酸。得分最低的氨基酸为第一限制氨基酸，以此类推。

必需氨基酸模式，是指蛋白质中各种必需氨基酸的构成比例。其计算方法就是将某种蛋白质中的色氨酸含量定为1，分别计算其他必需氨基酸的相应比值，这一系列的比值即组成该蛋白质的必需氨基酸模式。蛋白质的必需氨基酸模式越接近参考蛋白质，越容易被人体利用，其营养价值也越高。不同蛋白质的必需氨基酸模式不一样，限制性氨基酸也不同，因此可通过摄入不同食物来使单一蛋白质必需氨基酸不足得以补充，该作用称为蛋白质互补作用，如肉类和大豆蛋白质可弥补米面蛋白质中赖氨酸的不足。

氨基酸评分方法虽简单，但没有考虑食物蛋白质的消化率。因此，可采用消化率修正后的氨基酸评分，即将氨基酸评分乘以真消化率。

蛋白质营养价值评价除上述方法和指标外，还有如相对蛋白质值、净蛋白质比值、氮平衡指数等，但使用较少。

### （三）蛋白质的营养不良及营养状况评价

1. 蛋白质热能不足　膳食中蛋白质长期摄入不足时，可出现疲倦、贫血、血浆蛋白质下降。蛋白质缺乏在成人和儿童中都有发生，但处于生长阶段的儿童更为敏感。蛋白质缺乏常有热能不足，故称蛋白质-热能营养不良。临床表现有水肿型和消瘦型两种。

水肿型：指能量摄入基本满足而蛋白质严重不足的营养缺乏病。主要表现为腹部、腿部水肿，虚弱，表情淡漠，生长滞缓，头发变色、变脆和易脱落，易感染其他疾病。

水肿型蛋白质热能不足婴儿四肢皮肤红肿，称为“红孩”。如前几年因食用不法商贩生产的劣质奶粉而出现的“阜阳大头婴儿”(具体请见本节前述案例)即是典型的蛋白质热能不足。

消瘦型：蛋白质和能量摄入均严重不足的营养缺乏病。患者消瘦无力，皮下脂肪减少或消失，呈“老人面容”，易感染其他疾病而死亡。多见于非洲贫困地区儿童。成人也存在蛋白质热能不足，表现为消瘦、易疲劳、工作效率低等。

2. 蛋白质摄入过多　也对人体有害。尤其是动物性蛋白质摄入过多，因其常伴随过多的饱和脂肪和胆固醇。过多的蛋白质在体内代谢分解，会增加肾的负担，还可加速骨骼中钙的丢失，易产生骨质疏松。

3. 蛋白质营养状况评价指标　反映体内蛋白质营养水平的常用指标主要为血清清蛋白和血清运铁蛋白等。

#### (四) 膳食蛋白质来源和参考摄入量

蛋白质广泛存在于动植物性食物中。动物性食物(如各种肉类、蛋类、鱼类等)蛋白质含量高(15%～20%)、质量好，是优质蛋白质的重要来源。乳中蛋白质含量为3.0%～3.5%，但乳是婴幼儿主要的食物，因此是婴幼儿蛋白质的最佳来源。

一般植物性蛋白质不如动物性蛋白质，如谷类蛋白质含量虽然较低(6%～10%)，但因其是我国居民的主食，摄入量较大，因此仍是蛋白质的主要来源。豆类具有丰富的蛋白质，尤其大豆蛋白质含量高达40%左右，其氨基酸组成也较合理，体内利用率较高，是植物性蛋白质的优质来源。

虽然动物性食物蛋白质含量较高，但其富含胆固醇和饱和脂肪酸；而植物性食物则多存在限制性氨基酸问题。因此，膳食中要适当进行搭配，注意蛋白质互补。中国营养学会2000年的中国居民膳食营养素参考摄入量(DRIs)中，成年男、女轻体力活动者蛋白质的推荐摄入量(RNI)值为75 g/d和60 g/d，中体力活动者为80 g/d和70 g/d，重体力活动者为90 g/d和80 g/d。

## 二、脂类

脂类是人体必需的一类营养素，分为脂肪和类脂。前者指三酰甘油，而类脂又分为磷脂和固醇类等。食物中的脂类95%是三酰甘油，5%是其他脂类。人体储存的脂类中三酰甘油高达99%。脂肪包括固态的“脂”和液态的“油”。脂类的共同特点是具有脂溶性，不仅易溶于有机溶剂，且可溶解其他脂溶性物质，如脂溶性维生素。

### 知识链接

#### 反式脂肪酸

按空间结构，脂肪酸可分为顺式脂肪酸和反式脂肪酸。天然食物中的脂肪酸多为顺式脂肪酸，而反式脂肪酸不是天然产物，如西餐和西式糕点中常用的人造黄油即富含反式脂肪酸。摄入过多时会使血浆中低密度脂蛋白胆固醇(LDL－C)上升，高密度脂蛋白胆固醇(HDL－C)下降,增加罹患冠心病的危险性。

(一) 脂类的营养学意义

1. 供给能量　合理膳食中总能量的20%～30%由脂肪提供。1 g脂肪可产生37.7 kJ(9 kcal)的能量,是产能量最高的营养素。储存脂肪常处于分解和合成的动态平衡之中。过量的糖类和蛋白质能转化成脂肪储存于体内。饥饿时,机体首先动用糖类和脂肪供能,保护蛋白质。

2. 构成人体组织　脂类是人体重要的组成成分,占体重的10%～20%,并广泛分布于机体内。人体内的脂肪分为定脂和动脂。定脂是构成细胞膜的基本成分,其含量稳定,是不受机体活动和营养状况的影响的类脂。动脂主要储存于机体皮下、腹腔大网膜、肠系膜等处,是含量随体力活动和营养状况变动而改变的三酰甘油。

3. 供给必需脂肪酸　必需脂肪酸指人体不能合成或合成数量不能满足机体的需要,必须从食物中摄取的脂肪酸。必需脂肪酸主要来源于植物油,部分动物性食物中也含有必需脂肪酸,如鱼肉、禽肉等。

必需脂肪酸有n－3系列α－亚麻酸和n－6系列亚油酸。n－3和n－6系列中还有许多脂肪酸,如花生四烯酸、二十碳五烯酸(EPA)、二十二碳六烯酸(DHA)等都是人体不可缺少的脂肪酸,但人体可以利用亚油酸和α－亚麻酸来合成这些脂肪酸。必需脂肪酸具有以下重要的生理功能。

(1) 为儿童生长发育所必需:必需脂肪酸参与磷脂的合成,是细胞膜的重要成分,缺乏时易发生皮炎(湿疹等),严重缺乏时生长停滞、体重减轻,出现鳞状皮肤病,并使肾受损。

(2) 为生殖所必需:必需脂肪酸与精细胞的生成有关,其长期缺乏可引起受精过程障碍而导致不孕。

(3) 为脂质代谢所必需:胆固醇和必需脂肪酸结合后,才能在体内转运,进行正常代谢。否则,胆固醇易在肝和血管壁上形成沉积,导致动脉粥样硬化等疾病。

(4) 其他功能:必需脂肪酸促进皮肤伤口的愈合,因为新组织的生长和受损组织的修复都需要亚油酸;必需脂肪酸是前列腺素的合成前体,其缺乏会导致机体前列腺素功能减退,如三酰甘油水解受抑、神经传导受阻、肾水排泄障碍等;必需脂肪酸缺乏可引起光感受器细胞受损,而导致视力减退;长期缺乏必需脂肪酸,也会对机体的认知过程产生不良影响。

必需脂肪酸热量应占膳食总热量的1%～3%,即每日至少需要6～8 g,婴儿对其需要更为迫切,缺乏时也较敏感。

4. 脂溶性维生素的溶剂及提供者　维生素A、维生素D、维生素E、维生素K等是脂溶性维生素,对机体有重要的生理调节作用,其消化吸收受到脂肪的影响。如低脂膳食将影响蔬菜中胡萝卜素的吸收。患肝、胆系统疾病时,因食物中脂类消化吸收功能障碍而发生脂溶性维生素吸收障碍,从而导致这些维生素的缺乏症。

食物中的脂肪还是脂溶性维生素的重要来源。如鱼油和肝脏中有丰富的维生素

A 和 D,麦胚油富含维生素 E。

5. 其他作用

(1) 维持体温:脂肪导热性差,储存在皮下的脂肪可以起到隔热、保温的作用。

(2) 保护体内脏器:脂肪是脏器的支持和保护者,还可减少脏器之间的摩擦和振动。

(3) 增加饱腹感,促进食欲:脂肪在胃中的排空时间长,使人不易感到饥饿。脂肪能改变食物的感官性状,增加香味,促进人的食欲。

脂肪还有润肠缓泻、产生代谢水等作用。

(二) 膳食脂肪营养价值评价

膳食脂肪的营养价值取决于其消化率、稳定性、脂肪酸的组成及维生素的含量等因素。

1. 消化率　脂肪的消化率与其熔点密切相关,熔点高于 50℃的脂肪不易消化,熔点越低,越容易消化。油脂中不饱和脂肪酸多,熔点相对较低,消化吸收率高。如在室温下液态的脂肪消化率可高达 97%～98%。而牛、羊脂肪的熔点高于正常体温,在消化道中较难乳化和消化。

2. 必需脂肪酸的种类及含量　必需脂肪酸含量越高,其营养价值越高。通常植物油中亚油酸含量高于动物脂肪(海鱼除外),其营养价值优于动物脂肪。但椰子油、棕榈油,其亚油酸含量很低,饱和脂肪酸含量高。鱼油中因富含二十五碳烯酸和二十二碳六烯酸两种多不饱和脂肪酸,因此具有降血脂的功效(具体见节后知识链接)。

3. 脂溶性维生素的种类及其含量　脂溶性维生素含量越高,其营养价值越高。一般脂溶性维生素含量高的脂肪,其营养价值也高。动物的储存脂肪几乎不含维生素,肝脏脂肪含维生素 A、维生素 D 丰富,以鲨鱼肝油的含量为最多,奶油次之,猪油内不含维生素 A 和维生素 D,所以营养价值较低。植物油中富含维生素 E,特别是麦胚芽油。

4. 脂类的稳定性　脂肪在空气中长时间放置或受理化性质影响会发生腐败变质。变质的油脂有异味且营养价值降低。油脂稳定性的大小与不饱和脂肪酸的多少和维生素 E 的含量有关。

不饱和脂肪酸不稳定,容易氧化、酸败。而维生素 E 有抗氧化作用,可防止脂类酸败。

(三) 脂类的营养不良

1. 脂类摄入缺乏　机体若长期脂类摄入不足,会影响大脑发育,产生营养不良、生长迟缓和各种脂溶性维生素缺乏症。必需脂肪酸的摄入也必然不足,导致生长发育迟缓,中枢神经系统功能、生殖功能异常,眼及视网膜病变等。

2. 脂类摄入过量　会导致超重、肥胖以及高血脂、动脉粥样硬化和冠心病等疾病。而近年来研究发现,脂肪摄入过多易引发肿瘤,动物脂肪的摄入量与结肠癌和乳腺癌的发病率及死亡率呈正相关。

### (四) 膳食脂类来源和参考摄入量

人类膳食脂肪主要来源于动物的脂肪组织和肉类以及植物的种子。动物脂肪相对含饱和脂肪酸和单不饱和脂肪酸多。植物油主要含不饱和脂肪酸。鱼、贝类食物相对含二十碳五烯酸、二十二碳六烯酸较多。含磷脂较多的食物为蛋黄、肝脏、大豆、麦胚和花生等。

2000 年中国营养学会制定的 DRIs 中,成年人脂肪的适宜摄入量(AI)应占总热能的 20%～30%,饱和脂肪酸应低于 10%,多不饱和脂肪酸和单不饱和脂肪酸分别约占 10%,n－3 和 n－6 的比例为 1∶(4～6),胆固醇含量应低于 300 mg/d。

## 知识链接

### 深海鱼油

深海鱼油是指富含 EPA(二十碳五烯酸)、DHA(二十二碳六烯酸)的鱼体内的油脂。普通鱼体内 EPA 和 DHA 数量极微,只有寒冷地区深海里的鱼,如鲑鱼、三文鱼等体内 EPA、DHA 含量极高。因此,一般选用深海鱼来提炼 EPA 及 DHA,深海鱼油由此得名。

研究发现,深海鱼油具有以下功效:① 调节血脂,防止血液凝固,预防脑血栓、脑出血及脑卒中;② 预防关节炎,缓解痛风、哮喘,暂时缓解由关节炎引起的肿痛;③ 预防阿尔茨海默症(老年痴呆症),营养大脑、改善记忆;④ 改善视力、防治老花眼。

深海鱼油在我国按保健食品进行管理。我国国家食品药品监督管理局(SFDA)批准的深海鱼油的保健功能为“调节血脂”,适用于血脂偏高人群。该品不能替代药物进行相关疾病的治疗。深海鱼油不适于少年儿童、孕期及哺乳期的妇女、有出血倾向者和出血性疾病患者。

因深海鱼油本质上为脂肪酸,故过量食用仍然具有脂肪摄入过多的危害。

## 三、糖类

糖类也被称为碳水化合物,是多羟基醛或多羟基酮及其衍生物的总称。营养学上一般将其分为几类:糖(单糖、双糖、糖醇)、寡糖和多糖。

(1) 单糖:是最简单的糖,不能直接水解为更小分子的糖,具有酮基或醛基,具有还原性。包括葡萄糖、果糖和半乳糖。

(2) 双糖:由两分子相同或不同的单糖缩合而成。蔗糖、乳糖、麦芽糖均属于双糖。

(3) 糖醇:是单糖的衍生物,常见有山梨醇、甘露醇、木糖醇和麦芽糖醇等。其中,木糖醇甜度与蔗糖相当,但其代谢不受胰岛素的调节,因此被广泛应用于糖尿病患者的专用食品及药品中。

(4) 寡糖:又称低聚糖,是 3～10 个单糖构成的小分子多糖。已知的有棉籽糖、水苏糖、异麦芽低聚糖、低聚果糖、低聚甘露糖和大豆低聚糖等。通常甜度仅有蔗糖的

30%～60%。大豆低聚糖是肠道内双歧杆菌的增殖因子，可作为功能性食品的基料。

（5）多糖：指10个以上单糖组成的大分子糖。可分为淀粉和非淀粉多糖。淀粉多糖包括直链淀粉、支链淀粉和糖原（动物淀粉）；非淀粉多糖则指纤维素、半纤维素、果胶类和各种活性多糖，如香菇多糖、茶多糖和壳聚糖等。

（一）糖类的营养学意义

1. 供给和储存能量　糖类是人类从膳食中取得能量的最经济、最主要的来源。人体每天所需能量的55%～65%来源于糖类。糖类在体内主要以葡萄糖的形式被吸收，而1 g葡萄糖在体内彻底氧化可产生16.7 kJ(4 kcal)的能量。且心脏和中枢神经系统只能利用糖类供能。

糖原是肌肉和肝内糖类的储存形式。肝约储存机体内1/3的糖原。一旦机体需要，肝中的糖原即分解为葡萄糖供能。

2. 机体重要的组成物质　糖类是构成机体的重要组成物质，并参与细胞的许多生命活动。几乎每个细胞都有糖类，含量为2%～10%。糖类以含糖复合物的形式参与机体成分的构成。如结缔组织中的黏蛋白、神经组织中的糖脂等，都是一些寡糖复合物；DNA和RNA中含大量核糖，在遗传物质中起着重要的作用。

3. 节约蛋白质作用　机体需要的能量主要由糖类提供。当机体糖类摄入不足时，将通过糖异生作用动用体内蛋白质产生葡萄糖以供能满足需要；在严重饥饿时，甚至会动用肌肉、肝肾等脏器中的蛋白质，而对机体和器官造成损害。当糖类摄入充足时，则首先动用糖类供能，从而减少了蛋白质作为能量的消耗，即糖类具有节约蛋白质的作用。

4. 抗生酮作用　脂肪在体内代谢所产生的乙酰基物质（酮体），必须跟草酰乙酸结合并进入三羧酸循环才能彻底被氧化。而葡萄糖体内氧化可生成草酰乙酸。当机体糖类摄入不足时，草酰乙酸的生成不足，且脂肪被动员并加速分解供能，其代谢产生的乙酰基则会在血液中累积，达到一定程度时即产生酮血症和酮尿症，表现为恶心、疲劳、厌食、情感淡漠等。如糖类摄入充足时，则可避免酮症的发生，此即糖类的抗生酮作用。

5. 解毒作用　经糖醛酸途径产生的葡糖醛酸，在肝中能与细菌毒素、乙醇、砷等有毒有害物质结合，从而消除或减轻这些物质的毒性，起到解毒的作用。

6. 其他功能

（1）增强肠道功能：非淀粉类多糖如纤维素、果胶、抗性淀粉、功能性低聚糖等糖类，虽然不能被机体吸收，但可促进肠道蠕动，增加结肠内发酵，有助于正常消化和排便。

（2）提供生物活性多糖：活性多糖具有提高机体免疫力、抗肿瘤、抗衰老、抗疲劳等作用，如细菌的夹膜多糖有抗原性。多糖的生物活性已被应用于临床，并被开发成多种产品。

(二) 糖类的营养不良

1. 糖类的摄入缺乏 糖类摄入不足时，其供能减少，其代谢中间产物草酰乙酸的供应亦减少；脂肪的代谢中间产物乙酰基因没有足够的草酰乙酸结合而不能彻底被氧化，转而在体内生成酮体并堆积；同时，机体通过糖异生途径动用蛋白质产生葡萄糖供能；心脏和中枢神经系统能源不足，血糖浓度降低，可出现心绞痛、冷汗、头晕、昏迷等症状。糖类摄入长期不足，会造成生长发育迟缓，体重轻，容易疲劳、头晕等。谷类是糖类的主要来源，当谷类摄入长期不足时，B族维生素易缺乏，非淀粉类多糖缺乏，使溃疡性结肠炎、肥胖、高脂血症及癌症等疾病发病风险增加。

2. 糖类摄入过量 过多的糖类会减缓脂肪的分解代谢，同时过多的能量会以脂肪的形式堆积而造成肥胖，并增加高血糖、冠心病、高血脂等疾病的罹患风险。此外，过多的糖类可造成龋齿和牙周病。

(三) 膳食糖类来源和参考摄入量

膳食中淀粉的主要来源是粮谷类和薯类食物。谷物中淀粉的含量占60%～70%。单糖和双糖主要来源于糖果、糕点、甜味水果等。动物性食物中只有肝脏中含有糖原，乳中有乳糖。

由于体内其他营养素可转化为糖类，因此其需要量尚难确定。根据联合国粮农组织(FAO)和世界卫生组织(WHO)的建议，中国居民膳食营养素参考摄入量中的糖类适宜摄入量应为总能量的55%～65%。糖类的来源应包括淀粉、抗性淀粉、非淀粉多糖和低聚糖等，应限制纯能量物质(如糖)的摄入量，以保障人体能量和营养素的需要，并改善肠道环境和预防龋齿发生。

## 第二节 能 量

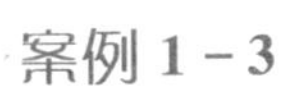

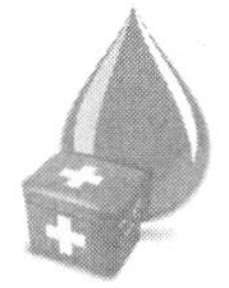

小李，女，23岁，办公室工作人员。因长期节食减肥，最近经常出现头晕、精力不集中。为此她进行了营养咨询。咨询过程中，营养师为其进行了体格测量，结果为：身高165 cm，体重43 kg，胸围75 cm。综合判断其为重度瘦弱和重度营养不良。营养师给小李的建议为：增加能量的摄入，均衡膳食；同时结合适量的体育锻炼，科学减肥。

**【思考】**

1. 机体能量消耗途径有哪些？
2. 维持适宜体重的方法是什么？
3. 如何理解能量平衡？
4. 影响机体能量需要量的因素有哪些？

人体为维持生命活动和从事脑、体力劳动，每天必须从食物中获得能量以满足机体需要。机体需要的能量产生于糖类、脂肪和蛋白质三大类宏量营养素。

## 一、能量的单位

能量的国际通用单位是“焦耳(J)”，指 1 牛顿力把 1 kg 物体移动 1 m 所需要的能量。1 000 J 等于 1 kJ，1 000 kJ 等于 1“兆焦耳”(MJ)。传统营养学上能量的单位是卡(k)和千卡(kcal)。两种能量单位换算关系如下：

$$1\ \text{kcal}=4.18\ \text{kJ} \quad 1\ 000\ \text{kcal}=4.18\ \text{MJ}$$

$$1\ \text{kJ}=0.239\ \text{kcal} \quad 1\ \text{MJ}=239\ \text{kcal}$$

## 二、人体能量消耗

成年人的能量消耗主要用于维持基础代谢、食物热效应和体力活动，而孕妇、乳母、儿童和青少年则应包括生长发育所需的能量消耗。创伤病人康复期间也需要额外的能量。人体理想状态是能量的摄入和消耗处于平衡状态。能量摄入不足和能量摄入过多均不利于身体健康。能量摄入不足使人体逐渐消瘦，出现贫血、神经衰弱、皮肤干燥、工作能力下降、抵抗力低、儿童生长发育停滞等现象。能量摄入过多则造成人体超重或肥胖，可并发脂肪肝、糖尿病、高血压、胆结石、心脑血管疾病甚至癌症。

### (一) 基础代谢消耗的能量

基础代谢是指维持人体基本生命活动所需的能量，即机体处于适宜温度(18～25℃)的条件下，在安静、空腹、静卧、清醒状态时，维持呼吸、循环、体温和细胞功能所需的能量。人体处于基础代谢状态下，单位时间内每平方米体表面积的能量消耗则称为基础代谢率[$\text{kJ}/(\text{m}^2 \cdot \text{h})$]。

基础代谢率受多种因素的影响，包括年龄、性别、体格、营养状况等。如儿童和孕妇的基础代谢率相对较高，女性的基础代谢率一般低于男性，体表面积大者高于体表面积小者。疾病对基础代谢也有影响。

### (二) 从事体力活动所消耗的能量

一般而言，人体从事体力活动所消耗的能量占人体总能量的 15%～30%，用于职业活动、社会活动、家务活动和运动休闲等。这部分能量消耗的多少取决于活动强度大小、活动持续时间长短、活动方式以及活动环境条件。体力活动所消耗的能量也是人体控制能量消耗，保持能量平衡，维持健康最重要的方式。

影响体力活动消耗能量大小的因素有：肌肉越发达，能量消耗越多；体重越重，能量消耗越多；劳动强度越大，持续时间越长，能量消耗越多；工作越不熟练能量消耗越多。

### (三) 食物热效应

食物热效应也称食物特殊动力作用，指机体因进食而引起能量消耗增加的现象。食物热效应产生的原因是人体对摄入的食物进行消化、吸收、代谢转化等需要额外消耗能量，同时引起体温升高。蛋白质的热效应最高。如进食糖类可使能量消耗增加

5%～6%，脂肪增加 4%～5%，蛋白质则增加 30%～40%。一般混合膳食增加约 10%。

食物热效应除与食物种类有关外，还与进食速度、进食量有关。吃得快者热效应高，吃得越多热效应消耗的能量也越多。

（四）生长发育及影响能量消耗的其他因素

处于生长发育中的儿童，其能量消耗还应包括生长发育所需能量；孕期妇女也应包括胎儿生长发育以及自身器官变化所额外消耗的能量；精神紧张工作者大脑活动加剧，能量消耗增加。

## 三、膳食能量来源和推荐摄入量

膳食能量来源于糖类、脂肪和蛋白质三大产能营养素。这三种营养素广泛存在于各种食物中。粮谷类和薯类糖类含量高，是膳食能量最主要、最经济的来源；动物性食物和大豆富含蛋白质，纯能量物质油的脂肪含量极高。而蔬菜和水果中脂肪和蛋白质含量较低，但坚果例外。

膳食能量推荐摄入量(RNI)是基于基础代谢率和体力活动水平而制定的。膳食能量推荐摄入量等于基础代谢率和体力活动水平的乘积。具体见膳食能量推荐摄入量。

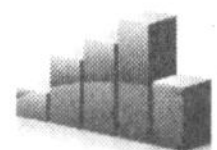

护理专业教学资源库/课程中心/营养与膳食/教学内容/学习单元 1-能量与营养素/膳食能量推荐摄入量

# 第三节　微量营养素

微量营养素包括矿物质和维生素。矿物质包括常量元素和微量元素两大类。维生素则分为脂溶性维生素和水溶性维生素。

### 案例 1-4

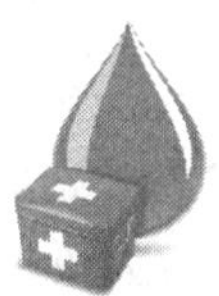

李某，女，22 岁，半年前无明显诱因出现头晕、乏力，家人发现其面色不如以前红润，但能照常上班，最近症状加重并伴有活动后心慌，到医院就诊。医生通过一些相关信息和体格检查，建议患者进行必要的实验室检查，确诊为缺铁性贫血，然后给予其膳食调整建议。

**【思考】**

1. 机体贫血的类型有哪几种？
2. 缺铁性贫血的表现如何？如何确诊？

3. 请列举易发生缺铁性贫血人群。

4. 应如何进行缺铁性贫血患者的营养干预?

## 一、矿物质

组成人体的各种元素中,除碳、氢、氧、氮以有机化合物形式存在以外,其他各种元素基本以无机物的形式存在,因此又被称为矿物质、无机盐或灰分。矿物质的生理功能如下:① 构成机体组织的重要成分,如钙、磷、镁是构成骨骼和牙齿的重要元素;② 维持细胞内外液的渗透压和酸碱平衡,调节细胞膜的通透性;③ 维持神经、肌肉的兴奋性;④ 酶的辅基、激素、维生素、蛋白质和核酸的构成成分,或参与多种酶的激活。

其中,钙、磷、钠、钾、氯、镁、硫 7 种元素因其含量大于体重的 0.01%,且每日膳食需要量均在 100 mg 以上,而被称为常量元素或必需常量矿物质。而含量较低的铜、钴、铬、铁、氟、碘、锰、钼、硒、锌、钒、镍、硼、硅等元素则被称为微量元素。微量元素又分为必需微量元素、可能必需的微量元素以及具有潜在毒性,但在低剂量时可能对人体必需的微量元素。必需微量元素有铁、碘、锌、硒、铜、钼、铬、钴 8 种;可能必需的微量元素为锰、硅、镍、硼、钒 5 种;具有潜在毒性,但低剂量时可能人体必需的则是氟、铅、镉、汞、砷、铝、锂和锡 8 种。

### (一) 钙

钙是人体内含量最多的无机元素,相当于体重的 1.5%~2.0%,仅次于碳、氢、氧、氮。99%的钙沉积在骨骼和牙齿中,以羟磷灰石结晶形式存在;其余 1%的钙(以游离或结合形式)存在于细胞外液中和全身软组织中,这部分钙称为混溶钙池。混溶钙池的钙与骨骼钙维持着机体内钙的动态平衡。当膳食钙严重缺乏或机体钙异常丢失时,骨骼中的钙可被动员入血液,从而维持细胞外液中钙浓度的相对稳定。

1. 钙的营养学意义

(1) 构成机体的骨骼和牙齿:骨骼组织由骨细胞和钙化的骨基质组成,骨基质中约 65%为矿物质,35%为有机物质。矿物质中钙占了约 40%。骨矿物质决定骨的硬度,而有机质决定骨的韧性。骨钙在破骨细胞作用下不断被释放入混溶钙池,混溶钙池中的钙也不断沉积于成骨细胞中,如此反复使骨骼不断更新。骨钙的更新随年龄的增长而减慢,幼儿的骨骼 1~2 年更新 1 次,成年人更新 1 次则需要 10~12 年,40 岁以后骨中矿物质量逐渐减少转换速率为每年 0.7%。绝经后妇女和老年男女骨质丢失速度加快,易引发骨质疏松症。

牙本质是牙齿的主体,化学组成类似于骨骼,但组织结构中无细胞、血管和神经,因此牙齿中的矿物质无骨骼中的更新转换过程。

(2) 维持肌肉和神经的正常活动:钙与肌肉和神经的兴奋、神经冲动的传导、心脏的搏动等关系密切。当血清中钙离子浓度降低时,肌肉和神经的兴奋性增加,可引起手足抽搐;而钙离子浓度过高时,肌肉收缩功能受损,可引起心脏和呼吸衰竭。

(3) 其他:钙与红细胞、肝细胞、心肌细胞和神经细胞膜上钙结合位点结合,可维持细胞膜的稳定性；当钙脱离时，细胞膜的结构和功能发生改变。钙可激活凝血酶原使之成为凝血酶而参与凝血过程。钙调解或激活 ATP 酶、脂肪酶、蛋白质分解酶、钙调蛋白等。钙还参与细胞的吞噬、激素的分泌等过程。

2. 钙的营养不良　机体钙营养不良分为钙缺乏和钙过量。

（1）钙缺乏：我国现有膳食结构的营养调查结果表明，居民钙摄入普遍偏低。钙摄入量偏低可致钙缺乏症，钙吸收减少和钙消耗增加也会造成机体钙缺乏。如维生素 D 合成障碍可导致钙吸收不良，而腹泻、肝炎等可致机体钙大量流失。钙缺乏症主要表现为骨骼的病变，如婴儿的手足抽搐、儿童的佝偻病和成年人的骨质疏松症。还可能出现血凝异常、甲状腺功能减退等现象。

手足抽搐多见于 1 岁以内婴儿，表现为四肢抽动，两眼上翻，口唇发青，知觉短暂丧失等，严重时可引起喉鸣音、呼吸困难和窒息，甚至死亡。

佝偻病是因钙或维生素 D 缺乏导致的以骨骼异常改变为主的疾病，多见于 3 岁以内的婴幼儿。严重者可致骨骼畸形，如乒乓头，方形颅，X 型、O 型、军刀型腿，鸡胸，漏斗胸，串珠肋等，而影响儿童生长发育，使机体免疫力下降易并发各种感染。

成人罹患骨质疏松症时骨脆性增大，脊柱压缩，易碎变形，易发生压迫性骨折及疼痛，尤以股骨颈部或腕及肱骨上端易骨折。

钙缺乏应针对病因治疗，给予含钙制剂或维生素 D 制剂。同时改善生活习惯，适当负重或运动有助于钙质储备。保持平衡膳食，摄入足够钙和维生素 D，减少或避免饮酒，少喝浓茶、咖啡等。

（2）钙过量：多见于含钙制剂或高钙膳食摄入过度。钙过量对机体的不利主要表现在以下几个方面。

1）增加患肾结石的危险。

2）奶碱综合征：包括高血钙症、碱中毒和肾功能障碍。

3）干扰其他矿物质的吸收和利用：钙和锌、铁、镁等元素之间存在相互竞争，过多的钙可抑制铁的吸收，降低锌的生物利用率，钙镁比大于 5 时可致机体镁缺乏。

3. 膳食钙来源和参考摄入量　因奶中含钙量丰富且吸收率也高，所以奶和奶制品是钙的重要来源。此外，豆类、坚果类、绿色蔬菜也是钙的较好来源，虾皮、海带、发菜、芝麻酱等含钙量也很高。适量的维生素 D、某些氨基酸、乳糖以及适当的钙磷比例均有助于钙的吸收和利用。膳食中对钙吸收不利的因素有：谷物中的植酸，蔬菜中的草酸，过多的膳食纤维、脂肪及部分药物、过多的蛋白质等。一般而言，随着年龄增长，钙的吸收率会下降。

中国营养学会提出成年人钙的适宜摄入量为 800 mg/d，青少年为 1 000 mg/d，孕妇和乳母 1 000～1 200 mg/d。

### （二）磷

人体磷的含量约占体重的 1%，成年人体内的磷为 400～800 g，其中 85%的磷与钙结合存在于骨骼和牙齿中，其余 15%以磷脂、磷蛋白及磷酸盐的形式分布在软组织和体液中。

1. 磷的营养学意义

(1) 构成骨骼和牙齿：磷在骨骼和牙齿中的存在形式主要是无机磷酸盐——羟磷灰石，构成机体的支架和承担负重。与钙类似，该部分磷也作为储存库与血液中的磷保持动态平衡。

(2) 组成生命的重要物质：磷是核酸、磷蛋白、磷脂、环腺苷酸、环鸟苷酸和多种酶的成分。

(3) 参与能量代谢：高能磷酸化合物(如 ATP)是机体内能量的主要载体，在细胞内能量的转换、代谢中起着重要的作用。

(4) 参与调节酸碱平衡：磷酸盐缓冲体系接近中性，构成体内重要的缓冲体系。

2. 磷的营养不良　因为膳食原因而致的磷缺乏一般不会发生。特殊情况下，如早产儿仅喂以母乳，因乳中磷含量较低，不能满足早产儿骨骼中钙磷沉积的需要而可能发生磷缺乏，出现佝偻样骨骼异常。

摄入过多的磷易引起高磷血症，造成非骨组织钙化或干扰钙的吸收。

3. 膳食磷来源和参考摄入量　磷广泛存在于各种植物性食物和动物性食物中。瘦肉、蛋、奶、动物肝肾中磷的含量均很高，海带、紫菜、芝麻酱、花生、豆类、坚果中也富含磷。粮食中的磷为植酸磷，吸收利用率较低。

我国居民 11～18 岁膳食中磷的适宜摄入量为 1 000 mg/d，成年人、孕妇和乳母膳食磷适宜量为 700 mg/d。

(三) 铁

人体内铁的含量为 4～5 g，依其存在形式分为“功能性铁”和“储存铁”，功能性铁是铁的主要存在形式，其中血红蛋白铁占总铁量的 60%～75%，3%在肌红蛋白，1%位于含铁的酶类中。储存铁包括铁蛋白和含铁血黄素形式存在于肝、脾和骨髓中，占体内总铁的 25%～30%。

在人体各器官中，肝、脾中铁含量最高，肾、骨骼肌和脑其次。

1. 铁的营养学意义

(1) 参与体内气体的转运和交换：铁是血红蛋白、肌红蛋白、细胞色素 A 及一些呼吸酶的主要成分，参与体内氧气和二氧化碳的转运、交换和组织呼吸过程。

(2) 参与红细胞的形成和成熟：铁在骨髓造血组织中进入幼红细胞内，与卟啉结合形成正铁血红素，后者再与珠蛋白结合形成血红蛋白。当铁缺乏时，新生红细胞中血红蛋白量不足，可使红细胞寿命缩短，自身溶血增加。

(3) 铁与机体免疫：铁可提高机体免疫力，增加中性粒细胞和吞噬细胞的功能。但感染时，过量铁往往促进细菌的生长，对抵御感染不利。

(4) 其他功能：铁可催化 β-胡萝卜素转化为维生素 A，铁在嘌呤和胶原的合成、抗体的产生、脂类的转运中有着重要作用，铁还参与肝对于药物的解毒过程。

2. 铁的营养不良

(1) 铁缺乏：是一种常见的营养缺乏病。

膳食中可利用铁的长期不足是造成机体铁缺乏的重要原因，不良饮食习惯可造成膳食铁不足；而谷类蔬菜中的植酸盐、草酸盐、茶和咖啡中的酚类化合物，以及摄入过多的膳食纤维均会降低或干扰非血红蛋白铁的吸收。

特殊条件下机体对铁的需要量增加也会导致铁相对缺乏，如生长发育期的儿童、育龄妇女月经失血和妊娠期、哺乳期妇女。

某些疾病（如萎缩性胃炎、胃酸缺乏）或服用过多抗酸药物均可影响体内铁的吸收，而腹泻或钩虫感染则增加机体铁的消耗。

铁缺乏患者表现为疲乏无力、心慌气短、头晕，肝脾轻度增大，症状与贫血的严重程度相关。缺铁性贫血还易发生左侧心力衰竭。铁缺乏时，机体活动和劳动耐力降低，机体免疫功能和抗感染能力下降，出现消化道黏膜组织变化和组织营养障碍，皮肤毛发变化，神经系统异常，抗寒力降低等。

铁缺乏可通过平衡膳食，适量补充铁制剂等方式予以纠正。

(2) 铁过量：正常情况下，即使膳食铁含量丰富也不至于引起有临床意义的铁过量。但以下原因可致铁过量：长期过量服用铁剂，长期大量摄入含铁量异常高的特殊食品，慢性酒精中毒和肝硬化可导致铁的吸收增加，原发性血色素病使小肠铁吸收过多等。铁过量可致中毒，分为慢性铁中毒和急性铁中毒。

慢性铁中毒可发生皮肤色素沉着；肝大或肝硬化；垂体功能下降；肾上腺及甲状旁腺供能减退；心律不齐，心力衰竭；骨骼关节异常改变、颅脑畸形等。临床称为Zellveger 综合征。

急性铁中毒开始表现为呕吐、腹泻腹痛、血压降低、代谢性酸中毒、血糖升高等临床现象，后期可出现胃瘢痕形成，幽门梗阻，多器官衰竭，代谢性凝血病和低血糖，暴发性肝衰竭而直接致死。对于误服大量铁剂而致急性铁中毒的病人应给予大量生蛋清、牛奶等以形成铁蛋白复合物，并催吐，继而以碳酸氢钠洗胃并以泻药导泻。严重中毒时应血液透析或腹膜透析。临床也可使用络合剂去除体内过多铁剂。

3. 膳食铁来源和参考摄入量　铁广泛存在于各种食物中，但分布不均匀，吸收率也相差很大。一般动物性食物铁的含量和吸收率较高，是铁的良好来源。如肝脏、全血，畜禽肉类和鱼类。但牛奶是贫铁食物，且吸收率不高。植物性食物中铁的吸收率较低，如大米为 1%，莴苣为 4%，小麦面粉为 5%，蛋类铁的吸收率也较低为(3%)，而肉类、肝脏为 22%。

中国营养学会 DRIs 中，成年男性铁适宜摄入量为 15 mg/d，女性为 20 mg/d，可耐受最高摄入量为 50 mg/d。

### (四) 锌

锌广泛分布在人体各组织和器官中。成年人体内锌含量为 2.0～2.5 g，肝、肾、肌肉、视网膜和前列腺中含量较高。血液中 75%～85%的锌分布在红细胞，3%～5%位于白细胞中，其余则在血浆中。

1. 锌的营养学意义　锌对机体的生长发育、免疫功能、物质代谢和生殖功能等均有重要作用。

(1) 催化功能：氧化还原酶、转移酶、水解酶、裂合酶、异构酶和合成酶等多种酶类中均含有锌，机体内近百种酶依赖锌的催化，失去锌则该类酶活性失去，补充锌则其活性恢复。当锌长期缺乏时，醇脱氢酶失活会造成机体内乙醇分解代谢受阻；乳酸脱氢酶失活，则糖异生和糖酵解异常。

（2）结构功能：锌主要与细胞膜上含硫、氮的配基结合，形成牢固的复合物，从而维持细胞膜的稳定性，减少毒素吸收和组织损伤。当锌含量不足时，细胞质膜将丢失锌离子。

（3）调节功能：锌具有调节基因表达的功能。锌还可以与金属转运因子结合参与金属硫蛋白的表达。锌对蛋白质的合成和代谢的调节还表现在对机体免疫功能的调节上，可调节免疫因子的产生和分泌。如胰岛素的释放需要锌的调节，前列腺素的主动分泌过程也有锌的参与。

（4）促进食欲：锌通过参加构成一种含锌蛋白（即味觉素），而对味觉与食欲发生作用，对口腔黏膜上皮细胞的结构、功能、代谢也具有重要的作用。

（5）其他功能：锌促进性器官正常发育和维持性功能的正常。锌可维护皮肤、骨骼和牙齿的正常。

2. 锌的营养不良　长期食用低锌食物或特殊生理条件下会导致机体锌缺乏，如孕期、哺乳期、腹泻、糖尿病等。人体缺锌表现为生长发育停滞，脑垂体功能异常，食欲减退，味觉和嗅觉减退，皮肤干燥粗糙，脱发，创伤愈合不良，男性性成熟延迟或性功能减退，肝脾增大，贫血等。儿童长期缺锌可致侏儒症。锌缺乏可通过口服锌制剂或胃肠外营养支持治疗，还可通过皮肤吸收治疗皮肤损伤。

锌的正常摄入量与产生毒害作用剂量之间的范围较宽，所以一般而言，生活中不易发生锌中毒，但职业性锌中毒例外。成年人一次性摄入锌超过 2 g 即会发生锌中毒。过量摄取锌会影响铜、铁和维生素的吸收，损坏免疫系统和免疫功能。锌可引起腹痛、腹泻和呕吐。锌中毒可采用洗胃、导泻、内服牛奶等措施减少机体锌含量，同时纠正水和电解质紊乱。

3. 膳食锌来源和参考摄入量　食物中广泛存在锌，但种类间差异较大，吸收利用率也各不相同。贝类食物、红色肉类、内脏等都是锌的极好来源。干果、谷类胚芽和麦麸中也富含锌。一般植物性食物锌含量较低，但干奶酪、燕麦、花生酱、玉米等锌含量较高，果蔬中锌含量极低。食品加工可致锌丢失。

中国营养学会膳食锌 DRIs 的推荐摄入量（RNI）11～18 岁男性为 18～19 mg/d，女性为 15～15.5 mg/d；18 岁以上人群，男性为 15 mg/d，女性为 11.5 mg/d。可耐受最高摄入量 18 岁以上男性为 45 mg/d，女性为 37 mg/d。

### （五）硒

1. 硒的营养学意义

（1）构成含硒蛋白和含硒酶的成分，具有抗氧化功能：进入体内的硒绝大部分与蛋白质结合成为“含硒蛋白”，其中由 mRNA 上 UGA 编码的硒半胱氨酸参入的蛋白质成为“硒蛋白”。硒蛋白具有重要的生物学功能：抗氧化、调节甲状腺激素代谢、维持维生素 C 及其他分子还原状态等。如 4 种谷胱甘肽过氧化物酶、3 种硫氧还原蛋白、碘甲腺原氨酸脱碘酶等均与硒的营养状况密切相关。

多种疾病（如癌症、克山病、动脉粥样硬化、白内障等）及衰老均与活性氧自由基的过氧化作用有关。硒是体内多种抗氧化酶的必需组分，可通过消除脂质过氧化，阻断活性氧和自由基的致病作用，从而预防某些慢性病或延缓衰老。

（2）重金属解毒功能：硒是重金属的天然解毒剂，它可与汞、甲基汞、砷、镉、铅等形成金属硒蛋白复合物而将其排出体外。

（3）调节及免疫功能：硒通过脱碘酶而对甲状腺激素起到调节作用，并对碘缺乏病、克山病和衰老等产生影响。

硒存在于肝、脾、淋巴结中，适宜水平的硒可维持机体正常的细胞免疫和体液免疫能力，补硒可以提高宿主抗体和补体的免疫应答。

（4）预防与硒缺乏相关的地方病：硒可维护心脏和血管健康，表现在补硒可缓解克山病的心脏扩大、心功能失代偿、心力衰竭等症状。硒可促进大骨节病病人骨骺端改变得以修复或缓解。

（5）其他功能：硒通过抗氧化和免疫调节功能而具有抗肿瘤、抗艾滋病作用；机体的正常生育也离不开硒，缺硒可导致不育不孕。

## 知识链接

### 硒

硒是人体必需微量元素这一认识是20世纪后半叶营养学上最重要的发现之一。20世纪70年代发现，硒是谷胱甘肽过氧化酶的必需组分。1979年，我国发表克山病防治研究成果，揭示了硒缺乏是克山病发病的基本原因。我国科学家在20世纪八九十年代对硒的安全摄入量范围进行了深入细致的调查研究，提出了迄今最适宜的人体硒推荐摄入量数据，已被国际营养学界广泛采用。

2. 硒的营养不良

（1）硒缺乏：硒的吸收率较高，故目前还没有单纯性硒缺乏疾病的报道，但有许多与硒缺乏相关的克山病和大骨节病的报道，而在硒水平正常地区从未出现过克山病和大骨节病。

克山病表现为严重广泛的心肌病变，心肌收缩无力，心排血量减少，心律不齐，慢性心功能不全，并可出现心力衰竭。因为克山病发病因素并未完全清楚，所以应在开展综合措施的前提下，补硒予以预防，如服用亚硒酸钠等硒制剂、硒盐或富硒食品等。

大骨节病是一种地方性、多发性、变形性骨关节病，好发生于青少年，严重影响骨发育和日后的劳动生活能力。硒缺乏是大骨节病发生的环境因素之一，补硒可有效控制和改善其症状，防止恶化。

（2）硒过量：硒在地壳中的分布不均匀，因此可出现硒含量过高或过低的食物。如湖北恩施市和陕西紫阳县等地出现过地方性硒中毒。病人3～4天内头发全部脱落，指甲变形，严重者死亡。

3. 膳食硒来源和参考摄入量　食物中硒的含量因产地不同而迥异。此外，一般肝、肾、肉类、海产品和大豆中硒含量较高，为 0.4～1.5 mg/kg(鲜重)，是硒的良好来源。蔬菜和水果中硒含量甚微，少于 0.1 mg/kg(鲜重)。

性别、年龄、健康状况以及膳食中硒的形式和量，是否存在硫、重金属、维生素等，均可影响硒在体内的吸收和分布。中国营养学会 2000 年的 DRIs 中，18 岁以上者推荐摄入量(RNI)为 50 μg/d，最高摄入量(UL)为 400 μg/d。

（六）碘

人体内碘含量为 20～50 mg，其中 70%～80%集中于甲状腺内，其余分布在肝、肾、肺、脑、睾丸、骨骼肌和淋巴结等。甲状腺中的碘以三碘甲腺原氨酸($T_3$)和甲状腺素($T_4$)形式存在，血浆中则主要是蛋白质结合碘。经过几个世纪的研究，人类逐步认识到碘是人体必需微量营养元素之一。

1. 碘的营养学意义　碘在体内主要参与甲状腺的合成，其生理功能也主要是通过甲状腺激素的作用得以体现，至今尚未发现碘的独立功能。

（1）参与能量代谢：在心、肝、肾和骨骼肌中，碘促进蛋白质、脂类、糖类的氧化和氧化磷酸化过程，促进分解代谢、能量代谢，增加耗氧量、加强产热作用。而脑中碘的该作用不明显。

碘参与体温的调节和维持，保持正常的新陈代谢和生命活动。

（2）促进儿童生长发育：甲状腺素可促进 DNA 及蛋白质的合成、维生素的吸收和利用、活化多种酶，而碘可维持细胞的分化与生长。发育期儿童的身高、体重、肌肉和骨骼的增长和性的发育都必须依赖甲状腺素的参与，碘缺乏常致儿童生长发育受阻。

（3）促进神经系统发育：脑发育阶段，神经元的迁移与分化，神经突起的分化与发育，以及神经元联系的建立，髓鞘的形成和发育，均需要甲状腺素的参与。妊娠期碘缺乏或甲状腺素缺乏，均可引起脑蛋白合成障碍，含量减少，细胞体积缩小，而影响智力发育，形成呆小病。此后改善缺碘状况后，只能防止大脑的进一步损伤而不能明显改善智力发育，即缺碘对大脑神经的发育损伤是不可逆的。

（4）垂体激素作用：腺垂体与促甲状腺素 TSH 调节碘代谢，甲状腺素的合成、释放及功能。当血浆中甲状腺素含量高时，垂体分泌受到抑制，使甲状腺素分泌减少；反之，则促使其分泌增多。这种反馈性的调节作用，对甲状腺功能的稳定很重要，对于碘缺乏病作用也很大。故碘、甲状腺素和垂体的关系是极为密切的。

2. 碘的营养不良　人体从食物、水和空气中摄取的碘为 100～300 μg/d，80%～90%以碘化物形式自食物经消化道吸收，10%～20%来自饮用水，<5%来自空气。部分有机碘可直接吸收，另一部分则需转化为无机碘后吸收。机体碘吸收迅速而完全，体内碘代谢更新较快。

（1）碘缺乏：机体因缺碘而导致的一系列障碍称为碘缺乏病。机体碘缺乏主要由于自然环境中碘缺乏，如土壤、水中碘不足。该病的分布呈明显的地方性。2000 年

WHO统计，受碘缺乏和碘缺乏病威胁的国家有130个，人口高达22亿人，缺碘人群平均丢失13.6个智商点。机体碘缺乏还可能因为高钙、高氟、缺硒以及长期服用锂制剂等造成。碘缺乏导致的疾病有地方性甲状腺肿和克汀病。

如前所述，碘缺乏所致损伤是不可逆的，因此碘缺乏只能预防。我国已普遍进行了单纯性甲状腺肿的普查和防治工作，特别是推广碘盐，使碘缺乏病的发病率已大为降低。另外，还可以通过摄入高碘食物，妊娠期补充碘化钾片或肌内注射碘油等方式予以预防。对于克汀病患者可尽早补充甲状腺素片。

（2）碘过量：长期碘摄入过高或一次性摄入量过大均会危及人体健康，所导致的疾病统称为碘过多症。包括高碘性甲状腺肿、甲状腺功能亢进、甲状腺功能减退、慢性淋巴细胞性甲状腺炎（桥本甲状腺炎）、甲状腺癌、碘过敏和碘中毒等。缺碘地区应用加碘盐1～3年后，碘性甲状腺功能亢进发病率上升，可见补碘时，碘摄入量不宜过高、过久，补碘后尿碘水平应在300 μg/L以下。

碘过多症的防治原则是限制高碘的摄入量，并根据病因来源采取相应的措施。如限制高碘食物摄入量、饮用适当的水源和利用甲状腺素治疗高碘性甲状腺肿。

3. 膳食碘来源和参考摄入量　食物碘的含量取决于各地区的生物地质化学状况。一般而言，海洋生物中碘含量很高，如海带、紫菜、鲜海鱼、贝类等，干海带碘可达240 mg/kg。陆地食品中动物性食品中碘含量高于植物性食品，如蛋、奶、肉类含碘量高于水果和蔬菜。

2000年中国营养学会制定的DRIs中，成年人碘的RNI为150 μg/d，UL为1 000 μg/d。

## 二、维生素

维生素又名维他命，是维持人体生命活动必需的一类有机物质。体内含量甚微，但在机体的代谢、生长发育等过程中起着重要的调节作用。维生素类物质化学结构和性质各异，但有着共同的特点：均以维生素本身或前体形式存在于食物中；不构成机体成分，不提供能量；一般不能在体内合成或合成量太少，必须由食物提供；人体需要量少（以mg或μg计），但又必不可少。

人体需要的维生素有十多种，根据其溶解性，维生素类被分为脂溶性维生素和水溶性维生素。维生素A、维生素D、维生素E、维生素K属于脂溶性维生素类，水溶性维生素包括B族（维生素$B_1$、维生素$B_2$、烟酸、维生素$B_6$、维生素$B_{12}$、叶酸、泛酸和生物素）和维生素C两大类。

水溶性维生素易溶于水，在体内蓄积较少，需要每日从膳食摄取，当膳食摄入不足时机体容易缺乏。脂溶性维生素溶于脂肪和有机溶剂，不溶于水，在体内储存于肝和脂肪中，易蓄积，当膳食摄入短暂不足时机体不易缺乏。维生素摄入过多时，水溶性维生素常以原形从尿中排出，几乎无毒性（但量过大时会干扰其他营养素的代谢）；而脂溶性维生素因大部分储存于肝和脂肪组织，排出较少，较易发生中毒。

知识链接

### 维生素的发现

维生素(vitamin)是20世纪的伟大发现之一。1911年，波兰化学家C.丰克在糙米中鉴定出能对抗脚气病(维生素$B_1$缺乏病)的物质是胺类(一种含氮的化合物)。它是维持生命所必需的，所以建议命名为vitamine，即vital(生命的)和amine(胺)，中文意思为“生命胺”。以后陆续发现许多维生素，它们的化学性质不同，生理功能也不同，并发现许多维生素根本不含胺，不含氮，但丰克的命名延续下来了，只是将最后的字母“e”去掉了。

#### (一) 维生素A

维生素A是第一个被发现的维生素，是不饱和一元醇类物质，化学名为视黄醇。维生素A在体内被氧化为视黄醛，也可进一步氧化为视黄酸。视黄酸是维生素A在体内吸收代谢后最具生物活性的产物，维生素A的生理功能多通过视黄酸而起作用。植物来源的维生素A为胡萝卜素，胡萝卜素中最具生理活性的是$\beta$胡萝卜素，在人体内吸收率较低，为维生素A的1/6。

维生素A在高温和碱性环境中比较稳定，一般烹调不易破坏。但维生素A易被氧化，高温和紫外线照射可加速其分解，故维生素A或富含维生素A的食物应低温避光保存。

机体内肝中的维生素A占总量的90%～95%，其余储存于脂肪组织中。

1. 维生素A的生理功能

(1) 维持正常的视觉功能：视黄醛与视蛋白一起构成视网膜杆状细胞和锥状细胞中的感光色素：感弱光的视紫红质和感强光的视紫蓝质。若维生素A充足时，视紫红质的再生迅速而完全，人体的暗适应恢复时间短；若维生素A不足时，则暗适应恢复慢，严重时可产生夜盲症。

(2) 维护皮肤黏膜层的完整：维生素A可以稳定上皮细胞的细胞膜，维持其形态完整和功能健全，因此对于上皮的正常形成、发育和维持十分重要。当维生素A不足时，上皮组织干燥，正常的柱状上皮细胞转变为角状的复层鳞状上皮，形成过度角化变性和腺体分泌减少。泪腺分泌减少，眼结膜和角膜干燥、软化甚至穿孔；皮肤皮脂腺、汗腺萎缩、毛囊角化过度；舌味蕾上皮角化，肠道黏液分泌减少，食欲减退；呼吸道上皮萎缩、干燥，纤毛减少，抗病能力减弱；泌尿生殖系统也有类似病变，影响其正常功能。

(3) 促进生长与生殖：维生素A参与体内DNA和RNA的合成，有助于细胞的增殖生长和组织的更新。维生素A参与软骨内成骨，当其缺乏时长骨的形成和牙齿的形成受阻，出现明显的生长停滞。维生素A缺乏时还造成男性睾丸萎缩，精子数量减少、活力下降；维生素A也可影响胎盘发育和催化黄体酮前体形成的酶活性，因此维生素A对于维持生殖功能的正常具有重要意义。

(4) 维持和增强免疫功能：维生素A对于机体免疫功能的调节是通过细胞核内的特异受体实现的，它可对基因进行调控并促使免疫细胞产生抗体，可提高细胞免疫功能，促进T淋巴细胞产生淋巴因子。维生素A缺乏时，细胞内的特异性受体表达下降，机体的免疫力降低。

(5) 其他功能：研究发现，维生素A有延缓或阻止癌前病变的功能，并能阻止化学致癌剂的致癌作用。临床上已经应用于上皮细胞瘤的辅助治疗并取得了较好的疗效。β胡萝卜素具有较强的抗氧化作用，对于防止脂质过氧化、预防心血管疾病和肿瘤、延缓衰老等都具有积极的意义。

2. 维生素A的营养不良

(1) 营养水平鉴定：包括血清维生素A水平、血浆视黄醇结合蛋白含量、改进的相对剂量反应试验、眼结膜印迹细胞学检查、暗适应能力及生理盲点的测定。

(2) 维生素A的缺乏：机体维生素A的缺乏源于摄入不足、吸收利用障碍、机体需要量增加、代谢障碍以及可能的其他营养素或药物的干扰。维生素A缺乏症是一种因体内维生素A不足而引起的以眼、皮肤改变为主的全身性疾病。全世界维生素A缺乏造成100万～250万人死亡，50万学龄前儿童致盲，而眼干燥症患者高达1 000万人以上。我国为中度维生素A缺乏国家，严重的病例不多，但亚临床类型病例较为常见。

维生素A缺乏时，机体出现眼干燥症(毕脱斑)、夜盲症，严重时角膜软化穿孔而失明。皮肤毛囊角化、丘疹，皮肤干燥呈蟾皮症。机体免疫功能低下，易发生反复呼吸道感染和腹泻。儿童生长发育停滞，女性不孕不育，胎儿畸形或死亡。

维生素A缺乏的治疗：应消除病因，积极治疗原发疾病，并对症治疗改善症状或防止其进一步恶化。对于易感人群应及时预防，摄入维生素A丰富的食物，或给予维生素A强化食品或制剂。

(3) 维生素A过量：普通膳食一般不会引起维生素A过量或中毒，中毒者几乎均因误食过多维生素A而导致。维生素A过量最早因过量食用北极熊肝后发生头痛、呕吐、嗜睡等症状。维生素A急性中毒者表现为食欲减退、烦躁或嗜睡，前囟膨隆，头围增大，颅内压增高。慢性中毒者可致脱发、骨痛、身材矮小，两眼内斜视、复视和眼球震颤，皮肤瘙痒、皮疹、毛发干燥，肝脾增大、疼痛，甚至死亡。孕妇维生素A过量或中毒可致胎儿畸形。

维生素A中毒一旦确诊，应立即停服维生素A，自觉症状一般会于1～2周内消失，但血清维生素A会在数月内维持较高水平，头颅和长骨X线征象会在2个月或半年后恢复正常。

预防维生素A中毒即不要短时间内大量摄入维生素A制剂，同时避免医源性维生素A中毒。

3. 膳食维生素A来源和参考摄入量　维生素A在动物性食物，如肝脏(鸡肝10 414 μg/100 g)、蛋类(鸡蛋310 μg/100 g)、乳类(牛奶24 μg/100 g)中含量丰富。植物来源的胡萝卜素在深色蔬菜中含量较高，如西兰花(7 210 μg/100 g)、胡萝卜(4 010 μg/100 g)、菠菜(2 920 μg/100 g)、苋菜(2 110 μg/100 g)等，水果中芒果(8 050 μg/100 g)、橘子(1 660 μg/100 g)和枇杷(700 μg/100 g)胡萝卜素含量较为丰富。儿童及成年人膳食维生素 A 应 1/3～1/2 以上来自动物性食物，但孕妇膳食维生素 A 来源应以植物性食物为主。

中国营养学会 2000 年提出的 DRIs 中，维生素 A 的 RNI 成人男性为 800 μg/RE；女性为 700 μg/RE，UL 为 3 000 μg/RE。RE 为视黄醇当量，与维生素 A 其他单位之间的换算关系如下：

1 μg 视黄醇＝1.0 μgRE

1 μg β胡萝卜素＝0.167 μgRE

1 μg 其他维生素 A 原＝0.084 μgRE

1 U 维生素 A＝0.3 μg 视黄醇＝0.3 μgRE

1 U β胡萝卜素＝0.6 μg β胡萝卜素

膳食中总视黄醇当量（μgRE）＝维生素 A（μg）＋β胡萝卜素（μg）×0.167＋其他维生素 A 原（μg）×0.084

### （二）维生素 D

维生素 D 是类固醇衍生物，因其具有抗佝偻病的作用，故又被称为“抗佝偻病维生素”。维生素 D 以维生素 $D_3$ 和维生素 $D_2$ 最为常见。维生素 $D_3$ 为胆钙化醇，由皮肤表皮和真皮内的维生素 D 原（7-脱氢胆固醇）经紫外线照射转变而来。因此，健康成人只要经常接触阳光，在普通膳食条件下产生的维生素 $D_3$ 即可满足机体需要。维生素 $D_2$ 是麦角钙化醇，由植物体内的维生素 D 原（麦角固醇）经紫外线照射而来，其活性仅为维生素 $D_3$ 的 1/3。

维生素 D 经口摄入，在小肠与脂肪一起被吸收，转运至肝后被催化形成 25-(OH)$D_3$，再至肾中进一步羟化为 1,25-$(OH)_2D_3$，此为维生素 D 在体内的活性形式。

维生素 D 溶于脂肪溶剂，对热、碱较为稳定，故一般烹调方法下损失较小。但光和酸会促使其异构化而失去活性，脂肪酸败也可导致维生素 D 被破坏。

#### 1. 维生素 D 的营养学意义

（1）促进肠道对钙磷的吸收：维生素 D 作用的最原始点是肠细胞的刷状缘表面，能使钙在肠腔中进入细胞内，1,25-$(OH)_2D_3$ 可与肠黏膜细胞上的特异性受体结合，促进肠黏膜上皮细胞合成钙结合蛋白，有助于钙通过肠黏膜。维生素 D 也能激发肠道对磷的转运和吸收。这两种转运相互独立，互不干扰。

（2）促进骨组织的钙化：维生素 D 与甲状旁腺激素协同，能使破骨细胞前体转变为成熟的破骨细胞，促进骨质吸收，使原来骨中的钙盐溶解，钙磷转运至血液，以提高血钙和血磷的浓度。同时还可刺激成骨细胞，促进骨样组织成熟和骨盐沉着。

（3）促进肾小管对钙磷的重吸收：通过促进钙磷的重吸收，可减少钙磷的流失，保持血浆中钙磷的浓度。

#### 2. 维生素 D 的营养不良

（1）营养水平鉴定：包括血浆 2,5-(OH)$D_3$、血清钙磷乘积、血清碱性磷酸酶活性等指标的检测，可用于鉴定维生素 $D_3$ 水平，判断是否患了佝偻病，但后两个指标容易受多种因素的影响，特异性不强，不被看做该项鉴定的良好指标。

(2) 维生素D缺乏：引起维生素D缺乏的原因可能，有阳光照射不足，维生素D及钙和磷的摄入不足，维生素D及钙磷的吸收障碍，以及肝、肾疾病或药物等其他原因。

婴幼儿时期维生素D缺乏可导致佝偻病，成人阶段的维生素D缺乏则形成骨软化症。佝偻病症状见前文钙缺乏相关内容。骨软化症多见于妊娠妇女及体弱多病的老年人，常见症状有骨痛、肌无力和骨压痛。在骨痛和肌无力同时存在时，患者步态呈现“鸭步”，重度者脊柱压迫性弯曲，身材变矮，骨盆变形，出现自发性、多发性或假性骨折。

维生素D缺乏的治疗：应贯彻“关键在早，重点在小，综合治疗”原则，采用照射阳光和选用维生素D丰富的食品，并使用维生素D制剂。

(3) 维生素D过量：一般膳食中摄取的维生素D不足以引起过量或中毒，但长期大量摄入维生素D制剂可引起中毒。维生素D中毒的临床表现为食欲减退，烦躁，精神不振，多有低热，恶心呕吐，烦渴尿频。长期慢性中毒可致骨骼及非钙化组织(如肾、血管和皮肤)出现钙化，严重者可致死。

维生素D中毒的治疗应首先停用维生素D制剂及钙剂，同时避免晒太阳，采用低钙饮食，重症者加服利尿剂以加速钙的排出，口服肾上腺皮质激素以减弱维生素D的作用。

3. 膳食维生素D来源和参考摄入量

一般天然食物中的维生素D含量较少，动物性食物中肝脏和蛋黄中含量较多，尤其鱼肝油中含量丰富。

2000年中国营养学会制定的DRIs中，维生素D的RNI为成年人5 μg/d，UL为20 g/d。

维生素D有国际单位(U)和质量单位，二者的换算关系如下：

1 μg 维生素 $D_3$ = 40 U 维生素 $D_3$

1 U 维生素 $D_3$ = 0.025 μg 维生素 $D_3$

### (三) 维生素 $B_1$

维生素 $B_1$ 最早由荷兰科学家伊克曼发现，1910年被波兰化学家丰克从米糠中提取并提出。维生素 $B_1$ 的嘧啶环和噻唑环经亚甲基桥连接而成。分子中因为含有氨基和硫元素，又被称为硫胺素。维生素 $B_1$ 具有抗维生素 $B_1$ 缺乏病(脚气病)的功能，所以还被称为抗脚气病因子。

维生素 $B_1$ 易溶于水，微溶于乙醇。固体形态时不易被破坏，水溶液酸性时较稳定，碱性环境中易被氧化失活，亦不耐热。亚硫酸盐可加速维生素 $B_1$ 的分解。

1. 维生素 $B_1$ 的营养学意义

(1) 构成辅酶，维持体内正常代谢：在硫胺素焦磷酸激酶的作用下，维生素 $B_1$ 与ATP结合形成TPP，TPP为维生素 $B_1$ 的活性形式，构成α-酮酸脱氢酶和转酮醇酶的辅酶。

(2) 促进胃肠蠕动：乙酰胆碱具有促进胃肠蠕动的功能，维生素 $B_1$ 可抑制乙酰胆碱酯酶的活性，避免乙酰胆碱水解。当维生素 $B_1$ 缺乏时，则胃肠蠕动缓慢，腺体分泌减少，食欲减退。

(3) 对神经组织的作用：神经组织中 TPP 含量较高，研究发现，TPP 可能与膜钠离子通道有关，当 TPP 缺乏时则无法维持渗透梯度。维生素 $B_1$ 缺乏时，可致糖类代谢障碍，而糖类是神经系统尤其是大脑的供能者。

2. 维生素 $B_1$ 的营养不良

(1) 营养水平鉴定：包括红细胞转酮醇酶活力或 TPP 效应试验、尿负荷试验、24 h 尿中排出量、任意一次尿中硫胺素与肌酐排出量比值以及红细胞中维生素 $B_1$ 含量测定等指标。

(2) 维生素 $B_1$ 缺乏：常见于以下原因：摄入不足、吸收利用障碍、需要量增加以及抗硫胺素因子存在，还见于慢性乙醇中毒患者。

维生素 $B_1$ 缺乏的临床症状可因发病年龄和受累系统不同而不同。一般可分为亚临床型、神经型（干型和脑型）和心血管型（湿性脚气）3 类。典型病人常同时出现神经系统、心血管系统症状，也可出现单一症状。

亚临床型：一般为维生素 $B_1$ 不足 3 个月以上病人。自觉乏力、烦躁、易激动、头痛、恶心呕吐、食欲减退等。

神经型：周围神经型累及肢体远端，下肢发病较上肢早，病人感觉异常，有针刺样或烧灼感，肌肉酸痛，腓肠肌痉挛不能行走，病情加重后触觉和痛觉减弱以至消失，病人神情冷漠，反应迟钝，嗜睡，严重时昏迷惊厥。

心血管型：病人感觉心悸、气促、胸闷，脉压差增大，最终因循环衰竭而死亡。发病时常出现水肿，最先见于脚踝，后逐渐发展至小腿乃至全身。

婴儿脚气病：多发生于出生数月的婴儿。患儿初期以心血管症状为主。后因喉水肿而失声形成独特的喉鸣音，晚期可出现发绀、心力衰竭、脑充血、脑高压直至强直痉挛、昏迷死亡。症状从开始至死亡仅 1～2 天，故误诊时患儿死亡率较高。

维生素 $B_1$ 缺乏病的治疗：首先要确定致病原因或诱因，后对症治疗的同时补充维生素 $B_1$ 制剂。维生素 $B_1$ 缺乏的预防措施包括改良谷类加工方法，调整饮食结构，开展易感人群监测，开展健康教育活动，以及服用维生素 $B_1$ 强化食品。

(3) 维生素 $B_1$ 过量：维生素 $B_1$ 属于水溶性维生素，能很快从肾排出，因此罕见维生素 $B_1$ 过量或中毒。偶有病例报道，大剂量服用维生素 $B_1$ 可致头痛、抽搐、衰弱、麻痹、心律失常和过敏反应等症状。

3. 膳食维生素 $B_1$ 来源和参考摄入量

维生素 $B_1$ 广泛存在于各种食物中，但其含量因食物种类、加工条件影响而各异。维生素 $B_1$ 最为丰富的来源为葵花籽仁、花生、大豆粉和瘦猪肉，其次为粗粮、小麦粉等谷类食物，鱼类、蔬菜和水果中含量较少。

2000 年中国营养学会 DRIs 提出的成年男女维生素 $B_1$ 的 RNI 分别为 1.4 mg/d 和 1.3 mg/d，UL 为 50 mg/d。

### （四）维生素 $B_2$

维生素 $B_2$ 又称为核黄素，是由核糖和异咯嗪组成的衍生物，易溶于水，易溶于碱性溶液中。维生素 $B_2$ 在强酸性溶液中稳定，耐热。但在碱性溶液中加热则易被破坏。

食物中的核黄素为结合型，分别为黄素单核苷酸（FMN）和黄素腺嘌呤二核苷酸（FAD）与黄素蛋白的结合物。FMN 占 60%～95%，FAD 占 5%～22%，游离维生素 $B_2$ 占 2%以下。肝肾和心脏中结合型的维生素 $B_2$ 浓度最高。结合型的维生素 $B_2$ 在胃酸作用下，与蛋白质分离而成为游离的维生素 $B_2$ 后在小肠被吸收。

1. 维生素 $B_2$ 的营养学意义

（1）构成辅酶，参与物质代谢：FMN 和 FAD 是体内多种氧化酶的辅酶，在生物氧化中起着递氢体的作用，参与氨基酸、脂肪酸和糖类的代谢。

（2）参与细胞的正常生长：研究发现，皮肤黏膜损伤后的再生需要维生素 $B_2$，如果维生素 $B_2$ 缺乏，则损伤不易愈合。

（3）其他功能：维生素 $B_2$ 参与色氨酸转变为烟酸，维生素 $B_6$ 转变为磷酸吡哆醛的过程；参与体内的抗氧化防御系统，能提高机体对环境应激的适应能力；还与肾上腺皮质激素的产生，骨髓中红细胞的生成以及铁的吸收、储存和动员有关。

2. 维生素 $B_2$ 的营养不良

（1）营养水平鉴定：包括红细胞谷胱甘肽还原酶活性系数、维生素 $B_2$ 负荷试验、24 h 尿排出量、任意一次尿中核黄素与肌酐排出量比值、红细胞维生素 $B_2$ 含量测定等检测指标。

（2）维生素 $B_2$ 缺乏：常见于摄入不足（食物摄取不足或烹调不当）、吸收障碍（消化系统疾病）、需要量增加或消耗过多（妊娠、哺乳、寒冷、体力劳动、精神紧张等）以及服用抗精神障碍药物和抗疟疾药物影响。

维生素 $B_2$ 缺乏症又称为“口腔生殖综合征”，表现为：① 舌炎：地图舌。典型者舌呈紫红色或红紫相间，出现中央红斑，边缘界线清晰如地图。② 唇炎和口角炎：唇黏膜水肿、裂隙、溃疡和色素沉着，口角湿白、裂隙、疼痛、溃疡等。③ 脂溢性皮炎：好发于鼻唇沟、下颌、眉间、面颊、胸部等皮脂腺分泌旺盛处或耳后、腋下及腹股沟等皱褶处。皮肤轻度红斑，上有脂状黄色鳞片，鳞片后有丝状赘生物或裂纹。④ 阴囊炎：阴囊皮肤渗液、糜烂、脱屑、结痂、皲裂并合并感染，还有浸润、增厚等现象。女性可见会阴瘙痒、阴唇皮炎和白带过多。⑤ 眼部症状：视物模糊、畏光、流泪、视力疲劳、角膜充血。

维生素 $B_2$ 缺乏的治疗：应对症治疗，并采用食物补充和维生素 $B_2$ 制剂补充相结合，纠正偏食习惯。可通过以下途径预防维生素 $B_2$ 缺乏：多摄入富含维生素 $B_2$ 的食物，如动物肝脏、肾脏、蛋黄和乳类等动物性食物，以及绿叶蔬菜等植物性食物；对孕产妇及学龄前儿童等特殊人群实行营养干预，如给予维生素 $B_2$ 强化食品；改进食品加工和烹调方式，防止维生素 $B_2$ 的损失。

（3）维生素 $B_2$ 过量：维生素 $B_2$ 的溶解度不是很高，肠道吸收不太完全，因此发生过量和中毒的现象较少。

3. 膳食维生素 $B_2$ 来源和参考摄入量

维生素 $B_2$ 广泛存在于奶类、蛋类、肉类、内脏等动物性食物和谷类、蔬菜、水果等植物性食物中。绿叶蔬菜中含量较其他蔬菜高。粮谷类的维生素 $B_2$ 主要分布于谷皮和胚芽中，碾磨加工易造成丢失。

中国营养学会制定的 DRIs 中的维生素 $B_2$ RNI 为成年男性 1.4 mg/d，女性 1.2 mg/d。

### （五）维生素C

维生素C又称为抗坏血酸，是含有6个碳原子的 $\alpha$-酮基内酯的多羟基化合物。维生素C水溶性大，微溶于乙醇，几乎不溶于有机溶剂，具有很强的还原性。维生素C对氧非常敏感，是最不稳定的一种维生素。在酸性环境中相对稳定，遇热、光、碱、氧化酶和金属离子极易氧化破坏。

维生素C有3型，维生素C、脱氢维生素C和二酮古洛糖酸，后者彻底失去了维生素C的活性。血浆中，维生素C主要以原型存在，还原型与脱氢型比例约为15∶1。

垂体、肾上腺、晶状体、血小板和白细胞中维生素C的浓度最高，但骨骼肌、脑和肝中储存量更大。

1. 维生素C的营养学意义

（1）参与羟化反应：维生素C是强烈的还原剂，所以参与体内许多重要物质的羟化反应。包括：胶原的合成，神经递质的合成，类固醇的羟化，以及有机药物或毒物的羟化解毒。

（2）还原作用：维生素C在体内既有氧化型，又有还原型，因此在体内氧化还原过程中发挥重要的作用。它可通过还原胱氨酸为半胱氨酸而促进抗体形成，还原三价铁为易吸收的二价铁，将叶酸还原为四氢叶酸并促进其吸收，维持巯基酶的活性。

（3）其他功能：维生素C可通过还原体内氧化型谷胱甘肽为还原型而与重金属离子结合后将其排出体外，避免机体中毒；还可阻断亚硝基化合物合成，预防癌症；维生素C与维生素E和 $NADH_2$ 一起可清除自由基。

2. 维生素C的营养不良

（1）营养水平鉴定：包括空腹血浆维生素C含量测定和维生素C负荷试验。

（2）维生素C缺乏：长期维生素C缺乏导致的疾病称为维生素C缺乏病（坏血病）。此病原因多为食物中含量不足或摄入量不足，机体新陈代谢加快或感染等慢性消耗性疾病时增加了维生素C需要量，慢性消化系统疾病导致维生素C吸收障碍，某些药物（如阿司匹林等）影响维生素C的代谢，而酗酒和偏食也易造成此病。临床典型症状为牙龈肿胀出血、皮肤淤点以及全身广泛出血。目前该病已较少见，但在婴幼儿和老年人中仍有发生。

维生素C缺乏病除出血外，还会引起贫血。而骨膜出血会引起患者疼痛而导致假性瘫痪，如婴儿早期的四肢疼痛呈蛙状体位。少数患儿可在肋骨软骨交界处因骨骺半脱位而隆起形成“坏血病串珠”，因肋骨移动时可致疼痛，故患儿表现为呼吸浅快。维生素C还可因水潴留而引发水肿，并伴有黄疸、发热等症状；胶原合成受阻而使伤口愈合不良；免疫功能低下致感染等。

维生素C缺乏病治疗：应口服或注射维生素C制剂。多摄入含维生素C丰富的食物以预防本病，并注意用适当的烹调方式以避免破坏维生素 C。

(3) 维生素 C 过量：维生素 C 毒性较小，但摄入过量人会产生不良反应。当人体维生素 C 摄入量超过 2 g 时，可引起渗透性腹泻；超过 4 g 时，可使尿中尿酸排出增多 1 倍，且尿酸盐结石形成增多。过量的维生素 C 可阻止精子穿透引起不孕，妊娠期服用过量可影响胚胎的发育。长期大量服用维生素 C 可出现恶心、腹部痉挛、铁吸收过度、红细胞破坏和尿道结石等现象，小儿易致骨骼疾病。

3. 膳食维生素 C 来源和参考摄入量

维生素 C 的主要食物来源是新鲜的蔬菜和水果，如辣椒、苦瓜、豆角、菠菜等蔬菜，酸枣、鲜枣、草莓、柑橘、柠檬等水果。动物性食物内脏中有少量的维生素 C。

中国营养学会制定的 DRIs 中，维生素 C 的 RNI 为成年人 100 mg/d，UL 为：0～0.5 岁 400 mg/d，0.5～1 岁 500 mg/d，1～4 岁 600 mg/d，4～7 岁 700 mg/d，7～11 岁 800 mg/d，11～14 岁 900 mg/d，14 岁以上均为 1 000 mg/d。

## 第四节　水

### 案例 1－5

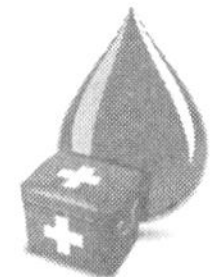

琳琳胖乎乎的挺惹人喜爱，在幼儿园入园前的体检中，3 岁的琳琳被查出脂肪肝，体重超标但身高却不达标。据琳琳的父母介绍，女儿从 1 岁多起就喜欢上碳酸饮料，尤其是可乐，平常口渴根本不喝水，只想喝碳酸饮料。想着可乐也是水，为了让孩子多喝水，家长就没有阻止。

根据食物营养成分表，100 ml 的可乐中含有 10.8 g 的糖分，1 瓶 330 ml 的可乐含有 32.4 g 的糖分，喝可乐过多会导致肥胖；100 ml 可乐里面含有 13 g 磷，过多的磷会影响钙的吸收，孩子常喝可乐会导致钙质流失，容易发生软骨病和骨质疏松。

**【思考】**

1. 可乐能代替水吗？
2. 水有哪些生理功能？
3. 如何正确补充水分？

水是一切生命所必需的物质，它对生命活动的重要性仅次于空气。食物中除了蛋白质、脂类、糖类、维生素、矿物质等对于人体具有重要的营养学意义外，食物中的水分也是人体需要的必不可少的成分。

水是构成机体的重要成分之一，而且还具有重要的生理调节功能。水的化学性质稳定，是一种良好的溶剂；水的表面张力很大，对生物输送营养物质具有重要的意义；水的比热较高，对维持热量的平衡起到调节作用。机体断食至体脂和蛋白质耗损

50%时才会死亡，而断水 10%即可危及生命。

## 一、水的营养学意义

1. 构成机体重要的组成成分　水是人体中含量最多的成分，新生儿含水量可高达体重的 80%，随着年龄增长总体水分逐渐减少，成年人水分含量为 50%～60%。体内的水分布于细胞内和细胞外，细胞内液约占总体水的 2/3，细胞外液约占 1/3，细胞外的水主要存在于血液之中。

2. 参与人体内物质代谢　水可以参与体内的物质代谢，促进各种生化反应和生理活动。水具有较大的流动性，可将氧气、营养物质等运送到组织细胞，又可将组织细胞代谢的废物通过呼吸、蒸发、粪便和尿液等途径排出体外。使人体内新陈代谢和生理生化反应得以顺利进行。

3. 调节人体体温　水的比热大，其热容量也大。机体内大量的水可吸收代谢中产生的能量，避免体温大幅升高。水具有较大的蒸发热，37℃体温下，蒸发 1 g 水可带走 2.4 kJ 的能量，因此，高温下体热可随皮肤的蒸发散热以维持体温的恒定。

4. 润滑作用　存在于关节、胸腔、腹腔和胃肠道等部位的水分对于器官、关节、肌肉和组织能起到缓冲、润滑和保护的作用。如泪液可以防止眼球干燥，唾液和胃液有助于食物的吞咽和胃肠道消化。关节滑液有助于减少摩擦、减少损伤并使运动灵活。

## 二、人体水平衡及其调节

正常人体每日水的来源和排出处于动态平衡之中。水的来源和排出量均维持在 2 500 ml 左右。

### （一）水的来源

体内水的来源分为饮用水、食物水和代谢水 3 种途径。

1. 饮用水　每日约 1 200 ml。来源于茶、咖啡、汤、乳和其他各种饮料。

2. 食物水　食物中的水依种类不同而含量各异，但都可以分为自由水和结合水，无论哪一种水都可以被机体所利用。人体通过食物摄入的水量大约 1 000 ml。

3. 代谢水　又称为内生水，指体内氧化代谢过程中产生的水。每 100 g 蛋白质产生 41 ml 水，脂肪产生 107 ml 水，而糖类产生 60 ml 水。每日体内代谢水的总量约为 300 ml。

### （二）水的排出

人体每天通过呼吸、皮肤、尿液和粪便排出水分，其中主要以尿液方式排出。一般成年人每日尿液排出水分约 1 500 ml，皮肤蒸发水分约 500 ml，通过肺部呼吸排出水分约 350 ml，粪便排出水分约 150 ml，每日总排出水量约 2 500 ml。

### （三）水平衡的调节

当机体水来源量与水排出量相当时，机体水分即处于平衡状态。

体内水平衡受口渴中枢、神经垂体分泌的抗利尿激素及肾调节。当特殊条件下，如高温、高原环境以及胃肠道炎症引起呕吐、腹泻时，可造成机体大量失水。当机体大量失水时，血浆渗透压增高，可引起口渴中枢神经兴奋，激发其饮水行为；同时抗利尿激素通过改变肾对水的通透性而增加水分的重吸收来减少水的排出。相反，当机体内水分过多时，则排尿量增加。

电解质与体内水的平衡也有着重要的关系。如细胞内钠含量增多时，水进入细胞引起水肿；反之，当出汗过多钠丢失严重时，水量减少而引起机体缺水。钾则与钠有拮抗作用。

### 三、水需要量

人体水分的需要量因个体年龄、体重、体力活动、膳食、气候和活动量等不同而各异。一般年龄越大每千克体重需要的水量相对越少。

美国 1989 年第 10 版 RDAs 提出，成年人每消耗 4.18 kJ 能量，水需要量为 1 ml，加上机体其他活动，一般增至 1.5 ml。1 岁以内婴幼儿需要 120～160 ml/kg，成人需要约 40 ml/kg，哺乳期妇女产后 6 个月内需要额外增加 1 000 ml/d。

## 第五节　膳食纤维

膳食纤维是不能被哺乳动物消化的植物性多糖和木质素，包括纤维素、半纤维素、果胶、树胶、抗性淀粉和木质素等。

根据膳食纤维的溶解性可将其分为可溶性膳食纤维和不溶性膳食纤维。可溶性纤维为部分半纤维素、果胶和树胶等，对小肠内葡萄糖和脂类的吸收有影响；不溶性膳食纤维则为纤维素和木质素，通过大肠内发酵而影响大肠的功能。50％以上的膳食纤维可经细菌作用分解为低级脂肪酸、水、二氧化碳、氢气和甲烷等。

膳食纤维具有很强的吸水作用和黏滞性，能与有机化合物（如胆酸和胆固醇等）结合，还可与阳离子发生交换作用，并能在肠道内被细菌酵解。

### 知识链接

#### 抗性淀粉

抗性淀粉是在人的小肠内不能被吸收的淀粉及其分解产物，属于膳食纤维。包括被食物其他成分包裹的淀粉颗粒、生淀粉粒和变性淀粉。变性淀粉是采用物理或化学方法对普通淀粉进行加工，改良某些葡萄糖单体的化学结构而得到的淀粉。如羧甲基淀粉、氧化淀粉和阳离子淀粉等。

抗性淀粉可被结肠菌群分解为乙酸、丙酸、丁酸等短链脂肪酸及其降解产物，对人体健康产生广泛的有益作用。

## 一、膳食纤维的营养学意义

1. 有助于食物消化吸收　膳食纤维延长食物在口腔的咀嚼时间，促进肠道消化酶的分泌，有利于食物的消化吸收。

2. 促进结肠功能，预防结肠癌　膳食纤维在肠道内吸水而增加粪便体积，加快其排泄，减少有害物质滞留肠道的时间。膳食纤维还可抑制肠道厌氧菌产生致癌代谢物，从而能有效预防结肠癌。

3. 降糖降脂，预防胆结石，防止过度肥胖　膳食纤维能降低小肠对糖的吸收而防止餐后血糖大幅升高，从而降低血液中胰岛素的水平或提高机体胰岛素的敏感性，有益于或可预防糖尿病。膳食纤维尤其是果胶、树胶和豆胶等可溶性膳食纤维可结合胆酸和胆固醇，降低血中胆酸和胆固醇的含量，故有降血脂和预防结石的功能。膳食纤维具有很强的吸水力，可增加胃内容物量而增加饱腹感，减少食物和能量的摄入，有助于控制体重，防止过度肥胖。

4. 其他功能　木质素具有提高机体免疫力的功能，具有间接抑制癌细胞的作用；膳食纤维还可以防止习惯性便秘，有预防食管裂孔疝和痔疮等作用。

## 二、膳食纤维来源和参考摄入量

食物中的膳食纤维主要来源于植物性食物，如水果、蔬菜、豆类、坚果和粮谷类。果蔬中由于水分含量较高，膳食纤维相对量较少，因此膳食纤维主要来源于粮谷类。麸皮和糠内含有大量膳食纤维，故精加工谷类食物膳食纤维较少。

除天然食物的自然状态膳食纤维外，也可食用商品化的从天然食物中提取得到的粉末状或单晶体的膳食纤维产品。

中国居民成人中等能量膳食(10 042 kJ)的每日膳食纤维摄入量为 30 g/d。适量食用粗杂粮、蔬菜、水果，机体膳食纤维的摄入量一般能得到满足。过多的膳食纤维可与钙、铁、锌等营养素结合，从而影响其吸收利用。

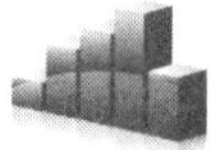

护理专业教学资源库/课程中心/营养与膳食/教学内容/学习单元1-能量与营养素/教学图片

## 小　结

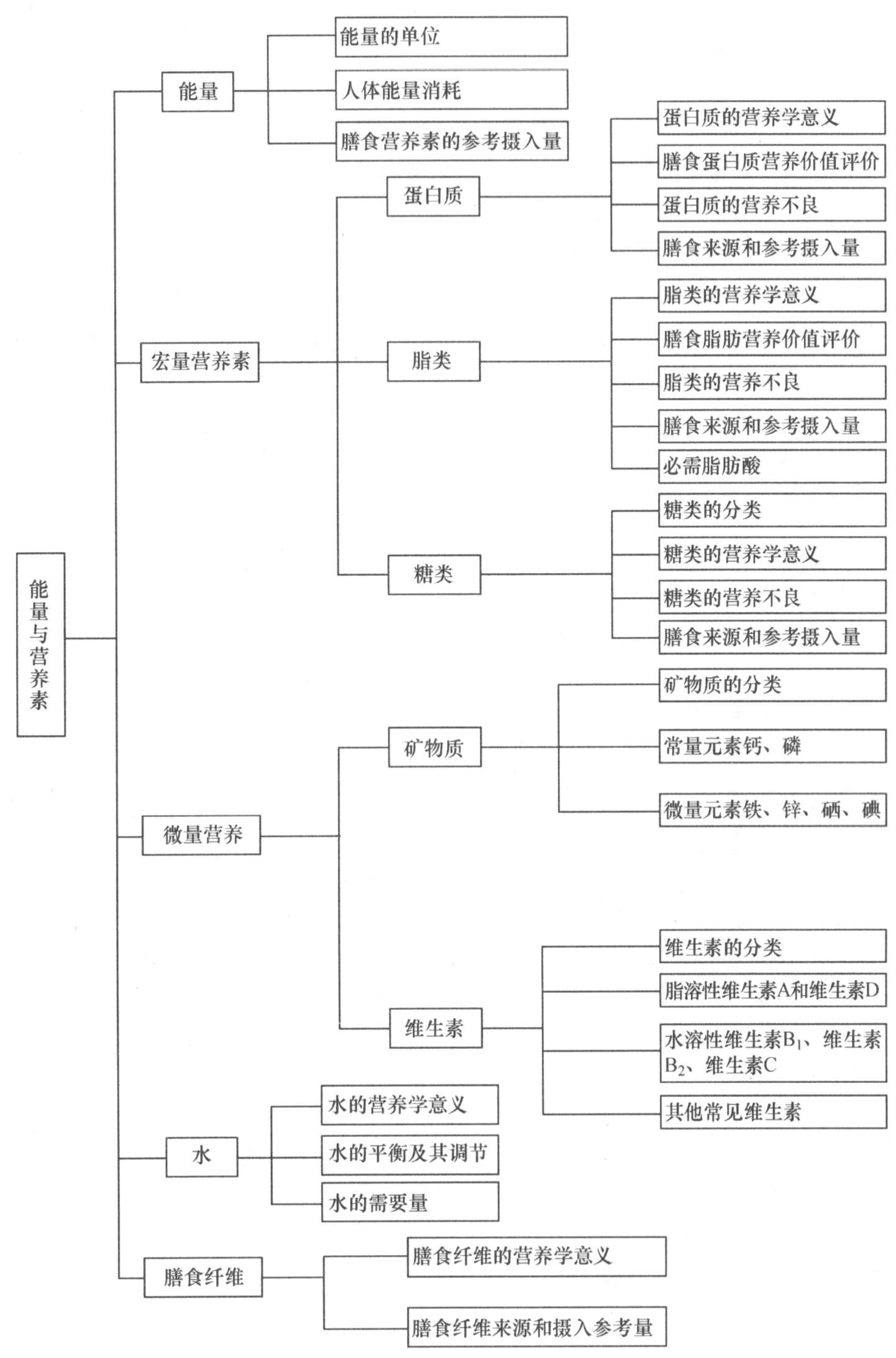
能量与营养素
能量
能量的单位
人体能量消耗
膳食营养素的参考摄入量
宏量营养素
蛋白质
蛋白质的营养学意义
膳食蛋白质营养价值评价
蛋白质的营养不良
膳食来源和参考摄入量
脂类
脂类的营养学意义
膳食脂肪营养价值评价
脂类的营养不良
膳食来源和参考摄入量
必需脂肪酸
糖类
糖类的分类
糖类的营养学意义
糖类的营养不良
膳食来源和参考摄入量
微量营养
矿物质
矿物质的分类
常量元素钙、磷
微量元素铁、锌、硒、碘
维生素
维生素的分类
脂溶性维生素A和维生素D
水溶性维生素$B_1$、维生素$B_2$、维生素C
其他常见维生素
水
水的营养学意义
水的平衡及其调节
水的需要量
膳食纤维
膳食纤维的营养学意义
膳食纤维来源和摄入参考量

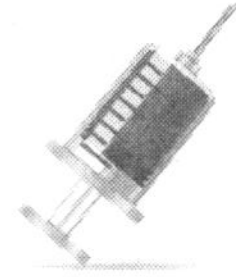

## 思考题

1. 膳食营养素包括哪些种类?
2. 蛋白质、脂肪和糖类的营养学意义如何?
3. 试述机体水平衡和能量平衡。
4. 常见维生素和矿物质的缺乏症有哪些?
5. 膳食蛋白质和脂类营养价值评价的主要指标有哪些?
6. 必需脂肪酸有哪些功能? 其主要食物来源是什么?
7. 膳食纤维对于人体的影响表现在哪些方面?

**(胡雪琴)**

# 第二章　各类食物的营养价值

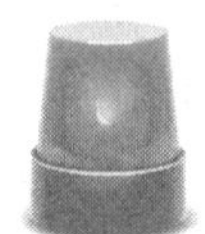

**学习目标：**

掌握各类食物的营养价值和食物的营养价值概念。

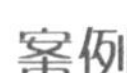

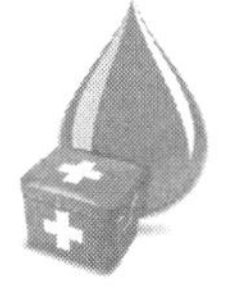

案例

### “好食物”是否营养价值就高

生活中许多人认为大鱼、大肉、精米、白面是“好食物”，认为其营养价值比萝卜、白菜、糙米高。其实研究发现，大鱼大肉虽然可以给人体提供优质蛋白质，但这类食物中缺乏纤维素；米面加工得越精细，营养素成分丢失就越多，长期进食这些所谓的“好食物”可能会导致心血管疾病、结肠癌的发病率增加。因此，判断食物的好坏在营养学领域并没有一个明显的界限，无论是动物性食物，还是蔬菜水果，只要能提供人体所需要的营养素就是好食物。

**【思考】**

1. 应该从哪些方面判断食物的营养价值？
2. 食物的营养价值高低受哪些因素影响？

食物是人类各种营养素的重要来源，它们不仅构成人体的基本成分，还提供人体代谢和生理活动所需的能量。食物按照其来源和性质可分为植物性食物、动物性食物及各类食物制品。食物的营养价值（nutritional value，NV）是指食物中所含的能量和各种营养素能够满足人体营养需要的程度。其营养价值的高低不仅取决于食物中所含营养素的种类、数量是否充足及相互间比例是否适宜，还与在人体中被消化、吸收和利用的程度有关。不同种类的食物中，各种营养素的组成和数量不同，即使同种类的食物，亦因品系、部位、产地、成熟度等不同，其营养素组成和含量也有差异。食物的营养价值在很大程度上还受生产、加工、储存和烹调方法等的影响，如对米面过度加工会损失大量的B族维生素，蔬菜、水果在加工成饮料和罐头的过程中会有大量维生素C损失；但也有食物经过加工其营养价值可以提高，如大豆加工成豆腐或豆浆能显著提高其蛋白质的消化率，面粉经过发酵可减少植酸对钙、铁等矿物质吸收的不利影响。因此，人们应当根据不同食物的营养价值特点，合理选用食物及合适的加工方法，这样才能保持营养平衡，以满足人体营养需要。

# 第一节　植物性食物

## 一、谷类

### (一) 谷类食物

谷类主要包括小麦、稻米、玉米、高粱、小米等。在我国居民的膳食结构中，谷类食物约占50%，以小麦和稻米为主，是我国居民能量和蛋白质的主要来源。谷类糖类的含量最高，且消化利用率高，我国居民膳食中能量的50%～70%和蛋白质的55%、大部分矿物质及B族维生素主要由谷类食物提供。

### (二) 谷类的营养价值

谷类的营养成分由于受谷物品种、产地地质特点、气候和施肥等因素的影响，其含量差别较大。

1. 蛋白质　各种谷类作物中所含蛋白质因品种、种植地及加工方法的不同而差别很大，含量为7.5%～15.0%，主要由谷蛋白、清蛋白、醇溶蛋白和球蛋白组成。在谷类蛋白质中必需氨基酸的组成是不平衡的，赖氨酸为第一限制氨基酸，苏氨酸(玉米为色氨酸)的含量也较低。为提高谷类食物的营养价值，常采用在大米、面粉中强化赖氨酸，利用蛋白质互补原理，将谷类同豆类等含赖氨酸丰富的食物混合食用的方法。此外，改良谷物品种也是提高谷类蛋白质营养价值的好方法。

2. 脂类　谷类中脂肪含量低，多数品种低于2%，但玉米、小米和小麦可达3%～7%。谷类脂肪主要存在于谷胚和谷皮部分，加工过程中较易转入副产品。谷类脂肪多为不饱和脂肪酸，还含有少量植物固醇和磷脂酰胆碱。

3. 糖类　谷类中糖类占谷类质量的70%～80%，其主要形式是淀粉，约占总量的90%。淀粉主要分布在胚乳中，是机体最安全、最经济的能量来源。除淀粉外，还含有较多的膳食纤维、糊精等，葡萄糖和果糖约占糖类的10%。

4. 矿物质　在谷类中的含量为1.5%～5.5%，以磷和钙为主，此外还有钾、镁、钠、氯、硫等。由于谷类食物中含有植酸，其矿物质多以植酸盐的形式存在，较难消化吸收和利用，其营养价值不高。

5. 维生素　谷类食物中B族维生素含量丰富，是维生素 $B_1$、$B_2$、$B_3$ 和 $B_5$ 等的重要来源，营养价值较高。小麦和玉米胚芽中含丰富的维生素E，可作为提取维生素E的良好原料。谷类中几乎不含维生素A、维生素C和维生素D。玉米中含有少量的胡萝卜素。

## 二、豆类

豆类的品种很多，一般分为大豆和其他豆类。大豆包括黄豆、黑豆、青豆及双色大豆，其他豆类包括绿豆、小豆、蚕豆、豌豆、芸豆等。

### (一) 豆类的营养价值

1. 蛋白质　大豆是植物性食物中蛋白质含量最多的食物，一般为35%～40%，含量胜过肉、蛋类食物。大豆蛋白质由球蛋白、清蛋白、谷蛋白和醇溶蛋白组成。大豆蛋白质的氨基酸组成接近人体氨基酸模式，富含谷类蛋白质较为缺乏的赖氨酸，但苯丙氨酸、蛋氨酸较少，与谷类食物混合食用，可较好地发挥蛋白质互补作用。故大豆蛋白质为优质蛋白质，属完全蛋白质。

2. 脂类　大豆脂肪含量为 15%～20%，以不饱和脂肪酸居多，占脂肪含量的 85%，其中亚油酸达 50%以上。此外，大豆油还含有 1.64%的磷脂和抗氧化能力较强的维生素 E。所以大豆油为优质食用油，是高血压、动脉粥样硬化等疾病患者的理想食物。

3. 糖类　大豆中糖类含量相对较少，为 25%～30%，其中约有 50%是可供人体利用的可溶性糖，如阿拉伯糖、半乳聚糖和蔗糖；而另 50%为不能被人体消化吸收和利用的棉籽糖和水苏糖，存在于大豆细胞壁，在肠道细菌作用下发酵产生二氧化碳和氨，可引起肠胀气。大豆中淀粉含量很低。

4. 矿物质和维生素　大豆含有丰富的矿物质和维生素，其中钙、铁、维生素 $B_1$ 和维生素 $B_2$ 含量较高。除此之外，大豆还富含维生素 E。干豆类几乎不含维生素 C，但经发芽成豆芽后，其含量明显提高。

其他豆类含脂肪较少，糖类含量占 40%～60%，主要为淀粉，蛋白质含量约为 20%，其他营养素含量近似大豆。

（二）大豆中的抗营养因素

大豆中含有一些抗营养因素，影响了人体对某些营养素的消化吸收。为充分发挥大豆的营养作用，在应用大豆时，要注意合理处理这些抗营养因素。

1. 蛋白酶抑制剂　是存在于大豆、花生、油菜籽、棉籽等植物中，能抑制胰蛋白酶、胃蛋白酶、糜蛋白酶等 13 种蛋白酶的物质的统称。其中存在最普遍的是抗胰蛋白酶因子，对人体胰蛋白酶的活性有部分抑制作用，妨碍蛋白质的消化吸收，对动物生长有抑制作用。采用常压蒸汽加热 30 min，或 1 kg 压力蒸汽加热 10～25 min 即可被破坏。

2. 豆腥味　大豆的豆腥味及其他异味主要是大豆中的脂肪氧化酶产生的。采用 95℃以上加热 10～15 min，或用乙醇处理后减压蒸发，以及采用纯化大豆脂肪氧化酶、生物发酵、微波照射等方法均可去除部分豆腥味。

3. 胀气因子　由于人体内缺乏水苏糖和棉籽糖的水解酶，占大豆糖类一半的水苏糖和棉籽糖在人体内不能被消化，但能被肠道微生物发酵产生气体，故将两者称为胀气因子。胀气因子主要存留在烘炒过的大豆中，大豆通过加工制成豆制品时胀气因子可被去除。

4. 植酸　大豆中的植酸可与锌、钙、镁、铁等元素螯合，而影响它们被机体吸收利用。在 pH 4.5～5.5 时，大豆中的植酸可溶解 35%～75%，但对蛋白质影响不大。大豆发芽时也可被溶解。

5. 皂苷和异黄酮　具有抗氧化、降低胆固醇的作用，大豆皂苷和大豆异黄酮还有雌激素样作用及抗溶血、抗真菌、抗细菌和抑制肿瘤等作用。

6. 植物红细胞凝集素　是能凝集人和动物红细胞的一种蛋白质，可影响动物的生长发育，食用后数小时可引起头晕、头痛、恶心、呕吐、腹痛、腹泻等症状，加热即被破坏。

## 三、蔬菜、水果类

### (一) 蔬菜的营养价值

蔬菜品种繁多，可分为叶菜类、根茎类、鲜豆类、瓜茄类、花芽类等。不同种类蔬菜的营养素含量存在较大差异。

1. 维生素　新鲜蔬菜中含有丰富的维生素 C、胡萝卜素、维生素 $B_2$ 和叶酸，是人体维生素的重要来源。各类蔬菜中均含有维生素 C，但含量有一定差异，一般在深绿色蔬菜中含量比浅色蔬菜高，叶菜类中含量比瓜茄类高。例如，苋菜中维生素 C 含量(47 mg/100 g)比大白菜(11 mg/100 g)高，也比南瓜(5 mg/100 g)高。胡萝卜素多存在于深绿色、红黄色蔬菜中，如菠菜、空心菜、芹菜叶、西兰花、胡萝卜、辣椒、红心红薯等。

2. 矿物质　蔬菜中含有大量的钾，较多的钙和镁，此外还含有磷、铁、钠、铜、镁等元素，是我国居民矿物质的重要来源。一般绿色叶菜类蔬菜，如油菜、雪里蕻、菠菜等含有较多的钙、铁。有些蔬菜含钙、铁量虽然多，但由于同时存在较多的草酸，会阻碍蔬菜本身及一起食用的其他食物中钙和铁的吸收利用。可在食用前，用开水烫一下蔬菜，部分草酸会溶于水中，从而被除去，有利于钙和铁的吸收利用。

3. 糖类　蔬菜含有的糖类种类主要有单糖、双糖、淀粉和膳食纤维。蔬菜中含单糖、双糖较多的有胡萝卜、番茄、南瓜等。一般根茎类蔬菜含淀粉较多，如马铃薯、山药、藕等。许多蔬菜含有纤维素、半纤维素及果胶等，是中国居民膳食纤维的主要来源。

4. 蛋白质和脂肪　在大多数蔬菜中含量很低，均为 1%左右。

### (二) 水果的营养价值

水果品种繁多，可分为瓜果类、柑橘类、仁果类、浆果类等。其营养价值与蔬菜类似，也是我国居民膳食维生素、矿物质以及膳食纤维的重要来源。

1. 维生素　新鲜水果中含丰富的维生素 C 及胡萝卜素。一般有酸味的水果比没有酸味的水果含维生素 C 多。例如，猕猴桃维生素 C 含量(400 mg/100 g)比香蕉(5 mg/100 g)高。一般红黄色水果中含胡萝卜素较高，如芒果、柿子、柑橘和杏等。

2. 矿物质　水果中含有大量的磷、钾、钙和镁，此外还含有铁、钠、铜、锌等多种人体所需的矿物质。

3. 糖类　水果所含糖类主要是果糖、葡萄糖和蔗糖，此外还含有丰富的纤维素、半纤维素和果胶等。不同种类的水果其含糖的种类和数量差异较大，但一般水果的含糖量均大于蔬菜。

除了这些营养素外，蔬菜和水果中还含有有机酸、色素和芳香类物质等，这些成分使它们具有良好的色香味，能增加食欲、促进消化。此外，一些蔬菜和水果还含有具有特殊功能的生物活性物质，如类黄酮物质、白藜芦醇等，具有清除自由基、抗肿瘤、抗衰老及预防心脑血管疾病等作用，有一定的营养保健作用和药用价值。

## 第二节　动物性食物

### 一、畜、禽、鱼类

#### （一）畜肉类的营养价值

畜禽肉类食物是指牲畜的肌肉、内脏及其制品。我国居民食用较多的牲畜主要有猪、牛、羊，此外也有居民食用马、驴、狗、兔、鹿肉等。

1. 蛋白质　主要存在于肌肉组织中，因牲畜年龄、品种、肥瘦程度以及部位不同，含量差异较大。例如，猪里脊肉蛋白质含量为 19.6 g/100 g，猪五花肉为 7.7 g/100 g，牛里脊肉为 22.3 g/100 g。构成畜肉类食物蛋白质的氨基酸种类、构成比例均接近人类机体需要，易被机体消化吸收和利用，是优质蛋白质，营养价值较高，可与谷类食物一起食用，以弥补谷类食物赖氨酸、苏氨酸、色氨酸等氨基酸的不足。此外，畜肉类中含有肌凝蛋白原、肌肽、肌酸、肌酐、嘌呤碱和尿素等含氮浸出物，可溶于水，是肉汤鲜美的主要原因。

2. 脂肪　也因牲畜年龄、品种、肥瘦程度以及部位不同，含量差异较大。例如，猪里脊肉脂肪含量为 7.9 g/100 g，猪前肘肉为 31.5 g/100 g，牛里脊肉为 5.0 g/100 g。畜肉类脂肪主要是饱和脂肪酸，熔点较高，常温下呈固态。因饱和脂肪酸食用过多易引起心血管疾病，故畜肉类食物在膳食中所占的比例不宜过多。胆固醇在牲畜内脏中含量较高，猪肚中胆固醇含量为 290 mg/100 g，猪肾为 430 mg/100 g，牛肝为 297 mg/100 g，牛脑为 2 447 mg/100 g。

3. 糖类　含量少，为 1%～3%，主要是以糖原形式存在于肝脏和肌肉中。若牲畜宰杀前过度疲劳，会消耗大量糖原，使糖原含量降低；牲畜宰杀后存放时间过长，肉尸中的酶会分解糖原，也会使糖原含量下降。

4. 矿物质　含量为 0.6%～1.2%，内脏中含量最高，其次是瘦肉，肥肉中含量较少。畜肉类食物含铁较多，以血红素铁的形式存在，其吸收利用不受食物中其他因素的影响，营养价值较高。畜肉类食物的钙含量虽然比较低，但较易被人体吸收利用。除此之外，畜肉类食物还含有较多的磷、铜、硫、钠、钾等矿物质。

5. 维生素　畜肉类食物含有多种维生素，维生素 A、维生素 D 以及 B 族维生素含量都很丰富。在内脏中的含量高于肌肉，尤其是肝脏中含量最高。因此宜经常食用肝脏，但一次不应食用过多，以防维生素 A 在体内蓄积引起中毒。

#### （二）禽肉类的营养价值

禽肉类食物是指禽类的肌肉、内脏及其制品。我国居民食用禽类主要是鸡、鸭、鹅，其次还有鸳鸯、鹌鹑、鸽子、火鸡等。禽肉类食物营养价值与畜肉类相似，但脂肪含量比畜肉类少，含不饱和脂肪酸（如亚油酸）较多，因此老年人及心血管疾病患者宜选用禽肉。此外，禽肉类食物的肉质细嫩，并且含氮浸出物含量比畜肉类更多，故肉汤更美味。

(三) 鱼类的营养价值

1. 蛋白质　含量为15%～20%。鱼类蛋白质含有的氨基酸种类较齐全，其中亮氨酸、赖氨酸、蛋氨酸、苏氨酸较丰富，色氨酸含量偏低。鱼肉肌纤维细短，间质蛋白较少，含水分较多，故肉质细嫩，易消化。鱼类中含氮浸出物也较多，主要是胶原蛋白和黏蛋白，这也是鱼汤鲜美的原因。

2. 脂类　脂肪含量与畜禽类相比较少，因鱼的种类、肥瘦程度、年龄及捕获季节等不同，存在较大差异。例如，鲫鱼的脂肪含量为1.6 g/100 g，鲭鱼为39.4 g/100 g。鱼类脂肪分布不均匀，在皮下和脏器周围含量较多，肌肉组织中含量很少。

鱼类脂肪以不饱和脂肪酸为主，约占80%，熔点较低，常温下一般呈液态，易消化吸收。鱼油是膳食中ω-3多不饱和脂肪酸的主要来源，主要是二十二碳六烯酸(DHA)和二十碳五烯酸(EPA)。这两种多不饱和脂肪酸具有抗癌、防治动脉粥样硬化、降血脂等作用。

3. 糖类　主要以糖原形式存在，含量较低，约为1.5%。有些鱼不含糖类，如鳜鱼、鲳鱼、鲢鱼、草鱼等。

4. 矿物质　其中钙的含量多于畜、禽肉，但吸收率较低。一些海水鱼含碘较丰富，每千克含碘500～1 000 μg。

5. 维生素　鱼类中维生素A、D、E、$B_1$、$B_2$、PP含量均较多，但几乎不含有维生素C。深海鱼的鱼油和肝脏尤其富含维生素A和D，是膳食维生素A和D的重要来源。一些生鱼中含有硫胺素酶和催化硫胺素降解的蛋白质，生鱼存放时间过久或直接生吃，可使维生素$B_1$含量降低。

## 二、蛋类

蛋类食物包括鸡蛋、鹅蛋、鸭蛋、鸽子蛋、鹌鹑蛋等及蛋制品(如松花蛋、糟蛋、咸蛋、干全蛋粉、干蛋黄粉、干蛋白粉等)。其中我国居民食用最多的是鸡蛋。各种蛋类结构基本相似，可分为蛋壳、蛋清、蛋黄3部分。其营养价值如下。

(一) 蛋白质

蛋类食物蛋白质含量一般都在10%以上。全鸡蛋蛋白质的含量在12%以上，鸭蛋、鹅蛋蛋白质含量与其类似。蛋清中含蛋白质较少，蛋黄中较多，加工成松花蛋或咸蛋后，含量变化不大。蛋清中含有40种以上的蛋白质，主要包括卵清蛋白、卵伴清蛋白、卵球蛋白、卵黏蛋白、卵类黏蛋白等。蛋黄中的蛋白质主要是与脂类相结合的脂蛋白和磷蛋白，受热能形成凝胶，所以在煎蛋、煮蛋时成为凝固状态。由于蛋黄凝固点高于蛋清，故烹调时蛋黄比蛋清难凝固。

鸡蛋蛋白质氨基酸组成与人体需要最接近，因此是所有食物蛋白质中生物价最高的。蛋白质中赖氨酸和蛋氨酸含量较高，可与谷类和豆类食物搭配食用，起到蛋白质的互补作用。

生蛋清中含有抗蛋白酶活性的卵类黏蛋白、卵巨球蛋白和卵抑制剂，这些物质能抑制蛋白质的消化吸收。加热可使其完全失活，使蛋白质真消化率达(97±3)%。因此，蛋类食物宜加热至蛋清完全凝固后再食用。

蛋类食物若加热过度，其蛋白质中含有的半胱氨酸会部分分解，产生硫化氢，硫化氢与蛋黄中含有的铁结合，形成黑色的硫化铁。故煮熟的蛋黄表面有时可能会有青黑色物质。

（二）脂类

脂类主要集中在蛋黄中，蛋清中含量极少。蛋黄中的脂肪几乎全部以乳化形式存在，分散为细小颗粒，故消化吸收率较高。蛋黄中脂肪含量占28%～33%，其中三酰甘油含量占62%～65%，磷脂占30%～33%，固醇占4%～5%，此外还有微量脑苷脂类。蛋黄脂肪中含量最多的是油酸，约占50%，亚油酸约占10%，其余还有硬脂酸、棕榈酸和棕榈油酸等脂肪酸。

蛋黄中的磷脂主要为磷脂酰胆碱和脑磷脂，其次还有鞘磷脂，是膳食中磷脂的良好来源。蛋黄中的磷脂酰胆碱具有降低血胆固醇、促进脂溶性维生素吸收等作用。

蛋类食物胆固醇主要集中在蛋黄中，含量极高，其中尤以乌骨鸡蛋黄含量最高，每100 g达2 057 mg，约是猪肾的5倍、牛肝的7倍。因蛋类食物胆固醇含量极高，所以大量食用蛋类食物易引起高脂血症，这是动脉粥样硬化、冠心病等疾病的危险因素。但蛋黄中同时还含有大量的磷脂酰胆碱，有防治心血管疾病的作用。相关研究表明，每天吃1～2个鸡蛋，对血清胆固醇水平既影响不大，又可发挥鸡蛋中其他营养成分的作用。

（三）糖类

蛋类食物糖类含量极低，约为1%。蛋黄中的糖类主要是葡萄糖，蛋清中主要是半乳糖和甘露糖。大部分糖类以与蛋白质相结合的形式存在，另一部分游离存在。

（四）矿物质

蛋类食物中矿物质含量受饲料、品种、季节等多方面的影响，尤其受饲料的影响较大。如洋鸡蛋的微量元素含量比草鸡蛋稍高，可能与饲料所提供的矿物质更为充足有关。

各类矿物质主要存在于蛋黄部分，蛋清部分含量较低。蛋类食物含磷最丰富，约为240 mg/100 g，其次是钙，含量约为112 mg/100 g。此外还含有丰富的钠、铁、锌、镁、硒等矿物质。蛋类食物中所含铁元素数量虽高，但以非血红素铁形式存在，其与蛋中磷蛋白结合，较难吸收利用，生物利用率低，仅为3%左右。

（五）维生素

蛋类食物含有人类所需的多种维生素，包括所有的B族维生素和维生素A、维生素D、维生素E、维生素K等，且含量丰富。这些维生素绝大部分都存在于蛋黄中。此外，蛋类食物中维生素的含量受品种、季节和饲料等多方面的影响。如鸭蛋和鹅蛋的维生素含量总体而言高于鸡蛋。

## 三、奶及奶制品

奶类包括牛奶、羊奶、马奶及其制品。人们食用最多的是牛奶。奶经浓缩、发酵等工艺可制成奶制品，如奶粉、酸奶、炼乳等。奶及奶制品所含营养素种类齐全，组成比例适宜，容易消化吸收，具有很高的营养价值。不仅能满足初生婴儿迅速生长发育的需要，也是各年龄组健康人群及老弱病患者的理想食物。

奶类主要是由水、脂肪、蛋白质、乳糖、矿物质、维生素等组成的一种复杂乳胶体，水分含量占86%～96%。奶味温和，稍有甜味，具有由低分子化合物（如丙酮、乙醛、二甲硫、短链脂肪酸）和内酯形成的特有的香味。牛奶的相对密度平均为1.032，其大小与奶中固体物含量有关，奶中的各种成分除脂肪含量变动较大外，其他成分的含量基本上是稳定的，因此，相对密度可作为评价鲜奶质量的简易指标。

### （一）奶的营养价值

1. 蛋白质　牛奶中的蛋白质含量约在3.0%，主要由酪蛋白（79.6%）、乳清蛋白（11.5%）和乳球蛋白（3.3%）组成。酪蛋白属于结合蛋白，其与钙、磷等结合形成酪蛋白颗粒并以胶体悬浮液的状态存在于牛奶中，该结合蛋白对酸敏感。乳清蛋白对热敏感，加热时发生凝固并沉淀，对酪蛋白有保护作用。乳球蛋白与机体免疫有关。奶类蛋白质消化吸收率为87%～89%，生物价为85，属优质蛋白质。奶类含有丰富的赖氨酸，是谷类食物的良好天然互补食物。

牛奶中蛋白质含量较人乳高2倍多（分别为3.0%和1.3%），酪蛋白与乳清蛋白的构成比与人乳恰好相反，因此一般利用乳清蛋白改变其构成比，使之近似人乳蛋白质的构成。羊奶的蛋白质含量低于牛乳，约为1.5%，酪蛋白的含量较牛奶略低，在胃中所形成的凝乳块较小而细软，更容易消化，婴儿对羊奶的消化率可达94%以上。牦牛奶和水牛奶的蛋白质含量明显高于普通牛奶，在4%以上。

2. 脂肪　奶中脂肪含量为3%～4%，以乳粒状的脂肪球形式分散在乳浆中，容易消化吸收，吸收率达97%。乳脂中油酸占30%，亚油酸和亚麻酸分别占5.3%和2.1%，此外乳中还含有少量的磷脂酰胆碱及胆固醇。

3. 糖类　奶中所含糖类主要为乳糖，其含量为3.4%～7.4%，人乳中含量最高（7.00%～7.86%），羊奶居中，牛奶最少（3.4%～4.7%）。乳糖的甜度为蔗糖的1/6，具有调节胃酸、促进胃肠蠕动、促进钙吸收和消化液分泌等作用，还能助长肠道乳酸杆菌的繁殖，抑制腐败菌的生长，对婴幼儿的消化道有重要意义。由于牛奶中乳糖含量较低，单用牛奶喂养婴儿时，除调整蛋白质含量和构成外，还应适当增加甜度。人体消化道中乳糖酶可使乳糖分解为葡萄糖和半乳糖，部分人食用牛奶后常发生腹泻等症状，是因为肠道中缺乏乳糖酶，称之为乳糖不耐受症，可改换为吃酸奶以避免之。

4. 矿物质　牛奶中的矿物质含量为0.7%～0.75%，主要包括钙、磷、钾、钠、镁、氯、硫、铜、铁等。100 ml牛奶中含钙110 mg，且吸收率高，是钙的良好来源。牛奶含铁量较低，用牛奶喂养婴儿时应注意铁的补充。

5. 维生素　奶中含有人体所需的各种维生素，包括维生素A、维生素D、维生素

E、维生素 K、各种 B 族维生素和微量的维生素 C。其含量与奶牛的饲养方式有关,放牧期牛奶中维生素 A、维生素 D、维生素 C 和胡萝卜素的含量明显多于冬春季棚内饲养期。牛奶是 B 族维生素的良好来源,特别是维生素 $B_2$。

6. 其他成分

(1) 酶类:牛奶蛋白质部分为血液蛋白转化而来,因此含有大量酶类,如氧化还原酶、转移酶和水解酶。水解酶中包括了淀粉酶、脂酶、酯酶、磷酸酯酶、蛋白酶等。各种水解酶可以帮助消化营养物质,对幼小动物的消化吸收具有意义。牛奶中的溶菌酶有抗菌能力,新鲜未经污染的牛奶可以在 4℃以下保存 36 h 之久。因此,溶菌酶对牛奶的保存有重要意义。乳过氧化物酶也具有一定的抗菌作用。

(2) 有机酸:牛奶中核酸含量较低,痛风患者可以食用。牛奶中大部分核苷酸以乳清酸的形式存在,它具有降低血液胆固醇浓度和抑制肝合成胆固醇的作用。牛奶 pH 为 6.6 左右,其中有机酸含量较低。

(3) 其他生理活性物质:奶中含有大量的生理活性物质,其中较为重要的有免疫球蛋白、乳铁蛋白、激素、生物活性肽和生长因子等。

(二) 奶制品的营养价值

因加工工艺不同,奶制品中营养成分有很大差异。

1. 奶粉　是鲜奶经脱水干燥制成的粉。根据食用要求可制成全脂奶粉、脱脂奶粉、调制奶粉等。

(1) 全脂奶粉:是将鲜奶消毒后除去 70%～80%水分,经喷雾干燥或热滚筒法脱水制成。喷雾干燥法所制奶粉粉粒小,溶解度高,无异味,营养成分损失少。热滚筒法生产的奶粉颗粒较大不均,溶解度小,营养素损失较多。一般全脂奶粉的营养成分约为鲜奶的 8 倍。

(2) 脱脂奶粉:是将鲜奶脱去脂肪,再经上述方法制成的奶粉。脱脂过程中脂溶性维生素损失较多,其他营养成分变化不大。脱脂奶粉一般供腹泻婴儿及需要少油膳食的患者食用。

(3) 调制奶粉:又称配方奶或母乳化奶粉,该奶粉是以牛奶为基础,按照人乳组成的模式和特点,加以调整和改善,使其更适合婴儿的生理特点和需要。调制奶粉主要是改变牛奶中酪蛋白的含量和酪蛋白与乳清蛋白的比例,以适当比例强化各种维生素和微量元素,补充乳糖等。

2. 酸奶　是在消毒鲜奶中接种乳酸杆菌,并使其在控制条件下生长繁殖制成的奶制品。牛奶经乳酸菌发酵后乳糖变成乳酸,蛋白质凝固和脂肪不同程度地水解,形成了独特的风味。游离的氨基酸和肽增加,因此更易消化吸收。维生素 A、维生素 $B_1$、维生素 $B_2$ 等的含量与鲜奶含量相似,但叶酸含量却增加了 1 倍,胆碱也明显增加。乳糖减少,使乳糖酶活性低的成人易于接受。乳酸菌中的乳酸杆菌和双歧杆菌为肠道益生菌,进入肠道可抑制一些腐败菌的生长繁殖,调整肠道菌相,防止腐败胺类产生,对维护人体健康有重要作用。

3. 炼乳　为浓缩奶的一种,分为淡炼乳和甜炼乳。淡炼乳是新鲜奶经低温真空条件下浓缩，除去约 2/3 的水分，再经灭菌而成。因加工过程中维生素会遭受一定的破坏，因此常用维生素加以强化，按适当的比例冲稀后，营养价值基本与鲜奶相同。淡炼乳在胃酸作用下可形成凝块，便于消化吸收，适合婴儿和对鲜奶过敏者食用。甜炼乳是在鲜奶中加约 15%的蔗糖后按上述工艺制成。其中糖含量可达 45%左右，渗透压增大，成品保质期变长。因糖分过高，食用前需经大量水冲淡，营养成分相对下降，不宜供婴儿食用。

4. 干酪　也称奶酪，为一种营养价值很高的发酵乳制品。是在原料乳中加入适当量的乳酸菌发酵剂或凝乳酶，使蛋白质发生凝固，并加盐、压榨排除乳清之后的产品。干酪中的蛋白质大部分为酪蛋白，经凝乳酶或酸作用而形成凝块。但也有一部分清蛋白和球蛋白被机械地包含于凝块之中。经过发酵作用，奶酪当中还含有肽类、氨基酸和非蛋白氮成分。

5. 奶油　是从牛奶中分离的脂肪制成的产品，脂肪含量为 80%～83%，而水含量低于 16%。主要用于佐餐、面包和糕点制作。

## 第三节　油脂、坚果类

### 一、食用油脂

食用油脂是人类能量的一大来源，按其来源可以分为动物性油脂、植物性油脂和人造油脂。常见的食用动物油脂有羊油、猪油、牛油、鱼油、奶油等，食用植物油包括豆油、菜籽油、芝麻油、花生油、玉米油、葵花籽油、茶油、沙拉油等。食用油脂常用来改善食物风味，加快烹调速度，并被广泛应用于食品工业。

#### （一）食用油脂的组成特点与营养价值

1. 食用油脂的组成特点　油脂是由 1 分子甘油和 3 个不同脂肪酸通过酯键相结合而成的酯。植物性油脂含不饱和脂肪酸多，熔点低，常温下呈液态，通常称为油，消化吸收率高。不同的植物性油脂其不饱和脂肪酸的组成亦不同。动物性油脂相对含饱和脂肪酸和单不饱和脂肪酸比较多，而多不饱和脂肪酸含量较少，熔点较高，常温下一般呈固态，又称为脂，消化吸收率不如植物性油脂高。

2. 食用油脂的营养价值　人体每天由油脂提供的能量占总能量的 20%～30%，食用油脂是每天膳食脂肪的主要来源，每天膳食烹调用油以不超过 25 g 为宜。植物性油脂是必需脂肪酸的良好来源。必需脂肪酸是细胞膜的重要成分，也是合成前列腺素的原料。油脂还是各种脂溶性维生素的载体，可促进这些维生素消化吸收。植物油豆油、玉米胚芽油、葵花籽油和米糠油含有丰富的维生素 E，具有较好的氧化稳定性，利于保存。部分植物油还含少量胡萝卜素和维生素 D。黄油、奶油中含有一定量的维生素 A 和维生素 D，是为其他动植物油脂所欠缺的。

#### （二）食用油脂的卫生问题和合理利用

1. 油脂的酸败　油脂长时间暴露在空气中，受外界氧气、紫外线、温度、水分以及微生物等多种因素的作用，发生分解、氧化，产生一些低分子脂肪酸及醛、酮、醇类物质和过氧化脂质，这一油脂变质的过程即称为油脂酸败。油脂酸败使其营养价值降低，并且会产生对人体有害的物质，食用后出现恶心、呕吐、腹泻等症状。严重酸败的油脂是禁止食用的。所以，食用油脂不宜长期存放，要保存时也要把口封好放在阴暗避光和干燥阴凉处，减少其与空气、紫外线、高温、水汽和金属接触的机会。

2. 油脂污染及天然存在的有害物质　某些油料种子本身含有少量对人体有害的物质，如棉籽中的有毒物质棉酚，菜籽油里的芥子苷和芥酸，长期食用棉籽油可引起慢性中毒，表现为皮肤灼热、潮红、无汗、头晕、心慌、气急，还可影响生殖功能。芥子苷可在植物组织葡萄糖硫苷酶作用下分解为硫氰酸酯、异硫氰酸脂和腈。腈的毒性很强，可抑制动物生长。芥酸可使动物心肌脂肪积聚，出现心肌单核细胞浸润而导致心肌细胞纤维化，还可影响动物生长发育和生殖功能。而有些油脂在存放加工烹调过程中，容易受到一些生物性、化学性有害物质的污染。油料种子最常见的是黄曲霉毒素污染。在各种油料种子中，花生最容易受到污染，其次为棉籽和油菜籽。黄曲霉毒素是一种强致癌物，尤其是致人类原发性肝癌。我国制定了严格的卫生标准，限制植物油中的黄曲霉毒素含量。

### （三）几种常见的食用油脂

常见的食用油脂有豆油、花生油、菜籽油、芝麻油等。豆油是中国人的主要食用油之一，生产量和消费量都很高。① 豆油的营养价值较高，含有丰富的不饱和脂肪酸，尤其是亚油酸含量高达50%～55%。脂肪酸构成较为合理，有显著降低血清胆固醇含量、预防心血管疾病的功效。大豆中还含有多量维生素E、维生素D以及丰富的磷脂酰胆碱，对人体健康均非常有益。② 花生油具有独特的花生气味和风味，含不饱和脂肪酸80%以上（其中含油酸41.2%，亚油酸37.6%）。脂肪酸构成合理，易于人体消化吸收。另外，花生油中还含有可以防止皮肤皲裂老化，保护血管壁，防止血栓形成，有助于预防动脉硬化和冠心病的固醇、磷脂、维生素E、胆碱等对人体有益的物质。③ 菜籽油在我国农村的消费量比较大。其中亚油酸等必需脂肪酸的含量较其他植物油低，所以营养价值比一般植物油低。④ 芝麻油是我国最古老的食用油之一，有普通芝麻油和小磨香油之分，它们都是以芝麻为原料所制取的油品。从芝麻中提取出的油脂，无论是芝麻油还是小磨香油，含油酸35.0%～49.4%，亚油酸37.7%～48.4%。芝麻油的消化吸收率达98%。芝麻油中不含对人体有害的成分，而含有特别丰富的维生素E和比较丰富的亚油酸，同时还含有1%左右的芝麻酚、芝麻素等天然抗氧化剂，稳定性很高。经常食用芝麻油可调节毛细血管的渗透作用，加强人体组织对氧的吸收能力，改善血液循环，促进性腺发育，延缓衰老保持春青。所以芝麻油是食用品质好，营养价值高的优良食用油。

此外，还有茶树油，盛产于马来西亚、印度尼西亚和非洲某些地区的棕榈油，我国食用量最大的动物油脂——猪油，由牛奶脂肪分离搅拌而成的奶油，以及用植物油进行氢化反应制成的人造黄油等。

## 知识链接

### 人造黄油

人造黄油也称氢化油，是用植物油进行氢化反应制成的。半固体人造黄油，制作和储存都很方便，在人们的日常食品中得到了广泛的应用。但经研究发现，植物油在氢化过程中会产生反式脂肪酸。而反式脂肪酸被证实可升高对人体不利的 LDL－C 水平和降低对人体有利的 HDL－C 水平，因而增加了心脏病、脑血管疾病的危险性。此外，反式脂肪酸在油炸食品（如炸薯条、炸鸡块）中以及冰淇淋、蛋黄派、蛋糕等食品中含量也较高。

除了以上常见的油脂外，近来市场上也出现了一些新的油脂，如橄榄油、亚麻油、红花油、紫苏油、核桃仁油、沙棘油、米糠油、玉米油以及小麦胚油等，这些油脂多含有较多的必需脂肪酸和其他有利于人体健康的生物活性物质，有着很高的营养价值和保健作用，但价格也较高。

## 二、坚果

坚果以种仁为食用部分，因外覆木质或革质硬壳而得名。坚果是人类作为油料和淀粉食物的主要品种之一。通常按照脂肪含量的不同，坚果可分为油脂类坚果和淀粉类坚果，前者富含油脂，包括核桃、榛子、杏仁、松子、腰果、花生、葵花籽、西瓜籽、南瓜籽等；后者淀粉含量高而脂肪含量少，包括栗子、银杏、莲子、芡实等。按照植物学来源的不同，坚果又可分为木本坚果和草本坚果两类。

### （一）坚果的营养价值

坚果是一类营养丰富的食物，其共同特点是低水分含量和高能量，富含各种矿物质和 B 族维生素。从营养素含量而言，油脂类坚果优于淀粉类坚果。但是坚果含能量较多，不可多食，以免能量摄入过剩导致肥胖。

1. 蛋白质　坚果是植物蛋白质的良好补充。油脂类坚果蛋白质含量多在 12%～22%，澳洲坚果较低，多为 8%～9%。而西瓜籽和南瓜籽的蛋白质含量高达 30%以上。淀粉类坚果的蛋白质含量较低，栗子 4%～5%，芡实 8%左右，而银杏和莲子与油脂类坚果相当，在 12%以上。坚果类蛋白质的氨基酸组成各有特点，但因缺乏一种或多种必需氨基酸，生物价较低。所以坚果与其他食物一起食用可发挥蛋白质的互补作用，提高蛋白质的营养价值。

2. 脂肪　坚果类食物是一类高能量食物，每 100 g 可提供 2 090～2 926 kJ(500～700 kcal)的能量，油脂类坚果的脂肪含量达 40%以上。有些产量高的油脂类坚果（如花生、葵花子、芝麻等）是我国植物油的重要来源。坚果含有的脂肪多为不饱和脂肪酸，必需脂肪酸亚油酸和 $\alpha$-亚麻酸含量丰富，是优质的植物性脂肪。如葵花籽、西瓜籽中富含亚油酸，而核桃和松子含较多的 $\alpha$-亚麻酸。

3. 糖类　淀粉类坚果是糖类的良好来源，淀粉含量都在 60%以上，可与粮谷类食物一起烹调。坚果类还含有低聚糖和多糖类物质。淀粉类坚果膳食纤维含量在1.2%～3.0%，虽然富含淀粉，但血糖生成指数较精制米面为低。油脂类坚果可消化的糖类含量较少，但是膳食纤维含量较高。

4. 维生素　坚果是维生素 E 和 B 族维生素（如维生素 $B_1$、烟酸和叶酸）的良好来源。油脂类坚果含有大量的维生素 E，如美国杏仁中维生素 E 含量为 24 mg/100 g，黑芝麻中维生素 E 含量高达 50.4 mg/100 g，葵花籽仁中高达 50.3 mg/100 g。杏仁中的维生素 $B_2$ 含量较高，美国杏仁可达 0.78 mg/100 g。某些坚果（如榛子、核桃、花生、葵花籽）中含少量的胡萝卜素，而一些坚果（如鲜板栗、莲子和杏仁）含有一定量的维生素 C。

5. 矿物质　坚果富含钾、镁、磷、钙、铁、锌等元素，是多种微量元素的良好来源。美国杏仁和榛子是钙的较好来源。芝麻富含铁、锌、铜、锰等元素，是传统的补充微量元素的食物。一般来讲，油脂类坚果矿物质含量高于淀粉类坚果。

（二）坚果的保健作用及其合理利用

现代营养学的研究发现，经常吃少量的坚果有助于心血管健康。这种作用可能与坚果中的不饱和脂肪酸、维生素 E 和膳食纤维含量较高有关。银杏含有的黄酮类化合物也具有较好的保护心血管的作用。美国的一项研究表明，每周吃 50 g 以上坚果的人，因心脏病猝死的风险比不常吃坚果的人低 47%。澳洲坚果因含有抗氧化物质，可降低心脏病、癌症的发生，被美国食物协会列为健康食物。除了心血管保护作用外，某些坚果（如核桃、榛子等）因含有丰富的磷脂、必需脂肪酸以及钙、铁等矿物元素，而成为健脑益智、乌发润肤、延缓衰老的佳品，特别适宜于妇女、生长发育的儿童以及老年人食用。

坚果可以不经烹调直接食用，也可炒熟后食用。坚果仁经常制成煎炸、焙烤食物，因含有多种脂肪酸，具有独特的风味，是极好的休闲食物，也是制造糖果和糕点的原料。

### 知识链接

#### 坚果的保藏及合理食用

坚果虽然水分含量低而较耐保藏，但油脂类坚果的不饱和程度高，淀粉类坚果糖类含量高，易被氧化或霉变。因此，坚果应保存于阴凉干燥处，并密封。某些坚果含有有毒物质，如苦杏仁含有苦杏仁苷，多食会导致氢氰酸中毒；银杏含有银杏酸、银杏酚，不可多量生食，否则会导致呕吐、腹泻甚至抽搐、呼吸困难等反应。

## 第四节　其他加工食品

### 一、加工食品的概念

加工食品是指天然的生鲜农产品经过烹煮、冷冻、调味、混合以及腌渍等各种方法处理后所制成的食品，现在亦常泛指经添加、合成、包装、膨化等处理的食品，如饮料、方便面、薯片、香肠等加工食品以其省时、便利、携带方便等优势，已经成为主宰食品市场、现代人生活中不可或缺的食品。

## 二、加工食品的意义与目的

加工食品是将天然的食品经过适当的处理以后制作而成，以方便保存、运送、利用或增加风味。随着工业技术的进步、生活步调的加快，加工食品已经成为现代人饮食生活中经常出现的便利食品。因此，必须正确认识及利用加工食品，才能让我们在享受加工食品美味之余，也能兼顾健康和安全。

## 三、常见加工食品

### （一）冷冻食品

冷冻食品是最接近新鲜食品的食品，是把品质良好又新鲜的食品经过加工处理，放在极低的温度下快速冻结，以抑制或减缓食品中酵素作用、化学变化和微生物繁殖。通常冷冻食品又分为冷冻畜产品、冷冻水产品、冷冻农产品和调理食品。

### （二）罐头食品

食用罐头食品不但省时省事，又可吃到不同季节的新鲜蔬菜，还可以变换不同的口味，所以罐头食品在现代人上班族生活中还是离不开的。无论是肉类罐头还是蔬菜类罐头，在加工过程中都要经过高温加热，以避免细菌滋生；为了延长保存时间或改变风味，还要添加防腐剂、香味料、色素、人工调味剂等食品添加剂。罐头通过加工后，维生素 C 损失 10%～16%，维生素 $B_1$ 损失 20%～80%，维生素 $B_2$ 损失不到 10%，维生素 A 损失 20%～30%。罐头食品中的防腐剂和其他添加剂少量食用是安全的，但是长期食用会引起肝、肾损害。小儿不宜多食。

### （三）发酵食品

常见的发酵食品有食用醋、酸奶和奶酪等。食用醋是用粮食等淀粉作为原料，经醋酸杆菌有氧发酵而产生。其主要的成分除醋酸（3%～5%）外，还含有各种氨基酸、有机酸、糖类、维生素等营养成分，具有独特的色、香、味。不仅是调味佳品，长期食用还有利于身体健康。酸奶和奶酪是将原料乳经过杀菌作用，接种乳酸菌进行发酵作用产生出来具有独特风味的食品。酸奶和奶酪的健康价值主要是提高了奶的可消化性和营养价值，减少了乳糖含量，增加了钙、铁的吸收，控制肠道微生物菌群的生长。

### （四）腌渍食品

腌渍有酸渍、糖渍和盐渍 3 种方法。腌渍是一种很古老的保藏食品的方法，腌渍食品不仅有特殊的风味，有的还有刺激食欲、促消化、去油腻的功效。但腌渍食品食用不当也会带来健康损害，如盐渍食品含钠高，高血压患者不宜多食；果脯蜜饯含糖高，血糖高的人要慎食。还有各种酸菜、泡菜、咸菜在加工过程中若处理不当，其中的亚硝酸盐含量较高，食用后会对人体产生不利影响，应引起重视。

### (五) 饮料食品

1. 酒　我国酒文化源远流长，酒在人们生活中也是不可离开的饮料之一。我国国民常用的酒根据工艺不同和原料的不同大致可以分为白酒、啤酒和葡萄酒。白酒属于纯热能物质，其主要成分是乙醇，1 g 乙醇氧化供能 29.2 kJ(7 kcal)能量，在啤酒和葡萄酒中则含有 B 族维生素、维生素 C、生物素和烟酸等。

2. 茶　中国是茶的故乡，也是茶文化的发源地。茶的种类大致可以分为绿茶(不发酵茶)、红茶(发酵茶)、乌龙茶(半发酵茶)、黑茶(发酵茶)、花茶(窨制茶)等。茶含有 B 族维生素、维生素 C、维生素 E 及胡萝卜素，矿物质有钾、钠、钙、镁、铁、锌、铜、硒、锰、磷等，含量在 4%～6%。茶叶中还含有多酚类、色素、鞣酸、生物碱(咖啡碱)、芳香物质、皂苷等物质。

3. 咖啡　是西方主要饮料之一，也是经常加班熬夜的人喜爱的饮料。因为咖啡中含有咖啡因，有刺激中枢神经，促进肝糖原分解，升高血糖的功能。适量饮用可使人暂时精力旺盛、思维敏捷。运动后饮用，有消除疲劳、恢复体力、振奋精神之效。但是咖啡不宜进食过多，大剂量的咖啡因是一种毒品，能够导致神经过敏、易怒、焦虑、震颤、肌肉抽搐(反射亢进)、失眠和心悸等“咖啡因中毒”症状。另外，由于咖啡因能使胃酸增多，持续的高剂量摄入会导致消化性溃疡、糜烂性食管炎和胃食管反流病。

## 第五节　食物营养价值的影响因素

各类食物的营养价值除了受食物中营养素种类及含量的影响外，还会受到加工、烹调以及储存方法的影响。不合理的加工、烹调及储存方法，可能会破坏食物中部分营养素，降低其营养价值。因此，对食物采取合理的加工、烹调及储存方法是十分必要的。

### 一、加工因素

#### (一) 谷类加工

谷类的加工主要是制米和制粉。由于谷类种子中多种营养素分布很不均匀，在外层及胚芽部分含量较多。因此，若粮食加工精度过高，易导致糊粉层及胚芽与胚乳分离，损失大量的维生素、矿物质、蛋白质及脂肪。但若加工过分粗糙，植酸和纤维素残存过多，会影响其他营养素的吸收，也会造成感官性状不良。因此，谷类食物加工的原则为：既要改善感官性状提高消化吸收率，又要最大限度地保留其所含营养素。此外在谷类食用时，还应注意粗细搭配。

#### (二) 豆类加工

豆类经过加工可制成各种豆制品。大豆制品按生产工艺分为非发酵豆制品(包括豆浆、豆腐脑、豆腐、豆腐干、素鸡、豆腐皮等)和发酵豆制品(包括腐乳、豆豉、臭豆腐等)。大豆在加工过程中经过浸泡、细磨、加热等处理后，其中所含的大部分抗营养因素、纤维素被除去，因此消化吸收率明显提高。发酵豆制品因蛋白质在发酵过程中部分分解，故蛋白质的消化吸收率较高，此外在发酵过程中某些营养素含量也会增加。例如，豆豉在发酵过程中，在微生物的作用下可合成维生素 $B_2$，使豆豉中维生素 $B_2$ 的含量(0.61 mg/100 g)比黑豆(0.33 mg/100 g)高。大豆和绿豆发制成豆芽，在发芽过程中可合成维生素C。因此，当新鲜蔬菜缺乏时，豆芽是维生素C的良好来源。

#### (三) 蔬菜、水果类加工

蔬菜、水果经过加工可制成干菜、果脯、罐头食物等。在加工过程中一些矿物质和维生素会受到损失，尤其是维生素C损失较多。

#### (四) 畜、禽、鱼类加工

畜、禽、鱼类经过加工可制成熟食制品、干制品、罐头食物、熏制食物等。经过加工处理后可保藏时间一般会变长，对营养素损失也不大。但畜、禽、鱼类经高温处理会损失部分的B族维生素，如维生素 $B_1$、维生素 $B_2$、维生素PP。

#### (五) 蛋类加工

鲜蛋经过加工制成咸蛋、松花蛋、糟蛋等，脂肪、蛋白质的含量变化较小。但松花蛋由于制作过程中加入碱，其中的B族维生素会被全部破坏。由于松花蛋、咸蛋在加工过程中加入碱和盐，因此其矿物质含量会明显增加。糟蛋在加工过程中，由于乙醇的作用会使蛋壳中的钙渗透到糟蛋中，因此其钙含量约是鲜蛋的40倍。

#### (六) 奶类加工

由于鲜奶含水分较多，营养丰富，极有利于微生物生长繁殖，因此鲜奶须经过严格的消毒灭菌处理后方可食用。常用的消毒方法有煮沸法和巴氏消毒法。煮沸法是指将鲜奶直接煮沸来达到消毒的目的，这种方法对设备要求简单，操作方便，家庭中即可使用，但这种方法对鲜奶的理化性质影响较大，会损失部分营养成分。巴氏消毒法多用于奶类的大规模生产。巴氏消毒常用两种方法，即低温长时消毒法(将奶加热到62℃，保持30 min)和高温短时消毒法(75℃加热15 s或80～85℃加热10～15 s)，一般巴氏消毒法对鲜奶的组成和性质均无明显影响，但对于一些对热不稳定的维生素(如维生素C)会造成一定损失。

### 二、烹调因素

烹调处理可以杀灭食物中的细菌，提高食物感官性状，使其更容易被人体消化吸收利用。但烹调过程食物中的一些营养素也会遭到破坏。因此在烹调中既要促进消化吸收，提高色、香、味，又要尽量减少营养素的损失。

#### (一) 谷类烹调

大米在烹调前一般要经过淘洗，淘米时若过分搓洗可损失较多的矿物质和维生素，尤其是B族维生素。并且用水温度愈高，浸泡时间愈长，搓洗次数愈多，营养素的损失也就愈多。

烹调方法不同，谷类中营养素的损失程度也不同。捞蒸米饭比蒸米饭要损失更多的B族维生素。高温油炸制作面食比烙、烤、蒸要损失更多的B族维生素。若在烹调过程中加入碱，一般会破坏大量的B族维生素。另外，米饭蒸熟后，不应在电饭锅中保温过长时间，以免维生素 $B_1$ 损失增加。面食在焙烤时，温度不应过高，加入的糖也不宜过多，否则易使赖氨酸失去营养价值。在煮面条时，有 30%～40%维生素会溶入汤中，因此吃面条时最好能同时喝汤。

#### (二) 畜、禽、鱼、蛋类烹调

畜、禽、鱼类食物的烹调方法主要有炒、焖、蒸、炖、煮、熏烤、煎炸等。烹调过程一般不会使蛋白质含量发生太大变化，并且会使蛋白质变性，更易消化吸收。在使用煮、炖等烹调方法时，维生素和矿物质损失较少，但在高温制作时，B 族维生素损失较多。

蛋类的烹调方法主要有带壳水煮、蒸、炒、油炸等。蛋类的烹调会使维生素 $B_1$、$B_2$ 有少量的损失，对其他的营养素影响不大。另外，烹调过程中的加热不但具有杀菌作用，也可以破坏蛋清中抗蛋白酶活性的物质，使蛋类中的蛋白质更易消化吸收及利用。

#### (三) 蔬菜、水果类烹调

蔬菜在烹调中易损失水溶性维生素及矿物质，其损失程度和烹调过程中的洗涤方式、加热温度及时间等因素有密切关联。因蔬菜中的水溶性维生素和矿物质易溶于水，所以应先洗后切，并且尽量减少蔬菜浸泡在水中的时间，以减少蔬菜与水接触的面积和时间，减少其水溶性维生素和矿物质的损失。洗好的蔬菜不宜放置过长时间，以防维生素被氧化破坏。此外，烹调蔬菜时还要尽可能做到急火快炒，现做现吃。

水果一般不烹调，以生食为主。若将水果烹调为菜肴如拔丝香蕉时，其所含的维生素会有一定程度的损失。

### 三、贮藏因素

#### (一) 谷类贮藏

谷类贮藏期间，由于氧化、呼吸及酶的作用可发生许多化学和物理变化，变化程度的快慢、大小与贮藏条件有关。一般在干燥、温湿度适宜的条件下，蛋白质、糖类及矿物质含量变化不大。但谷类中的脂类物质及脂肪酸，易发生分解。此外，在贮藏期间，谷类中植酸盐在植酸酶的作用下可释放出水溶性、可利用的磷酸化合物，使磷的可利用率增加。谷类在正常的贮藏条件下，维生素 $B_1$、维生素 $B_2$、维生素 $B_6$ 及维生素 E 损失不大，但在成品粮中较易分解。高温、高湿的环境可加速维生素 $B_1$ 的破坏。玉米及其制品中的类胡萝卜素在贮藏期间易受较大损失。因此，谷类应贮藏在避光、干燥、通风、阴凉的环境中，以减少其营养素的损失。

#### (二) 蔬菜、水果类贮藏

蔬菜、水果在采收后是活体，会进行呼吸作用。旺盛的有氧呼吸会加速氧化的过程，使其含有的糖类、有机酸等有机物分解，从而营养价值降低。此外，一些蔬菜(如马铃薯、大蒜等)在贮藏中会发生出芽或抽苔的变化，这种变化会大量消耗蔬菜中的养分，降低其营养价值。因此，蔬菜和水果应采用冷藏等方式来合理贮藏，以达到保鲜、减少营养价值的损失的目的。

#### (三) 动物性食物贮藏

动物性食物常采用低温贮藏的方法。在低温冷藏的过程中，蛋白质可发生变性、变色、干缩、汁液流失等，脂肪可发生氧化，从而使动物性食物的营养价值降低。不同种类的动物性食物，冷冻对其的影响程度也有所不同，一般冷冻对猪、牛、羊肉蛋白质变性影响不大，但对鱼类蛋白质变性有一定的影响。

## 小　结

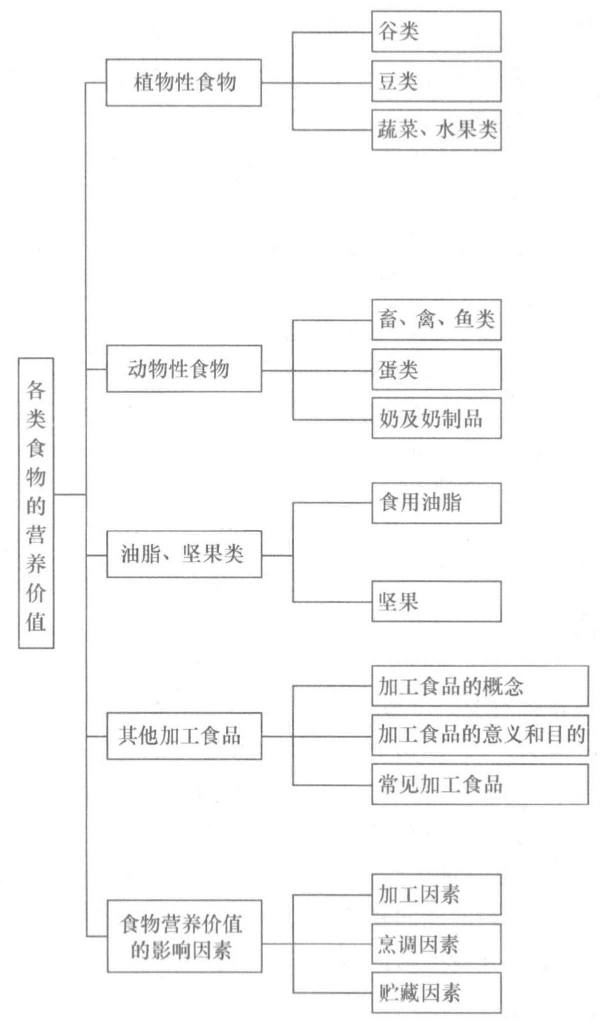


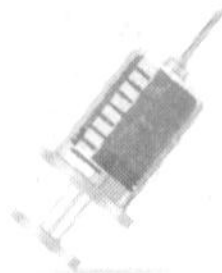

## 思考题

1. 什么是食物的营养价值？
2. 简述各类食物的营养特点。
3. 常见的加工食物有哪些？
4. 影响食物营养价值的因素有哪些？

（张体华）

# 第三章 膳食营养指导

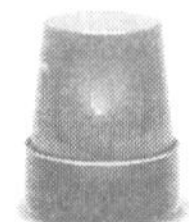

**学习目标：**

1. 掌握合理营养与平衡膳食的概念。
2. 掌握一般人群膳食指南的基本要求。
3. 掌握中国居民营养素需要量与膳食参考摄入量(DRIs)。
4. 熟悉中国居民平衡膳食宝塔，并能对一般人群进行膳食指导。
5. 了解膳食结构的种类及各类的特点。

**案例 3－1**

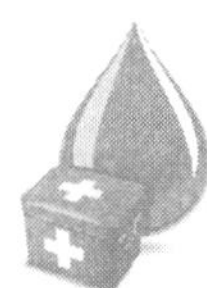

案例发生在南方的某个城市的城乡结合部，在一名相当富裕的家庭里，有一名2岁多的男孩，父母长期在外忙于事业，把孩子放在爷爷家，爷爷、奶奶十分娇惯这个孩子，零食不断，而且经常吃保健品和补品，最近出现纳差、消瘦。爷爷、奶奶告诉医生：患儿近段时间以来，食欲减退，给他吃得稍微多一点就呕吐。请问应该如何进行营养咨询和指导？

**【思考】**

1. 什么是食欲减退？
2. 食欲减退应该排除哪些疾病？
3. 小孩常见的食欲减退原因有哪些？
4. 如何建立良好的膳食结构与饮食习惯？

## 第一节 合理营养

### 一、合理营养与平衡膳食

合理营养(rational nutrition)是指平衡而全面的营养。合理营养包括两方面的内容：一方面为满足机体对各种营养素及能量的需要，另一方面为各营养素之间比例要适宜。

平衡膳食(balanced diet)又称为合理膳食，指膳食所提供的能量及营养素在数量上能满足用膳者的要求，且膳食中各种营养素之间比例适宜。合理营养是通过平衡膳食来实现的。平衡膳食要求各类食物数量充足及各种营养素之间比例适当，使最适量的营养素在体内得到最有效的生物利用，既可以防止某种营养素缺乏或发生营养不良，又可避免出现营养过剩等不良后果，以达到合理营养的目的。

合理营养是人类保持机体健康的根本，平衡膳食是生活中合理营养的核心，是达到合理营养的唯一途径。营养与膳食对人的机体健康极为重要，而且也关系到国家昌盛、社会繁荣和人类文明，中国政府已把我国人民膳食结构的改革列为基本国策。

## 二、平衡膳食的基本原则

由于各种食物的成分有各自的生物学特性，不是按照人类营养学需要而构成的，它所含的各种营养素的比例不同以及人体在摄入食物后消化吸收和利用过程不同，营养素之间既有互相补充的一面，也有相互制约的一面。因此，只有摄入种类齐全、数量充足和比例适当的混合食物，方可达到平衡膳食的目的。

平衡膳食的基本原则如下。

1. 摄取食物应全面达到膳食营养素摄入量标准。

2. 从食物中摄取的各种营养素在生理上能建立起以下 8 种平衡关系。

(1) 动物性食品与植物性食品之间的比例要平衡。

(2) 三大产热营养素(蛋白质、脂肪和糖类)之间的数量比例要平衡。

(3) 能量代谢与其关系密切的 B 族维生素之间的比例要平衡。

(4) 蛋白质中八大必需氨基酸之间比例要平衡。

(5) 单不饱和脂肪酸、多不饱和脂肪酸与饱和脂肪酸三者之间比例要平衡(1∶1∶1)。

(6) 可消化的糖类与不可消化的膳食纤维素之间比例要平衡。

(7) 钙与磷之间的比例要平衡。

(8) 呈酸性食物与呈碱性食物之间的比例要平衡等。

3. 制定平衡膳食的计划时要注意调配得当，品种多样，同类食物等量互换等。

4. 要注意合理的烹调加工方法，以减少营养素的损失。

5. 遵守合理的膳食制度和处于良好的进食环境。

6. 食物应感官性状良好，并能满足饱腹感。

按照上述原则有利于营养素的吸收和利用，有利于儿童正常生长发育、成年人体质强壮、老年人健康长寿。如果食物摄取平衡失调，可导致膳食不适应人体的生理需要，对人体健康造成不良影响，甚至导致某些营养性疾病或慢性病。

我国卫生部安排的"全民健康生活方式行动"计划，是以倡导居民日常合理膳食和适量运动作为切入点，推出合理膳食和身体锻炼活动的指导工具，它是与居民日常工作生活密切相关、简便易行、能长期坚持、效果明显的健康生活方式指导方案。

## 第二节　中国居民营养素需要量与膳食营养素参考摄入量

### 一、概述

膳食营养素参考摄入量(dietary reference intakes,DRIs)是衡量人们日常摄取食物的营养素是否适宜的尺度,是帮助个体和人群制订膳食计划的工具。

DRIs的制订基于营养素的生理学、营养学和毒理学等多方面的科学研究结果,中国营养学家在制订中国居民的DRIs时,侧重于依据国内相关的研究资料,同时参考国际上相关营养学资料进行必要的调整,多数营养素都重点参考了美国最近几年的有关出版物。《中国居民膳食营养素参考摄入量DRIs》于2007年10月出版,2013年将有版本更新。

### 二、中国居民营养素需要量与膳食参考摄入量

如果长期某种营养素摄入不足,人体就有发生该营养素缺乏症的危险;而当通过膳食、补充剂或药物等长期大量摄入某种营养素时,就可能产生一定的毒副作用。所以,有必要掌握与应用居民营养素需要量与膳食参考摄入量等知识。

#### (一) 营养素需要量

营养素需要量(nutritional requirement)是指机体为了维持适宜的营养状况,在一段时间内平均每天获得的某种营养素的最低量。"适宜的营养状况"是指机体处于良好的健康状况并且能够维持正常生活与工作。"获得的营养素的量"是指被机体摄入的营养素量或者机体吸收的营养素量。

群体的各种营养素需要量是通过个体的需要量研究得到的,在任何一个人群内,个体需要量都是处于一种大致的对称分布状态。

人群的能量推荐摄入量等于该人群的能量平均需要量(EER),而不是像其他营养素那样等于平均需要量加2倍标准差。蛋白质及其他营养素的推荐摄入量是要求能满足97%～98%的个体需要的水平。

#### (二) 膳食营养素参考摄入量

膳食营养素参考摄入量(DRIs)是一组每日膳食营养素摄入量的参考值,包括以下4项指标。

1. 平均需要量(estimated average requirement,EAR)　是群体中所有个体需要量的平均值,它是根据个体需要量的研究资料计算得到的。按照EAR摄取的食物营养素能够满足群体中50%成员的营养素需求,但不能满足另外50%成员的需要水平。EAR是制订推荐摄入量(recommended nutrient intakes,RNI)的基础。

2. 推荐摄入量　按照RNI摄取的食物营养素是可以满足某一群体中绝大多数(97%～98%)个体营养素需要量的。长期摄入RNI水平,可以满足机体对该营养素的需要,保持健康和维持组织中有适当的储备。

RNI 的主要用途是作为居民个体每日摄入该营养素的目标值。RNI 是以 EAR 为基础制定的。如果已知 EAR 的标准差，则 RNI 定为 EAR 加 2 个标准差，即 RNI＝EAR＋2$s$；如果不知 EAR 的标准差，则 RNI＝1.2×EAR。

3. 适宜摄入量(adequate intakes，AI)　不是通过研究营养素的个体需要量计算出来的，而是通过对健康人群摄入量的观察或试验获得的。如果某种营养素的个体需要量的资料不足，没有办法计算出 EAR，因而不能求得 RNI 时，可设定 AI 来代替 RNI。

AI 的主要用途是作为个体营养素摄入量的目标。AI 与 RNI 相似之处是二者都作为个体摄入量的目标，它能够满足目标人群中几乎所有个体的需要。AI 与 RNI 的区别在于，AI 的准确性远不如 RNI，有时可能明显高于 RNI。

4. 可耐受最高摄入量(tolerable upper intake levels，UL)　是个体平均每日可以摄入该营养素的最高量。“可耐受”的含义是指这一摄入水平一般个体是可以耐受的，对人群中的几乎所有个体大概不至于损害健康。当摄入量超过 UL 并进一步增加时，损害个体健康的危险性随之增大。

UL 是个体日常摄入量的高限，并不是一个建议的摄入水平。

膳食营养素参考摄入量摄入不足或过量与健康的关系见图 3－2－1。

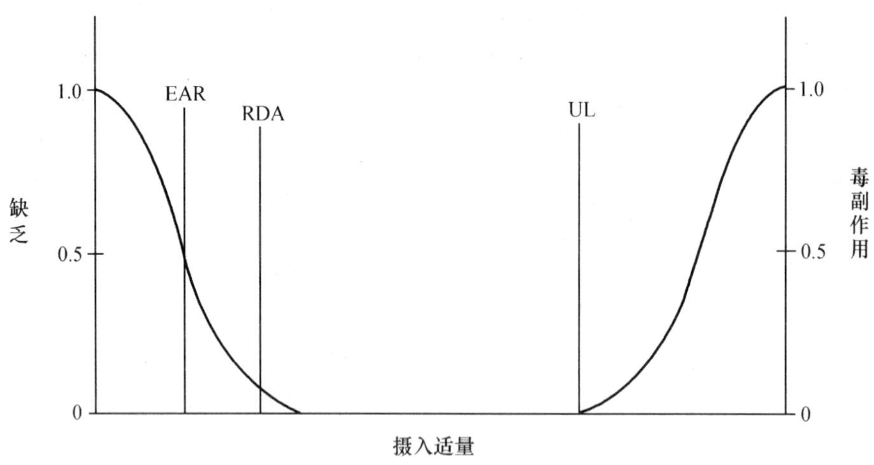


图 3－2－1　膳食营养素参考摄入量摄入不足或过量与健康的关系

制订营养素参考摄入量的依据可能涉及动物实验研究资料、人体代谢研究资料、人群观测研究资料和临床研究资料等。

（三）用膳食营养素参考摄入量评价膳食

1. 应用 DRIs 评价个体摄入量

(1) 用 EAR 评价个体摄入量：一个人摄入某营养素不足的概率应该可以用日常摄入量及该营养素的 EAR 和标准差计算。但是，实际工作中只能根据在一段时间内观察到的摄入量是高于还是低于相应人群的 EAR 量而进行判断评估。

摄入量在 EAR 和 RNI 之间者，要确定摄入量是否适宜相当困难，为了安全起见，还是应当进行改善。

(2) 用UL评价个体摄入量:在相当短的时间内,将观测到的摄入量和UL进行比较,可以推断该个体的日常摄入量是否过高,是否可能危及健康。

UL是一个对一般人群中绝大多数个体,大概不会危害健康的摄入量上限。如果日常摄入量超过了UL,就有可能对某些个体造成危害。有些营养素过量摄入的后果比较严重,有的后果甚至是不可逆的。

对于某些营养素(如维生素 $B_1$ 和叶酸)的摄入量可以只计算通过补充、强化和药物途径的摄入;而另外一些营养素(如维生素A等),则应把食物来源也包括在内。

个体的真正需要量和日常需要量只能是一个估算结果,因此对个体膳食适宜性评价结果是不精确的。

2. 应用DRIs评价群体摄入量　工作中评价群体营养素摄入量,需要关注两个方面的问题:一是人群中多大比例的个体对某种营养素的摄入量低于其需要量?二是有多大比例的人日常摄入量很高,可能面临健康风险?

要正确评价人群的营养素摄入量,就需要获得准确的膳食资料、选择适当的参考值进行评估与调整膳食。

(1) 用EAR评价群体营养素摄入量:评价群体摄入量是否适宜有两种方法,即"概率法"和"平均需要量切点法"。

(2) 用AI评估群体摄入量:当群体的摄入量算数均数或中位数等于或大于该人群的营养素AI时,可以充分认为人群中发生摄入不足的概率很低;在AI以下时,则不可能判断群体摄入不足的程度。

(3) 用UL评估群体摄入量:UL可用于评估摄入营养素过量而危害健康的风险,根据日常摄入量超过UL者所占的比例。日常摄入量超过UL的这一部分人可能面临健康风险。

3. 减少应用DRIs进行膳食评估的潜在误差

(1) 不宜用平均摄入量来评估人群摄入水平。

(2) 不宜用RNI来评估人群摄入不足的状况。

(3) 不宜用食物频数问卷评价人群摄入量。

(4) 要特别注意能量与蛋白质及其他营养素不同,人群的能量RNI等于该人群的能量EAR。

### (四) 用DRIs计划膳食

计划膳食的目的是让消费者获得营养充足而又平衡的饮食。计划膳食工作可以在不同的水平上进行,可以是简单的为个体计划食物的采购和餐饮配制,也可以为群体编排食谱和计划食物采购,还可以是更大规模的计划,如一个部门制订地区性营养计划膳食。

1. 用DRIs为个体计划膳食的步骤

(1) 设定营养素摄入目标:设定适宜的营养素摄入目标,要考虑已经建立了DRIs的所有营养素项目,应当确保各种营养素的摄入量都在安全摄入范围之内,即都能达到各自的RNI或AI,而又不超过它们的UL。

(2) 制订膳食计划:计划人员应该使用《中国居民膳食指南》和《平衡膳食宝塔》制订食物消费计划,然后再根据食物营养成分数据,复查计划的膳食是否满足了RNI和AI而又不超过它们的UL水平。

如果有本地的食物成分表,最好根据当地的食物营养成分,来验证计划的膳食能否提供了充足的营养素。在特定的情况下,也可能需要用强化食品甚至用一些营养补充剂来保证特定营养素的供给。

2. 用DRIs为均匀性群体计划膳食的步骤　计划群体膳食需要分步进行,即确定营养目标,计划怎样达到这些目标,以及评估这些目标是否都达到了。为均匀性群体计划膳食步骤如下。

(1) 确定计划目标。

(2) 设置"靶日常营养素摄入量分布"。

(3) 编制"靶日常营养素摄入量分布"食谱。

(4) 评估计划膳食的结果。

## 第三节　中国居民膳食结构与膳食指南

### 案例3-2

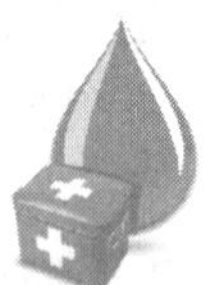

这是一份寄宿制小学校一天的食谱,因为为非定量食谱,所以在不考虑定量分析的前提下,应如何作出评价?有什么好的建议?

早餐:稀饭、馒头、泡菜。

午餐:豆芽排骨汤、甜烧白、凉拌海带、大米饭。

晚餐:回锅肉,肉饼,榨菜汤。

**【思考】**

1. 从颜色搭配上看:全天食谱缺乏绿色,红色偏少,估计会缺乏什么营养素?

2. 从菜肴的形状看:丝状的菜肴偏多,而符合小学生咀嚼习惯应该是什么形状的食物?

3. 从烹饪的手段看:什么烹调手段缺乏,不利于学生进餐?

4. 从三餐的搭配看:动植物食物在各餐中搭配是否合理?

膳食结构反映了人们的饮食习惯和生活水平高低,也反映一个民族的传统文化、一个国家的经济发展状况和一个地区的环境与资源等多方面的情况。

随着中国经济的不断发展,膳食结构也在逐渐变化,因此膳食结构不是一成不变的,但是膳食结构的变化一般是很缓慢的。一个国家、民族或人群的膳食结构具有一定的稳定性，不会迅速发生重大改变。中国目前大多数城市脂肪供能比例已超过30%，且动物性食物来源脂肪所占的比例偏高，城市居民中出现了肿瘤和心血管等疾病蔓延的趋势；广大农村居民的膳食结构相对合理，但缺乏微量营养素。通过调整膳食结构和适当的指导干预，可以促使其向更利于健康的方向发展。为了提高国民身体素质，中国营养学会制订了《中国居民膳食指南》，对广大群众普及营养知识。

## 一、膳食结构概念及其分类

膳食结构是指日常膳食中各类食物的数量及其在膳食中所占的比例。应该根据各类食物所能提供的能量及各种营养素的数量和比例，来衡量膳食结构的组成是否合理。

膳食中动物性、植物性食物所占的比例以及能量、蛋白质、脂肪和糖类的供给量，可以作为划分膳食结构的标准，据此可将世界不同地区的膳食结构分为以下 4 种类型。

### （一）动植物食物平衡的膳食结构

此类型的代表是日本居民的膳食结构。在日本居民膳食中，其动物性食物与植物性食物的比例比较适当。

日本居民膳食结构的特点是：谷类的消费量为年人均约 94 kg，动物性食品消费量为年人均约 63 kg。日本居民膳食中海产品所占比例达到 50%，动物性蛋白质占总蛋白的 42.8%；能量和脂肪的摄入量低于以动物性食物为主的欧美发达国家，每天能量摄入保持在 8.4MJ(2 000 kcal)左右。其宏量营养素的供能比例为糖类 57.7%，脂肪 26.3%，蛋白质 16.0%。此类型的膳食能量能够满足人体需要又不至于过剩。三大营养素蛋白质、脂肪、糖类的供能比例合理。来自于植物性食物的膳食纤维和来自于动物性食物的营养素(如铁、钙等)，均比较充足；同时动物脂肪食用量又不高，有利于避免营养缺乏病和营养过剩性疾病，促进健康。此类膳食结构已成为世界各国调整膳食结构的参考。

### （二）以植物性食物为主的膳食结构

大多数发展中国家，如印度、巴基斯坦、孟加拉和非洲一些国家等属此类型。此类膳食构成以植物性食物为主，动物性食物为辅。

此种膳食结构的特点是：谷物食品消费量大，年人均为 200 kg；动物性食品消费量小，年人均仅达 10～20 kg。动物性蛋白质一般占蛋白质总量的 10%～20%，低者不足 10%；其植物性食物提供的能量占总能量近 90%。该类型的膳食能量基本可满足人体需要，但蛋白质、脂肪摄入量均低，来自于动物性食物的营养素，如铁、钙、维生素 A 摄入不足。营养缺乏病是这些国家人群的主要营养问题，人的体质较弱、健康状况不良、劳动生产率较低。但是以植物性食物为主的膳食结构，膳食纤维充足、动物性脂肪较低，有利于冠心病和高脂血症的预防。

### （三）以动物性食物为主的膳食结构

这是大多数欧美发达国家(如美国、西欧、北欧诸国)的典型膳食结构。其膳食构成以动物性食物为主，属于营养过剩型的膳食。

此种膳食结构以提供高能量、高脂肪、高蛋白质、低纤维为主要特点，人均日摄入蛋白质100 g以上，脂肪130～150 g，能量高达13.8～14.6MJ(3 300～3 500 kcal)。其食物摄入特点是：粮谷类食物消费量小，人均每年60～75 kg；动物性食物及食糖的消费量大，人均每年消费肉类100 kg左右，奶和奶制品100～150 kg，蛋类15 kg，食糖40～60 kg。与植物性为主的膳食结构相比，营养过剩是此类膳食结构人群所面临的主要健康问题。心脏病、脑血管病和恶性肿瘤已成为西方人的三大死亡原因，尤其是心脏病死亡率明显高于发展中国家。

(四) 地中海膳食结构

此膳食结构以地中海命名，主要是因为该膳食结构是居住在地中海地区的居民所特有的，意大利、希腊等国家膳食结构可作为该类膳食结构的代表。该类膳食结构的主要特点如下。

(1) 膳食富含植物性食物，诸如水果、蔬菜、土豆、谷类、豆类、果仁等。

(2) 其食物的加工程度低，新鲜度较高，该地区居民以食用当季、当地产的食物为主。

(3) 主要的食用油是橄榄油。

(4) 脂肪提供能量占膳食总能量比值在25%～35%，其饱和脂肪所占比例较低，在7%～8%。

(5) 经常食用适量奶酪和酸奶。

(6) 每周食用少量或适量鱼、禽，少量蛋。

(7) 以新鲜水果作为典型的每日餐后食品，甜食每周只食用几次。

(8) 每月食用几次红肉(猪、牛和羊肉及其产品)。

(9) 大部分成年人有饮用葡萄酒的习惯。

此种膳食结构的突出特点是饱和脂肪摄入量低，膳食中含大量复合糖类，蔬菜、水果摄入量较高。地中海地区居民的这种膳食结构使其人群的心脑血管疾病发生率很低，已引起了西方国家的注意，并纷纷参照这种膳食模式改进自己国家的膳食结构。

## 二、中国居民目前膳食结构的特点

中国居民的传统膳食以植物性食物为主，谷类、薯类和蔬菜的摄入量较高，肉类的摄入量比较低，豆制品总量不高，且随地区而不同；奶类消费在大多数地区较少。

此种膳食的特点是：

1. 糖类含量高　我国南方居民多以大米为主食，北方以小麦粉为主食。谷类食物的供能比例占70%以上。

2. 膳食纤维含量高　谷类食物和蔬菜中所含的膳食纤维丰富，因此我国居民膳食纤维的摄入量也很高。这是我国传统膳食最具备的优势之一。

3. 动物脂肪含量低　我国居民传统的膳食中，动物性食物的摄入量很少，动物脂肪的供能比例一般在10%以下。

当前中国城乡居民的膳食仍然以植物性食物为主，动物性食物为辅。但中国幅员辽阔，各地区、各民族以及城乡之间的膳食构成存在很大差别。2002 年第 4 次全国营养调查资料表明，我国居民膳食质量明显提高，城乡居民能量及蛋白质摄入得到基本满足。肉、禽、蛋等动物性食物消费量明显增加，优质蛋白质比例上升。城乡居民动物性食物分别由 1992 年的人均每日 210 g 和 69 g 上升到 248 g 和 126 g。与 1992 年相比，农村居民膳食结构趋向合理。优质蛋白质占蛋白质总量的比例从 17%增加到 31%，脂肪供能比由 19%增加到 28%，糖类供能比由 70%下降到 61%。

然而，我国居民膳食结构还存在很多不合理之处，居民营养与健康问题仍需予以高度关注。城市居民膳食结构中畜肉类及油脂消费过多，谷类食物消费偏低。2002 年城市居民每人每日油脂消费量由 1992 年的 37 g 增加到 44 g，脂肪供能比达到 35%，超过世界卫生组织推荐的 30%的上限。城市居民谷类食物供能比仅为 47%，明显低于 55%～65%的合理范围。此外，奶类、豆类制品摄入过低，仍是全国普遍存在的问题。富裕地区与贫困地区差别较大，而且随着社会经济的发展，我国居民膳食结构逐渐向“富裕型”膳食结构的方向转变。

一些营养缺乏病依然存在，儿童营养不良在农村地区仍然比较严重，农村地区婴儿辅食添加不合理的问题十分突出。铁、维生素 A 等微量营养素缺乏是我国城乡居民普遍存在的问题。我国居民贫血患病率平均为 15.2%，3～12 岁儿童维生素 A 缺乏率为 9.3%，维生素 A 边缘缺乏率为 45.1%。全国城乡钙摄入量仅为每标准人日 389 mg，还不到适宜摄入量的半数。

随着中国经济的快速发展，人们的膳食结构也发生了较大变化，疾病谱也发生了相应的改变。中国城市居民的疾病模式由以急性传染病和寄生虫病居首位，转化为以肿瘤和心血管疾病为主。膳食结构变化是影响疾病谱的因素之一。研究表明，谷类食物的消费量与癌症和心血管疾病死亡率之间呈明显的负相关，而动物性食物和油脂的消费量与这些疾病的死亡率呈明显的正相关。因此，城市居民要调整饮食消费比例，减少动物性食物和油脂的过量消费，尤其是应减少脂肪的消费量，将脂肪供热比控制在 20%～25%为宜。农村居民的膳食结构已渐趋于平衡，但动物性食物、蔬菜、水果的消费量还偏低，应注意多吃一些上述食物。对于奶类食物的摄入量偏低，应正确引导。要充分利用当地食品资源使我国居民膳食结构合理化。钙、铁、维生素 A 等微量营养素摄入不足，是我国当前膳食的主要缺陷，这是建议食物消费量时应当重点改善的方面。

总之，中国居民的膳食结构应保持以植物性食物为主的传统结构，增加蔬菜水果、奶类和大豆及其制品的消费。尤其是在贫困地区还应努力提高肉、禽、蛋等动物性食品的消费。此外，中国居民的食盐摄入量普遍偏高，食盐的摄入量要降低到每人每日 6 g 以下。对于特定人群，如老年人、孕妇、儿童及特殊职业人群应进行广泛的营养教育和分类指导，可以参照《中国居民膳食指南》所提供的膳食模式进行调整。

## 三、中国居民一般人群膳食指南

膳食指南是政府根据营养学原则，结合国情，教育人民群众采用平衡膳食，以达到合理营养、促进健康目的的指导性意见。《中国居民膳食指南(2007)》(以下简称《指南》)，以最新的科学证据为基础，论述了当前我国居民的营养需要及膳食中存在的主要问题，建议实践平衡膳食获取合理营养的行动方案，对广大居民具有普遍指导意义。

该《指南》由一般人群膳食指南、特定人群膳食指南和平衡膳食宝塔3部分组成。

一般人群膳食指南共有10条，适合于6岁以上的正常人群。这10条如下。

1. 食物多样，谷类为主，粗细搭配　近年来，人们日常膳食中动物性食物的比例逐年增加，部分家庭中对动物性食物的消费量明显超过谷类的消费量，导致膳食能量和脂肪的摄入过高，膳食纤维摄入过低，这样不利于慢性病的预防。因此应提倡膳食中以谷类为主，粗细粮搭配，以减少“富贵病”的发生；另外，平衡膳食必须由多种食物组成，以满足各种营养需要，这样才能达到合理营养、促进健康的目的。

2. 多吃蔬菜水果和薯类　蔬菜和水果含有丰富的维生素、矿物质和膳食纤维以及多种生理活性成分。不同品种的蔬菜和水果所含营养素不尽相同，红、黄、绿等蔬菜中维生素的含量高于浅色蔬菜和一般水果。红黄色水果含有丰富的维生素C和胡萝卜素。蔬菜和水果中还含有多种具有抗氧化作用的营养成分、植物活性成分以及膳食纤维等成分，具有多种保健作用，如维护皮肤和肠道健康，预防便秘、肿瘤。与谷类相比，薯类的膳食纤维、维生素和矿物质的含量更为丰富，还含有保护心脑血管的活性成分。

3. 每天吃奶类、大豆或其制品　我国婴幼儿维生素缺乏病的患病率较高，这和钙的摄入不足有一定联系。奶类不仅含钙量高，而且富含多种促进钙吸收的因子，如维生素D、乳糖等。大量研究结果表明，给儿童、青少年补钙可以提高骨密度，从而延缓发生骨质流失的速度。豆类含大量优质蛋白质、不饱和脂肪酸、钙及维$B_1$、$B_2$和烟酸等。

4. 常吃适量的鱼、禽、蛋和瘦肉　鱼、禽、蛋、瘦肉等食物中富含赖氨酸，可用于弥补谷类食物蛋白质中赖氨酸的不足。海水鱼中含有丰富的不饱和脂肪酸，具有保护心脑血管的作用。但肥肉和荤油含有大量饱和脂肪及胆固醇，属于高能量食物，大量摄入会诱发肥胖和动脉粥样硬化，应控制其摄入。

5. 食不过量，天天运动，保持健康体重　食物可以提供能量，而体力活动消耗能量，两者之间应保持平衡。当机体活动量比较大时，应增加进食量；反之，则减少进食量，以保持能量摄入与消耗之间的平衡。稳定适宜的体重是人体健康的标志之一。目前我国大多数成年人身体活动不足或缺乏体育锻炼，要改变久坐少动的不良生活方式，养成天天运动的习惯，坚持每天多做一些消耗体力的活动。建议成年人每天进行累计相当于步行6 000步以上的身体活动，如果身体条件允许，最好进行30 min中等强度的运动。

6. 减少烹调油用量，吃清淡少盐膳食　吃清淡少盐的膳食是要求不要太油腻，也不要太咸。不要吃过多的动物性食物和油炸、烟熏类食物。长期食用油腻的食物会增加高血脂、动脉粥样硬化等发病率。大量研究表明，钠的摄入量与高血压发病呈正相关，因此食盐摄入不宜过多，食盐的摄入量应降低到每人每日 6 g 以下。

7. 三餐分配要合理，零食要适当　合理安排一日三餐的时间及食量，进餐定时定量。早餐提供的能量应占全天总能量的 25%～30%，午餐应占 30%～40%，晚餐应占 30%～40%，可根据职业、劳动强度和生活习惯进行适当调整。要天天吃早餐并保证其营养充足，午餐要吃好，晚餐要适量。不暴饮暴食，不经常在外就餐，尽可能与家人共同进餐，并营造轻松愉快的就餐氛围。零食作为一日三餐之外的营养补充，可以合理选用，但来自零食的能量应计入全天能量摄入之中。

早餐作为一天的第一餐，对膳食营养摄入、健康状况和工作或学习效率至关重要。不吃早餐，容易引起能量及其他营养素的不足，降低上午的工作或学习效率。如果早餐中包括了谷类、动物性食物(肉类、蛋)、奶及奶制品、蔬菜和水果这 4 类食物，则为早餐营养充足；如果只包括了其中 3 类，则早餐的营养较充足；如果只包括了其中 2 类或以下，则早餐的营养不充足。午餐要吃好：经过上午紧张的工作或学习，从早餐获得的能量和营养不断被消耗，需要进行及时补充，为下午的工作或学习生活提供能量；晚餐要适量：晚餐与次日早餐间隔时间很长，所提供的能量应能满足晚间活动和夜间睡眠的能量需要，所以晚餐在一日中也占有重要地位。

要合理选择零食，零食是指非正餐时间所吃的各种食物。合理有度地吃零食既是一种生活享受，又可以提供一定的能量和营养素，有些情况下还可起到缓解紧张情绪的作用。

## 知识链接

### 合理选择零食，要遵循以下原则

第一，应该根据个人的身体情况及正餐的摄入状况选择适合个人的零食，若三餐能量摄入不足，可以选择富含能量的零食加以补充；如果需要控制能量摄入，含糖或含脂肪较多的食品属于限制选择的零食，要尽量少吃；如果三餐蔬菜、水果摄入不足，可以选择蔬菜、水果作为零食。第二，应选择营养价值高的零食，如水果、奶制品、坚果等，所提供的营养素作为正餐之外的一种补充。第三，应选择合适的时间，两餐之间可以适当吃些零食，以不影响正餐食欲为宜；晚餐后 2～3 h 也可吃些零食，但睡前 0.5 h 不宜再进食。第四，零食的量不宜太多，以免影响正餐的食欲和食量；在同类食物中可选择能量较低的，以免摄入的能量过多。

8. 每天足量饮水，合理选择饮料　饮水量主要受年龄、环境温度、身体活动等因素影响。在温和气候条件下生活的轻体力活动成年人每日至少饮水 1 200 ml(约 6 杯)，在高温或强体力劳动条件下应适当增加。饮水不足或过多都会对人体健康带来危害。饮水应少量多次，通常每次饮水 300～500 ml，不要等口渴时一次性饮很多水，以免造成体内体液浓度的忽然变化。要选择温度适宜的水，尤其是夏季不可饮用与体温相差过分悬殊的水，如冰冻饮料，即使入口愉快，但可刺激胃肠神经引发腹痛、消化不良甚至腹泻。

## 知识链接

### 日常中应选择什么水及饮料

(1) 日常家庭饮用水以白开水最好，卫生、经济。

(2) 瓶装纯净水、矿泉水适用于饭店、办公室、机场、车站等公共场所。纯净水虽有降血脂及胆固醇的用处，但饮用过多后，体内一些营养物品有可能被过多溶解而排出体外，从而有害健康。

(3) 饮茶对身体有益，茶叶里含有咖啡碱、茶碱、可可碱、胆碱等，是一种碱性饮料，使身体处于正常的弱碱性态势。

(4) 喝咖啡要适度，咖啡内含有咖啡因，有兴奋中枢神经的用处，适量饮用可在短时间内增强人的脑力，令人精神振奋，使工作或者学习效率增强，但多喝咖啡会成瘾，因此要有节制地喝。

资料表明，在偏爱碳酸饮料的青少年中，60%的青少年因缺钙有害于他们的生长发育，部分孩子则表现为食欲减退、情绪不稳，甚至腹泻等，因为这些饮料通常含糖、香精、色素及防腐剂，用来代替饮水是不利于健康的。青少年饮水应首选白开水。

9. 饮酒应限量　除乙醇外，发酵酒中含有多种营养素和生理活性成分，具有一定的营养和保健作用；而白酒几乎不含人体健康所需的营养素，营养价值极低。无节制饮酒会使食欲下降，严重时会造成肝硬化；过量饮酒对高血压、脑血管病患者更加危险。

10. 吃新鲜卫生的食物　选购食物时应注意产品的外观、色泽、生产日期及保质期等。在食物的烹调制作过程中，避免交叉污染，以减少食物中毒和肠道传染病的发生。

特定人群膳食指南是根据各人群的生理特点及其对膳食营养需要而制定的。特定人群包括孕妇、乳母、婴幼儿、学龄前儿童、儿童、青少年和老年人群。其中 6 岁以上各特定人群的膳食指南是在一般人群膳食指南 10 条的基础上进行增补形成的。

## 四、《中国居民膳食指南》特色

与 1997 年《中国居民膳食指南》版本相比较，2007 年《中国居民膳食指南》(以下简称《指南》)版本完善和发展了一般人群膳食指南和特定人群膳食指南的内容，在坚持以科学为依据的基础上，突出了针对性和实用性；内容更加丰富通俗，表现形式不拘一格，科学诠释了当前居民在合理膳食上的误区和难题。其主要特色有以下 6 点。

(1) 新增加了“三餐分配要合理，零食要适当”和“每天足量饮水，合理选择饮料”两个条目，将饮水、零食及饮料这些与健康密切相关的膳食内容引入到中国居民膳食指南中,使内涵更加丰富全面。

(2)“食不过量,天天运动,保持健康体重”条目下和膳食宝塔中明确提出“建议成年人每天进行累计相当于步行 6 000 步以上的身体活动”,为指导居民天天运动提供了参照标准。

(3)提出更具体的量化指标。如在“粗细搭配”的内容中“建议每天最好能吃 50 g 以上的粗粮”;在“如饮酒应限量”的内容中明确“建议成年男性一天饮用酒的酒精量不超过 25 g,成年女性一天饮用酒的酒精量不超过 15 g”。

(4)在坚持“合理营养,平衡膳食”的理念下,注重慢性疾病的预防。在一般人群膳食指南中有 2 条是针对慢性疾病的预防的,即“减少烹调油用量,吃清淡少盐膳食”和“食不过量,天天运动,保持健康体重”。其他 8 条内容中也都有相关慢性疾病预防的内容。

(5)表现形式不拘一格,科学地诠释了居民对膳食认识的误区和难题。《指南》中有更多提供丰富科学信息的图表;对专业术语予以通俗解释,对于营养学界前沿新观念和新发现,给出了参考资料作为佐证,既满足了专业人士对《指南》的理解,又能满足广大居民在生活中实践《指南》。

(6)各特定人群膳食指南内容更加丰富和具体。在 2007 年《指南》中,婴儿细分为 0~6 月龄婴儿和 6~12 月龄婴儿。0~6 月龄婴儿膳食指南条目增加到 6 条,有近 7 千字的描述,并提供了身长和体重增长参考曲线。

随着我国社会经济的快速发展,我国城市化的速度也在逐步加快,与膳食营养相关的慢性疾病对我国居民健康的威胁更加突出。在改善我国居民营养健康的关键时期,适时干预会起到事半功倍的效果。通过宣传膳食指南、推广膳食指南和实践膳食指南的新高潮,可达到改善全民营养与健康状况,控制和减少慢性疾病的目的,为全面建设小康社会奠定坚实的人口素质基础。

## 五、中国居民平衡膳食宝塔

为了使一般人群在日常生活中能够实践《指南》的主要内容,《中国居民平衡膳食宝塔》(以下简称“膳食宝塔”)直观展示了每日应摄入的食物种类、合理数量及适宜的身体活动量。膳食宝塔的使用说明中还增加了食物同类互换的品种以及各类食物量化的图片,为居民合理调配膳食提供了可操作性指导(图 3-3-1)。

### (一)中国居民平衡膳食宝塔的结构

膳食宝塔共分 5 层,包含每天应摄入的主要食物种类。膳食宝塔利用各层位置和面积的不同,反映了各类食物在膳食中的地位和应占的比例。谷类食物位居底层,每人每天应摄入 250~400 g;蔬菜和水果居第 2 层,每天应摄入 300~500 g 和 200~400 g;鱼虾、畜禽肉、蛋等动物性食物位于第 3 层,每天应摄入 125~225 g(鱼虾类 50~100 g,畜禽肉 50~75 g,蛋类 25~50 g);奶类和豆类食物合居第 4 层,每天应吃相当于鲜奶 300 g 的奶类及奶制品和相当于干豆 30~50 g 的大豆及制品;第 5 层塔顶是烹调油和食盐,每天烹调油不超过 30 g,食盐不超过 6 g。

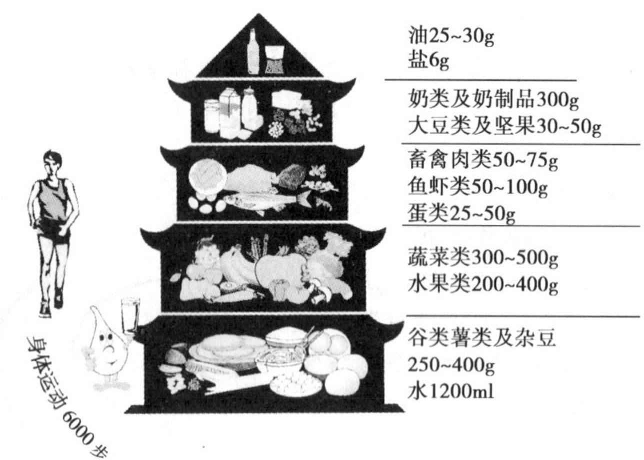


图 3-3-1 中国居民平衡膳食宝塔

## 知识链接

### 每天食物如何选择

常见食物的种类有以下几种：谷类食物、豆类及制品、蔬菜类、水果类、肉食动物、水产类食物、蛋类和奶类及制品。每餐食谱要包括1～2种动物性食物，1种豆或奶制品，2～4种蔬菜，1～2种粮谷类。每日食谱也要包括2种以上动物性食物，1～2种豆制品，多种蔬菜及2种以上粮谷类食物。每周食谱要提供1～2次动物的内脏或血、海带及菌藻类食物。

与1997年版膳食宝塔比较，新膳食宝塔增加了水和身体活动的形象，强调足量饮水和增加身体活动的重要性。水是膳食的重要组成部分，是一切生命必需的物质，其需要量主要受年龄、环境温度、身体活动等因素影响。

各类食物的组成是根据全国营养调查中居民膳食的实际情况计算的，所以每一类食物的质量并不是指某一种具体食物的质量。

1. 谷类　是面粉、大米、玉米粉、小麦、高粱等的总和。多种谷类掺着吃比单吃一种好，特别是以玉米或高粱为主要食物时，应重视搭配一些其他的谷类或豆类食物。加工的谷类食物（如面包、烙饼等）应折合成相当的面粉来计算。

2. 蔬菜和水果　有许多共性，但它们终究是两类食物，各有其优势，不能完全相互替代。不能只吃水果不吃蔬菜。蔬菜、水果的质量应按市售鲜重计算。

3. 鱼、肉、蛋　三者归为一类，主要提供动物性蛋白质和一些重要的矿物质、维生素。鱼、虾含脂肪很少，这类食物的质量是按买时的鲜重计算。肉类的质量按屠宰清洗后的质量来计算。猪肉含脂肪较高不宜多吃。蛋类含胆固醇相当高，一般每天以不超过1个为好。

4. 奶类和豆类食物　奶类及奶制品当前主要包含液态奶和奶粉。宝塔建议的 100 g 按蛋白质和钙的含量来折合,约相当于鲜奶 200 g 或奶粉 28 g。中国居民膳食中普遍缺钙,奶类应是首选的补钙食物,很难用其他类食物代替。豆类及豆制品包括许多品种,宝塔建议的 50 g 是个平均值,根据其所提供的蛋白质可折合为大豆 40 g 或豆腐干 80 g 等。

5. 油脂和盐　脂肪是人体能量的重要来源之一,并可提供必需脂肪酸,有利于脂溶性维生素的消化吸收。但是脂肪摄入过多是引起肥胖、高血脂、动脉粥样硬化等多种慢性疾病的危险因素之一。

膳食盐的摄入量过高与高血压的患病率密切相关。2002 年营养与健康状况调查结果显示,我国城乡居民平均每天摄入烹调油 42 g,每天食盐平均摄入量为 12 g。食用油和食盐摄入过多,是我国城乡居民共同存在的营养问题。为此,建议我国居民应养成吃清淡少盐膳食的习惯,即膳食不要太油腻,不要太咸,不要摄食过多的动物性食物和油炸、烟熏、腌制食物。建议每人每天烹调油用量不超过 30 g;食盐摄入量不超过 6 g,包括酱油、酱菜、酱中的食盐量。

(二) 应用平衡膳食宝塔需注意的问题

1. 确定自己的食物需要　宝塔建议的每人每日各类食物适宜摄入量适用于一般健康成人,应用时要根据个人年龄、性别、身高、体重、劳动强度、季节等适当调整。例如,年轻人、劳动强度大的人需要能量高,应适当多吃主食;年老、活动少的人需要能量少,可少吃些主食。膳食宝塔建议的各类食物摄入量是一个平均值和比例,日常生活无须每天都样样照着"宝塔"推荐量吃,但要遵循膳食宝塔各层中的各类食物的大体比例。

2. 同类互换,调配丰富多彩的膳食　应用膳食宝塔应当把营养与美味结合起来,按照同类互换、多种多样的原则调配一日三餐。同类互换就是以粮换粮、以豆换豆、以肉换肉。多种多样就是选用品种、形态、颜色、口感多样的食物,变换烹调方法。

3. 合理分配三餐食量　我国多数地区居民习惯于一天吃三餐。三餐食物量的分配及间隔时间,应与作息时间和劳动状况相匹配。

4. 因地制宜、充分利用当地资源　我国各地的饮食习惯及和食物产品不尽相同,只有因地制宜充分利用当地资源才能有效地应用膳食宝塔。例如,牧区奶类资源丰富,可适当提高奶类摄取量;农村山区可多利用山羊奶以及花生、瓜子、核桃等资源。在某些情况下,由于地域、经济或物产所限,无法采用同类互换时,也可以暂用豆类替代乳类,用肉类或蛋类替代鱼、海鲜。

5. 要养成习惯、长期坚持　膳食对健康的影响是长期的结果。应用膳食宝塔需要自幼养成习惯并坚持不懈,才能充分体现其对健康的促进作用。

## 知识链接

### 饮食指南:一天吃五色 营养就均衡

饮食中的五色是指食物的 5 种天然颜色,即白、黄、红、绿、黑。

白色是指主食米、面及杂粮，是供人们果腹和提供热量的主要食物，人体生长发育的生命活动所需热量的60%以上是由此类食物供给的。

黄色代表各种豆类食物，富含植物蛋白质等营养素，以豆腐、豆芽菜等最易消化吸收。

红色代表畜禽肉类，含丰富的动物蛋白及脂肪等营养素，依照对人体健康的有益程度由高到低排列为鱼肉、鸡肉、牛肉、羊肉、猪肉等。但是此类食物所含动物脂肪较多，不宜多食。

绿色代表各种新鲜蔬菜和水果，是提供人体所需维生素、纤维素和矿物质等营养素的主要食物，其中以深绿色的叶菜最佳。

黑色代表可食的黑色动植物，含丰富的维生素和微量元素，如乌鸡、甲鱼、海带、黑豆、黑芝麻等。

## 小　结

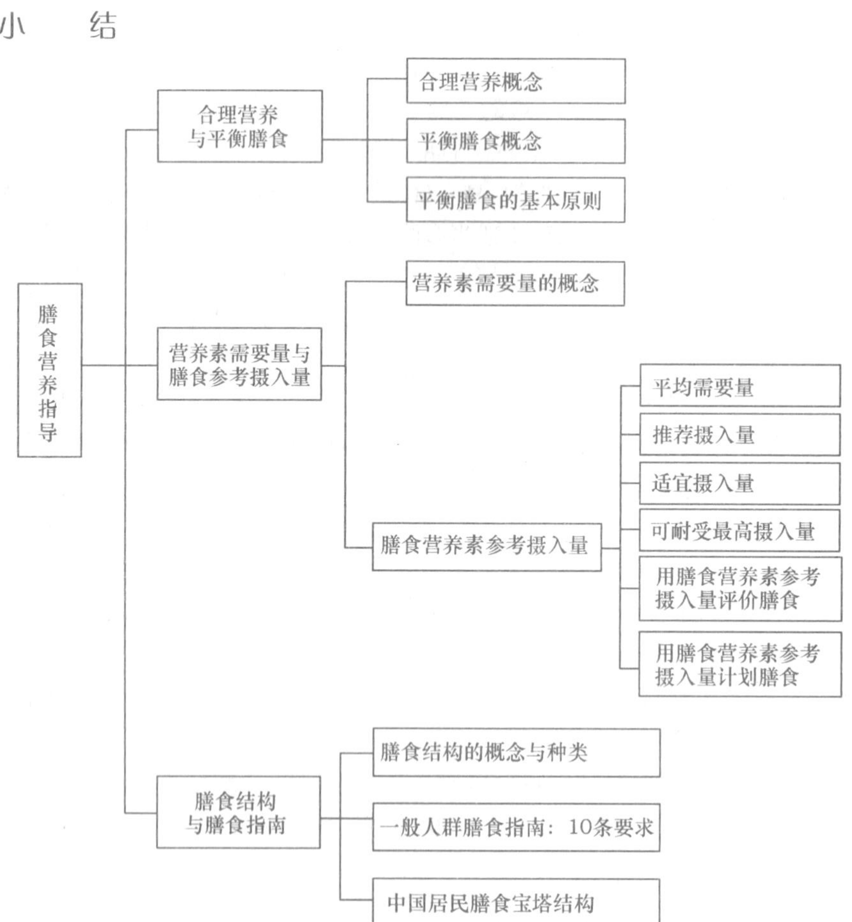

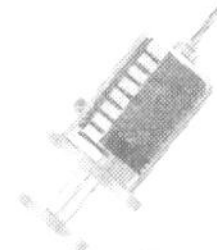

## 思考题

1. 何谓合理营养与平衡膳食?
2. 平衡膳食的应用要求有哪些?
3. 居民营养素参考摄入量有哪几种,各有什么含义与应用?
4. 世界上各国膳食结构的种类可归纳为哪些?
5. 中国居民膳食结构有什么特点? 需要做什么调整?
6. 中国居民膳食宝塔分层及其内容有哪些?
7. 应用中国居民膳食宝塔有哪些要注意的问题?

**(张勤国)**

# 第四章　不同生理条件人群的营养

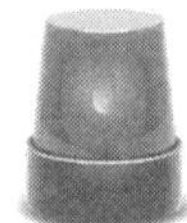

**学习目标：**

1. 掌握母乳喂养的优点和婴儿添加辅食的原则。
2. 了解不同生理条件人群的主要营养问题。
3. 熟悉孕妇和乳母对营养的需求特点。
4. 了解影响老年人营养状况的因素。
5. 掌握不同生理条件人群的合理膳食原则。
6. 能根据不同人群的营养需要，对其进行膳食指导。

## 第一节　婴儿营养

### 案例 4－1

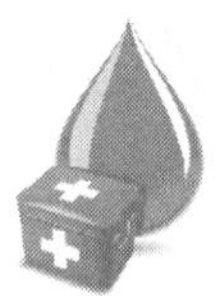

患儿，男，10 个月。

主诉：面色苍白 3 个月余，抽搐 2 次。

病史：患儿系足月儿，顺产，出生时无窒息和产伤。混合喂养。3 个月前发现患儿面色苍白，1 天前夜间无明显诱因地出现抽搐，持续 2～3 min，缓解后无异常。院外注射青霉素后，无明显效果。入院前又抽搐 1 次，表现同前。发病后精神稍差，饮食和大小便正常。其母怀孕期间有腿抽筋史，患儿出生后 1 个月起出汗多，常夜间哭闹，睡眠不安。

体格检查：T 37.1℃，P 130 次/min，R 72 次/min，体重 8.2 kg，发育可，营养欠佳，头颅略呈方颅，前囟 2 cm×2 cm，平软，头发稀黄，有枕秃，胸廓无畸形，肋骨轻度外翻，其他正常。

实验室检查：Hb 93 g/L，RBC $3.43\times10^{12}$/L，WBC $9.26\times10^{9}$/L，血钙 2.44 mmol/L。

X 线检查：双腕关节骨质疏松；尺骨远端呈杯状凹陷，骨质疏松，皮质变薄。骨骺软骨带增宽（>2 mm）。

**【思考】**

1. 由以上资料可推测患儿缺乏哪种营养素？缺乏的原因有哪些？
2. 如何改善患儿营养？试制定喂养方案。

## 一、婴儿的生理特点

婴儿期是人的一生中生长发育最快的阶段，其中以出生后的头6个月生长最快。

1. 生长发育　正常婴儿的出生体重平均为3.2 kg(2.5～4.0 kg)，身长平均为50 cm。1岁时正常婴儿的体重约为出生时的3倍。身长平均增长25 cm，约增加至75 cm。此外，婴儿期的头围由出生时的平均34 cm增至1岁时的46 cm。胸围在出生时比头围小1～2 cm，但生长迅速，1岁时逐渐超过头围。

2. 消化系统发育　婴儿期口腔黏膜非常柔嫩，不宜进食过热或过硬的食物。唾液腺发育不完善，唾液分泌量少，且唾液中的淀粉酶含量低，不利于淀粉的消化。婴儿的胃呈水平位，且容量小，其中新生儿的胃容量为30～50 ml，6个月时约为200 ml。由于胃酸和各种消化酶较少，消化功能较弱，导致婴儿对母乳以外的食物不易耐受，常因喂养不当发生腹泻而导致营养素丢失。

另外，婴儿期的牙齿尚处于生长过程，咀嚼功能尚未发育完善，也影响营养物质的消化和吸收。

3. 神经系统发育　婴儿期脑细胞数量持续增加，6个月时脑重约增加至出生时的2倍(600～700 g)，1岁时脑重达900～1 000 g，相当于成人脑重的2/3。其中，出生后的前6个月是大脑和智力发育的关键时期，后6个月脑部发育以细胞体积增大、树突增多和延长为主，神经髓鞘形成并进一步发育。此外，婴儿期的心理、感知、运动、语言等也迅速发育，并逐步体现出个性特征与独立性。

## 二、婴儿的营养需要

婴儿生长发育迅速，代谢旺盛，因此需要充足的营养以满足其生长发育和各种生理活动的需要。

1. 能量　中国营养学会推荐婴儿每日每千克体重需要能量397 kJ。其能量需要主要用于基础代谢、生长发育、活动以及食物的特殊动力作用。其中，基础代谢需要的能量消耗约占总能量的60%，约为每日每千克体重230 kJ，以后随年龄的增长而减少。生长发育的能量消耗与生长速率成正比。出生后的头几个月，生长所需能量占总消耗的1/4～1/3。若能量长期供给不足，可导致生长发育迟缓或停滞；而能量供给过多则可导致肥胖。

2. 蛋白质　婴儿的生长发育需要优质充足的蛋白质。婴儿愈小，生长过程愈快，所需要的蛋白质也愈多。一般要求蛋白质所供能量需达到总能量的12%～15%。婴儿对蛋白质的质量要求较高，要求优质蛋白质达到50%。若膳食中蛋白质供应不足，婴儿极易发生蛋白质缺乏症，表现为抵抗力下降、腹泻、消瘦、水肿、贫血、生长发育迟缓甚至停滞等。但蛋白质摄入过多也会影响婴儿的身体健康。中国营养学会建议婴儿蛋白质的推荐摄入量为每日每千克体重1.5～3 g。

3. 脂肪　不仅是婴儿能量和必需脂肪酸的重要来源，还有助于脂溶性维生素(维生素A、D、E、K等)的吸收和利用。脂肪摄入过多，可影响蛋白质和糖类的摄入和钙的吸收。而脂肪摄入过少，婴儿缺乏必需脂肪酸，皮肤易干燥或发生脂溶性维生素缺乏。其中DHA对于婴儿的视觉和神经发育发挥了重要作用。由于早产儿生长较快且体内的DHA含量低，故需要的DHA相对较多；人工喂养儿的主要食物是牛奶，而牛奶中的DHA含量较低不能满足婴儿的需要，所以早产儿和人工喂养儿需要补充DHA。中国营养学会推荐脂肪提供的能量占总能量的比例为：0～6个月为45%～50%，7～12个月为30%～40%。

4. 糖类　婴儿的乳糖酶活性高于成人，能有效消化吸收奶中的乳糖。但3个月内的婴儿由于淀粉酶缺乏，不宜过早添加淀粉类食物。婴儿糖类提供的能量占总能量的40%～60%。

5. 矿物质

(1) 钙：新生儿体内的钙含量约为体重的0.8%，成年人时约为1.5%，生长发育过程中体内需储存大量的钙。母乳含钙较牛乳少，每100 ml仅34 mg，但母乳中的钙易被吸收，基本能满足婴儿的需要。母乳喂养的婴儿一般不会出现明显的钙缺乏。

(2) 铁：正常新生儿体内有一定的铁贮备，可满足其3～4个月的需要。由于母乳中含铁量较低，婴儿在4～6个月后将逐渐耗尽体内的铁储备。若铁供应不足可产生缺铁性贫血，影响婴儿行为和智力的发育。因此人工喂养儿3个月后、早产儿和低出生体重儿2个月后应补充含铁辅食。

(3) 锌：婴儿缺锌可出现生长发育迟缓、味觉异常或异食癖、免疫功能低下等表现，甚至影响智力发育。母乳中的锌含量与牛乳中的相近。

(4) 碘：对婴幼儿生长发育影响很大，缺碘可致甲状腺功能减退，智力发育受影响。由于我国采取了碘盐措施，碘缺乏病已较少发生。

6. 维生素和水

(1) 维生素：对婴幼儿的生长发育极为重要，除从母乳中获取外，还必须通过食物的补充来满足需要。维生素A与机体的生长、骨骼发育、生殖、视觉及抗感染有关，缺乏可引起婴幼儿生长发育障碍、上皮组织角化、眼干燥等；维生素D与钙、磷代谢有关，缺乏可引起佝偻病。母乳及牛乳中维生素A和维生素D含量较低，应在医生指导下补充维生素A丸和鱼肝油，以防摄入过量导致中毒，同时应多晒太阳以补充维生素D。B族维生素(如维生素$B_1$、维生素$B_2$和烟酸)的需要量随婴儿对能量需要的增加而增高。人工喂养儿应注意补充维生素C和维生素E，早产儿尤其应注意补充维生素E。由于母乳中维生素K含量低，为了预防维生素K缺乏导致的相关出血性疾病，应及时给新生儿和1～6个月的婴儿补充维生素K。

(2) 水：婴儿体内的水含量占体重的70%～75%；加之婴儿新陈代谢旺盛，能量需要多，肾浓缩功能差，因此所需水分相对地较多。一般婴儿每日每千克体重需水100～150 ml。年龄越小，水需要量越大；摄入蛋白质和矿物质多者，水的需要量也应增加。一旦发生腹泻或呕吐或每日每千克体重摄入量少于60 ml，婴儿很容易出现脱水和电解质紊乱等情况。

## 三、婴儿的主要营养问题

合理营养对于婴儿正常的生长发育是非常重要的。喂养不当可导致婴儿营养不良或营养过剩。营养不良时，婴儿可发生蛋白质-热能营养不良，出现身材矮小、瘦弱、消化不良、腹泻、抵抗力低下等症状；另外，佝偻病和缺铁性贫血也是婴儿的常见多发病。而营养过剩导致的婴儿肥胖在我国也是不可忽视的问题。

## 四、婴儿喂养

应根据婴儿生长发育的特点和营养需求，结合乳母的生理状况和婴儿的胃肠道功能，选择科学合理的喂养方式。婴儿的喂养方式分为：母乳喂养(breast feeding)、人工喂养(bottle feeding)和混合喂养(mixture feeding)。

### (一) 母乳喂养

正常情况下，母乳是4～6个月婴儿的最佳食物。母乳喂养可促进婴儿的体格、认知功能的发育与健康，且母乳喂养儿的发病率、死亡率及食物过敏的发生均较低。母乳喂养的优点如下。

1. 营养成分最适于婴儿的生长需要　母乳中的蛋白质含量低于牛乳，但母乳以乳清蛋白为主，乳清蛋白在胃内形成的细小凝块，易被婴儿消化吸收。母乳中必需氨基酸的比例适当，牛磺酸含量较高；牛磺酸为新生儿必需氨基酸，对大脑发育、视力及胆汁代谢有重要意义。母乳中的脂肪颗粒小，且含有乳脂酶，不饱和脂肪酸含量丰富，对大脑及视网膜的发育起重要作用，有利于婴儿认知功能的发育。其中丰富的必需脂肪酸(如亚油酸和亚麻酸)，能有效预防婴儿湿疹。母乳中乳糖含量高于牛乳。除供能外，乳糖在小肠中经细菌作用转变成乳酸，可促进乳酸杆菌生长，抑制肠道致病菌和腐败菌的繁殖。此外，乳糖还有助于钙、铁和锌的吸收。母乳中的矿物质含量低于牛乳，可保护婴儿尚未发育完善的肾功能。虽然钙含量低于牛乳，但钙磷比例适宜，吸收率高。母乳与牛乳中的铁含量均不高，但母乳中铁的生物利用率高达50%～70%，牛乳仅为10%。母乳中其他微量元素如锌、铜、碘等齐全，能满足婴儿生长发育的需要。母乳中维生素的含量受乳母营养状况的影响，维生素A、E及C含量比牛乳高，但维生素K低于牛乳。

2. 含有的大量免疫物质可增强婴儿的抗感染能力　母乳尤其是初乳(分娩后5天内)中含有各种免疫球蛋白，可抑制病原微生物的代谢和繁殖，保护婴儿呼吸道与消化道黏膜免受感染。此外，还含有乳铁蛋白、溶菌酶和双歧杆菌因子等免疫物质。

3. 不易发生过敏反应　牛乳和母乳中的蛋白质之间存在一定的差异，由于婴儿的肠道功能发育不成熟，牛乳蛋白可作为变应原导致过敏反应，如湿疹、哮喘、呕吐和腹泻等。而母乳喂养的婴儿极少发生过敏反应。

4. 卫生、方便、经济　健康的母乳几乎是无菌的，可直接哺乳，不易污染。母乳的温度适宜，方便乳母随时喂哺婴儿。母乳自然产生，无需购买，可节约大量资源。

5. 利于母子的交流和身心健康　哺乳时母亲和婴儿通过拥抱、抚摸、眼神交流和语言等促进母婴间的情感交流，使婴儿产生安全感，有利于婴儿的心理和智力发育。婴儿的吸吮可反射性引起催乳素分泌，利于子宫的收缩和恢复。哺乳行为也可使母亲心情愉悦，并促使脂肪消耗。另外，母乳喂养还产生有益的远期效应，如降低母乳喂养的儿童肥胖和糖尿病的发生率，减少母亲将来患肥胖、乳腺癌和骨质疏松症的可能性。

在母乳喂养中，要做到：① 尽早开奶。如母子情况良好，新生儿可于产后 1～2 h 开始吸吮母亲乳头，以促进乳汁分泌和排出。生后数日内乳汁分泌较少，可适当加喂糖水。② 按需哺乳。根据婴儿饥饱情况哺乳，不宜严格规定哺乳时间及次数。吸吮有利于促进泌乳及产乳反射的形成。③ 喂乳方法。哺乳前应清洗双手和乳头，抱起婴儿呈半卧状躺在母亲怀里，保持呼吸道通畅。哺乳后将婴儿抱起，头放在母亲肩上，轻轻拍背，使胃内空气排出，防止吐奶。④ 哺乳时间。出生 2～3 天，每次每侧乳房喂 2～4 min，以后逐渐延长至 10 min 左右，故每次最长喂乳时间不超过 20 min。

为确保婴儿的正常生长发育与预防佝偻病，在出生 1 个月后，应补充安全量的维生素 A 及 D(或鱼肝油)。

### (二) 断乳过渡期喂养

断乳过渡期即断乳期，是随着母乳喂养的婴儿月龄增大，逐渐增加母乳以外的食物，减少哺乳量和哺乳次数，使婴儿由单纯靠母乳喂养逐渐过渡到完全由母乳以外的食物提供营养的过程。该过程从母乳喂哺 4～6 个月至 1 岁断奶，长达 6～8 个月。

婴儿 4～6 个月时，母乳已不能满足其营养需要，而婴儿的消化吸收功能逐渐成熟，可逐渐增加半固体或固体食物，为断乳做好准备。补充断奶过渡食物，要因人而异，过早或过迟补充都会影响婴儿发育，而且应遵循添加原则：① 由少到多；② 由细到粗；③ 由稀到稠；④ 密切注意婴儿食后的反应，等适应后再添加新辅助食品，注意饮食卫生；⑤ 因婴儿肾功能尚未发育完善，1 岁前应避免高糖、高盐或调味品多的食物。

断奶过渡食物的添加顺序是谷类、蔬菜与水果泥、蛋黄、鱼类、肉类、全蛋、豆类等。具体顺序为：① 3～4 个月添加含铁丰富的蛋黄，先加 1/4，待婴儿适应 1 周左右后，逐渐增加。② 4～5 个月起添加米粉、果泥、菜泥、鱼泥、豆腐等。③ 6～9 个月起添加面条、饼干、馒头片、熟土豆、全蛋、肉糜等，以补充足够的能量和蛋白质等，并由半流质过渡到固体食物。④ 10～12 个月添加面包、馒头、软饭、挂面、带馅食品、碎菜及肉末等。

### (三) 人工喂养

在母亲因病或其他原因不能哺乳时，应为婴儿选择合适的、营养素齐全的配方奶制品或其他同类制品，并根据产品使用说明喂养。对于因先天缺陷不能接受母乳喂养的婴儿，应在医生指导下选择特殊婴儿配方食品。

在人工喂养过程中，要经常检测婴儿的身高、体重以保证营养充足；注意补充水分、菜汁和果汁，防止婴儿摄入水量不足或脱水，补充维生素和矿物质。密切观察婴儿喂养奶粉后的反应，及时发现奶粉过敏现象。

### (四) 混合喂养

因母乳不足或不能按时喂养时，可用婴儿配方奶粉或代乳品代替部分母乳，称为混合喂养。其原则是先喂母乳，每天至少哺乳 3 次，通过婴儿吸吮刺激乳汁分泌。

对于母乳不足的混合喂养，最好在哺乳后再加喂一定量的婴儿配方奶粉作为替代物，每日 1～2 次；对不能母乳喂养的人工喂养者，可完全用配方奶粉替代。另外，小于 6 个月的婴儿可选用蛋白质含量为 12%～18%的配方奶粉，6 个月后选用蛋白质含量大于 18%的配方奶粉。

## 知识链接

### 苯丙酮尿症

苯丙酮尿症(PKU)属常染色体隐性遗传，是因染色体基因突变、苯丙氨酸代谢中的酶缺陷，使苯丙氨酸不能转变成酪氨酸，导致苯丙氨酸及其酮酸蓄积并从尿中大量排出。临床主要表现为智能低下，惊厥发作和色素减少。患儿出生时正常，4～9 个月开始有明显的智力发育迟缓。PKU 可通过低苯丙氨酸饮食疗法进行治疗，以防止脑损伤。治疗原则是使苯丙氨酸的摄入量满足生长和代谢的最低需要。由于天然蛋白质中均含苯丙氨酸，所以患儿应以低或无苯丙氨酸的奶粉、蛋白粉作为蛋白质的主要来源。该治疗过程应至少持续 8 年。

### (五) 膳食实例

1～3 个月的婴儿可以喝少许水果汁和菜汁，以补充维生素和矿物质。一般每次喝 20～30 ml。

将新鲜青菜、胡萝卜洗净，切碎，放入水中煮沸 4～5 min 后，用过滤网滤出菜水，装入奶瓶；将番茄洗净，放入沸水煮 2 min，去皮除子，用汤勺挤压番茄肉使肉汁流出，盛入瓶中；或将水果(如橙、橘、苹果或梨等)洗净、去皮除核，放入粉碎机内粉碎，后用过滤网去渣取汁。

4～6 个月婴儿的一日食谱举例：

6:00　母乳或配方牛乳 200 ml 左右，小儿鱼肝油丸 1 粒。

8:00　水或果汁 30～60 ml。

10:00　营养米粉 10～20 g，食油 2 g，蛋黄 1/4～1/2 个，菜泥 15～30 g。

14:00　母乳或配方牛乳 200 ml 左右。

16:00　开水或水果泥少许。

18:00　奶糊 15 g，鱼泥 15 g，胡萝卜泥 5 g，食油 1 g。

22:00　母乳或配方牛乳 200 ml 左右。

2:00　母乳或配方牛乳 200 ml 左右。

7～9 个月婴儿的一日食谱举例：

6:00—6:30　母乳或牛奶 220 ml，饼干 3～4 块。

9:00—9:30　蒸鸡蛋 1 个。

12:00—12:30　粥 1 碗(儿童碗约 30 g)加碎菜、鱼末、豆腐。

14:30—15:00　苹果 1/2～1 个(刮泥)。

15:30—16:00　母乳或牛奶 220 ml。

18:00—18:30　烂面条 1 碗(约 50 g)加肉末、碎菜。

20:00—21:00　母乳或牛奶 220 ml。

10～12 个月婴儿的一日食谱举例:

7:00　牛奶 220 ml,小馒头夹肉松 1 个。

9:00　蒸蛋 1 个。

12:00　米饭半碗,清蒸带鱼肉 25 g,菠菜豆腐汤小半碗。

15:00　酸奶 150 ml,饼干 2 块。

18:00　荠菜肉末面条一小碗(其中肉末约 20 g)。

20:00　牛奶 220 ml。

## 第二节　幼儿及学龄前儿童营养

**案例 4-2**

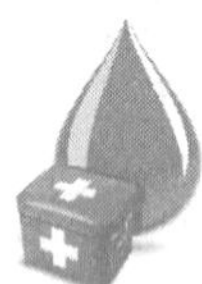

患儿,男,4 岁。因反复感冒,食欲差,啃指甲、吃纸片 1 个月就诊。

体格检查:患儿一般情况尚可,身高 108 cm,体重 16.8 kg,精神萎靡,头发枯黄,口腔有溃疡。家长诉孩子食欲一直较差,挑食,不喜欢吃肉类食物。其他正常。

实验室检查:Hb 93 g/L,RBC $3.43\times10^{12}$/L,WBC $9.26\times10^{9}$/L,血钙 2.44 mmol/L,血锌 10.5 μmol/L(正常值为 13.9 μmol/L)。

**【思考】**

1. 该患儿缺乏哪些营养素?缺乏的原因有哪些?
2. 试对患儿进行膳食指导以改善其营养状况。

幼儿指 1～3 周岁的儿童,其生长发育虽不如婴儿迅猛,仍处于快速生长发育阶段,对各种营养素的需求相对较高。同时幼儿的各种生理功能也在逐步发育完善,但对外界不良刺激的防御性能仍较差,因此幼儿的营养和膳食需要特别关照。学龄前儿童是 3～6 岁的儿童。与婴幼儿相比,学龄前儿童的生长速度减慢,各器官持续发育并逐渐成熟,供给其生长发育所需的足够营养,建立良好的饮食习惯和健康的膳食模式,是学龄前儿童营养的关键。

### 一、幼儿及学龄前儿童的生理特点

1. 生长发育　幼儿期生长旺盛。体重每年增加约 2 kg,身高第 2 年增长 11～13 cm,第 3 年增长 8～9 cm。头围每年约增加 1 cm。学龄前儿童身高体重稳步增长,但速度相对较慢,每年身高增加 5～7 cm,体重约增加 2 kg。活动能力进一步增强,活动范围进一步扩大。

2. 消化系统发育　幼儿受牙齿生长的影响，咀嚼功能较差。各种消化酶活性较低，消化功能较弱，如胆汁分泌较少而影响脂肪的消化吸收。学龄前儿童的牙齿已逐渐出齐，但对固体食物的咀嚼和消化能力仍有限。

3. 神经系统发育　幼儿及学龄前儿童脑细胞体积的增大和神经纤维的髓鞘化仍在进行，神经冲动的传导速度明显增高。幼儿的大脑皮质功能增强，语言、思维、表达能力和动作发育迅速。学龄前儿童的注意力差，不能专注进食，但模仿能力强，故此期应注意培养良好的饮食习惯。

## 二、幼儿及学龄前儿童的营养需要

幼儿及学龄前儿童生长发育较快，代谢较旺盛，需要足量的营养素满足其生长发育和各种生理活动的需要。但消化吸收功能尚不完善，限制了营养素的吸收和利用。

中国营养学会推荐每日能量的摄入量为：1～2 岁分别为男 4 602 kJ，女 4 393 kJ；2～3岁分别为男 5 020 kJ，女 4 812 kJ；学龄前儿童为 5.4～7.1 kJ，男童高于女童。每日蛋白质摄入量 1～2 岁为 35 g，2～3 岁为 40 g；学龄前儿童为 45～55 g，其中一半为优质蛋白质；脂肪提供的能量占总能量的比例为：1～2 岁占 35%～40%，2 岁以上占 30%～35%。幼儿及学龄前儿童能量的主要来源是糖类，其供热比为 50%～60%，以淀粉类食物为主，避免甜食摄入过多。

为满足幼儿及学龄前儿童的牙齿和骨骼生长，考虑到钙的吸收率为 35%左右，中国营养学会建议每日钙的摄入量为：幼儿 600 mg，学龄前儿童 800 mg；幼儿和学龄前儿童每日铁的摄入量为 12 mg；幼儿每日锌的摄入量为 9 mg，学龄前儿童为 12 mg；幼儿每日碘的摄入量为 50 μg，学龄前儿童为 90 μg。

中国营养学会建议幼儿及学龄前儿童每日维生素 A 的摄入量为 400～600 μgRE；维生素 D 的摄入量为 10 μg，维生素 $B_1$、维生素 $B_2$ 和烟酸的摄入量分别是：0.6～0.7 mg、0.6～0.7 mg 和 6～7 mg。

## 三、幼儿及学龄前儿童的主要营养问题

随着生活水平的提高，幼儿及学龄前儿童严重的蛋白质-热能营养不良、各种维生素和矿物质的缺乏症已少见。但因铁与维生素 D 的缺乏所致的缺铁性贫血与佝偻病仍为我国卫生部规定重点防治的儿科疾病，另外锌营养缺乏症也较多见。而卫生部发布《中国妇幼卫生事业发展报告(2011)》显示，因营养过剩所致的肥胖已成为儿童的主要健康问题。

## 四、幼儿及学龄前儿童的合理膳食

1. 以谷类为主的平衡膳食　幼儿膳食应以谷类为主的、营养易消化的多样化食物组成，由鱼、肉、蛋、奶和豆类提供优质蛋白质。每日至少饮用牛奶 350 ml，每周的食谱中至少安排 1 次动物肝、动物血和海产品。学龄前儿童的食物种类与成人相似，

在食物搭配时要注意种类齐全、粗细搭配、营养全面。

2. 合理烹调　幼儿主食以软饭、面条、水饺、馒头和馄饨为主，蔬菜和肉类应切碎煮烂。避免质地坚硬、刺激性或过于油腻的食物。烹调方式以蒸、煮、炖为主，不宜添加过多的调味品，以原汁原味为好。对于学龄前儿童，要注意食物品种应丰富、形状新颖、色美味香，以增加食欲。

3. 膳食安排　可采用三餐两点制。早餐应含一定的糖类和蛋白质，午餐应营养丰富，晚餐宜清淡易消化。三餐的能量和营养素分配为：早餐25%～30%，中餐35%，晚餐25%，剩余部分可通过牛奶、水果、点心等加餐供给，少用含糖高的食物。饮食要有规律。引导幼儿自己进食，培养其不挑食、注意饮食卫生的好习惯，纠正暴饮暴食等不良习惯。正确选择零食，每天足量饮水，少喝含糖高的饮料。

幼儿一天的饮食可参考以下标准：米或面150 g，肉类40～50 g，牛奶（或豆浆）250～500 g，豆制品25～50 g，鸡蛋1个，蔬菜水果150～250 g，糖10 g，油10 g。具体食物量还应随年龄适当调整。

学龄前儿童每日供给200～300 ml牛奶（不要超过600 ml），鸡蛋1个，100～125 g无骨鱼或禽、瘦肉及适量的豆制品，150 g蔬菜和适量水果，谷类作为主食，每日150～200 g。建议每周进食1次猪肝、猪血和海产品。

### 五、幼儿及学龄前儿童的膳食实例

1. 1～1.5岁幼儿的一日饮食举例

早餐：牛奶220 ml，糖10 g，面包25 g，奶油2 g，果酱5 g。

午餐：软饭（大米40 g）、肉末土豆泥煎饼（猪肉末25 g，土豆泥25 g，胡萝卜泥10 g，油4 g，淀粉10 g，盐适量）、炒草头（草头50 g，油4 g，盐适量）。

午点：蛋糕（面粉25 g，鸡蛋15 g，糖5 g）。

晚餐：牛肉煨面（面条35 g，牛肉末25 g，青菜25 g，油2 g，盐适量），橘子100 g。

晚点：牛奶220 ml，糖10 g。

2. 1.5～2岁幼儿的一日饮食举例

早餐：牛奶（鲜牛奶或奶粉）200 ml，肉末粥（大米15 g，鸡肉10 g）。

午餐：碎菜粥（大米25 g，小青菜20 g），馒头1个（面粉25 g），肝泥碎土豆（猪肝25 g，土豆50 g，植物油5 g）。

午点：肉包子（面粉25 g，猪肉10 g），橘子50 g。

晚餐：软饭（大米30 g）、蒸鸡蛋（鸡蛋50 g）、菠菜汤（菠菜30 g，植物油5 g）。

晚点：鲜牛奶200 ml。

## 第三节　学龄儿童营养

学龄儿童一般指小学阶段6～12岁的儿童，此期儿童的生长发育逐渐平稳，但至后期即小学高年级时又进入人生第二次生长发育加速期。除生殖系统外，其他器官和系统的功能已逐渐接近成人水平，可以接受大部分的成人饮食。因学习紧张、体力活动增加，应格外注意学龄儿童的营养。

### 一、学龄儿童的生理特点

学龄儿童的身高、体重稳步增长，身高每年增加 4～7.5 cm，体重每年增加 2～2.5 kg。各系统器官的发育快慢不同，如神经系统发育较早，生殖系统发育较晚；幼年时皮下脂肪较发达，学龄期肌肉组织才迅速发育；身体各部分的生长速度不同，四肢先于躯干，下肢先于上肢，呈现自下而上、自肢体远端向中心躯干的规律性变化。

### 二、学龄儿童的营养需要

学龄儿童的生长发育、基础代谢率高，体力和脑力活动量大，使其对能量和营养素的需求较多，且随年龄增长而增加，后期随生长加速增加显著。中国营养学会建议学龄儿童每日推荐摄入量：能量为 6.67～10.04 MJ，蛋白质为 55～75 g，钙、铁、锌、维生素 A 分别为 800～1 000 mg、12～18 mg、12～18 mg、500～700 μgRE。

### 三、学龄儿童的主要营养问题

学龄儿童的主要时间在学校度过，学习紧张，体力活动增加，如饮食行为不科学（如不重视早餐，零食的时间及种类不恰当等）则影响营养状况。铁、锌、维生素 A 和 B 族维生素等微量营养素缺乏是我国城乡尤其是农村学龄儿童普遍存在的问题。另外随着家庭收入的增加，学龄儿童超重和肥胖率增高，而超重和肥胖导致的高血压、糖尿病、血脂异常及代谢综合征等成年期慢性非传染性疾病低龄化，将成为影响国民素质和社会经济发展的严重公共卫生问题。

### 四、学龄儿童的合理膳食

1. 食物多样、平衡膳食　食物应粗细搭配，保证优质蛋白质的供给。谷类每日 300～500 g，以提供足够的能量和充足的 B 族维生素；每日摄入牛奶 300 ml 左右，鸡蛋 1～2 个和动物性食物 100～150 g。

2. 一日三餐，重视早餐　早餐摄取的能量应占全日总能量的 30%。早餐不仅吃饱还要吃好，应有一定量的干食（如面包、糕点、包子等）和动物性食品（如牛奶、鸡蛋、肉松等）。不吃早餐或早餐营养不足，可影响学龄儿童上午的学习效率和运动能力。午餐提供每日总能量的 40%，应营养丰富。晚餐不宜过饱和过于油腻。

3. 培养良好的饮食习惯，注意饮食卫生　定时定量进食，少吃零食及含糖饮料，不挑食。

## 第四节　青少年营养

青少年期为 12～18 岁，包括青春发育期和少年期，是长身体、长知识的黄金时期，充足的营养是保证青少年正常生长发育和成熟的物质基础。

## 一、青少年的生理特点

1. 体格发育的第二次加速期　通常女性比男性早2年进入青春期，女性一般在10～12岁，男性在12～15岁。青春期持续时间男性比女性长，男性在22岁左右，女性在17岁左右。增长幅度男性也比女性大，男性身高每年可增7～9 cm，最多可达10～12 cm，整个青春期身高平均增加28 cm；女性每年增长5～7 cm，最多可达9～10 cm，整个青春期约增长25 cm。成年男性身高比女性平均高10 cm左右。成年人身高的15%～20%在青春期获得。

2. 体内成分的变化　青春期前男性与女性的脂肪和肌肉占体重的比例接近，分别为15%和19%。青春期后，大、小肌群及各组织器官不断增大，体态也随之急骤变化，女性脂肪所占比例增加到22%，男性则无明显变化。

3. 性发育逐渐成熟　青春期由于性激素和肾上腺素分泌的不断增加，性功能的逐渐成熟，第二性征逐渐明显。

4. 心理发育成熟　青少年时期脑的功能达到成人水平，其抽象思维能力、记忆力、理解力和追求独立的意识增强，心理发育逐渐成熟。

## 二、青少年的营养需要

青少年内分泌活跃，代谢旺盛，活动量大，对各种营养素的需要量也达到峰值，随着机体逐渐发育成熟，需要量也随之降低。此期营养不良将直接影响其正常生长发育，甚至使青春期推迟1～2年。

青少年对能量、蛋白质的需要量与生长速度一致。青少年对能量的需要高于成人，且男性高于女性，每日需10.0～12.0 MJ，女性需9.2～10.0 MJ。其中蛋白质提供的能量占总能量的12%～14%，为75～90 g，优质蛋白质应占40%～50%；糖类和脂肪提供的能量分别占总能量的55%～65%和25%～30%。

青春期为满足骨骼等组织的快速生长发育，对钙、铁和锌等矿物质的需要量显著增加；其中，青少年阶段钙的营养状况决定其成年后的峰值骨量，每日钙摄入量高的青少年其骨密度高于钙摄入量低者，且老年后患骨质疏松或骨折的危险性较低。中国营养学会建议每日钙的摄入量为1 000 mg；铁的摄入量男性为16～20 mg，女性为18～20 mg；锌为15～18 mg。

## 三、青少年的主要营养问题

因青春期体格发育加速，各种营养素的需要量明显增加，而我国的膳食结构和生活水平容易导致某些营养素缺乏，如钙、铁、锌、维生素A和$B_2$。另外部分青少年因过度追求“苗条”，盲目节食，使蛋白质-热能摄入不足导致营养不良，出现消瘦，甚至发展成神经性厌食，同时青少年超重和肥胖的发生率不断上升。青春期的女生，由于月经来潮，铁丢失较多，更容易发生贫血。

### 四、青少年的合理膳食

1. 食物多样化，以谷类为主　谷类是我国膳食中蛋白质和能量的主要来源。青少年对能量的需要较多，每天需谷类食物 400～500 g。为保证 B 族维生素的摄入，应多选用杂粮和粗粮。

2. 保证充足的蛋白质和维生素　每日供给鱼、肉、蛋等动物性食物 200～250 g，牛奶 300 ml 左右，新鲜蔬菜和水果约 500 g，其中绿色蔬菜约 300 g。

3. 平衡膳食，合理营养　能量摄入和消耗保持平衡，维持理想体重；养成良好的饮食习惯，一日三餐，两餐间隔 4～6 h，每次进餐时间 20～30 min；增加体力活动，减少肥胖发生，同时避免盲目节食。

## 第五节　孕妇营养

妊娠期妇女的营养不仅要满足自身的营养需要，还要提供胎儿生长发育所必需的各种营养素，妊娠期营养不良可影响孕妇的健康和胎儿的正常生长发育，故妊娠期合理营养、均衡膳食尤为重要。

### 一、妊娠期的生理特点

为适应和满足胎儿在母体内的生长发育需要，维持母体健康，妊娠期妇女体内会发生一系列的生理性变化，主要表现在：

1. 代谢　在大量激素的作用下，孕妇的合成代谢增加、基础代谢率升高。其中基础代谢在妊娠早期无明显变化，妊娠中期逐渐升高，妊娠晚期增高 15%～20%。对糖类、脂肪和蛋白质的利用也有所改变。妊娠晚期蛋白质分解产物排出较少，以利用合成组织所需的氮储留。

2. 循环系统　妊娠第 6～8 周起，孕妇的血容量开始增加，分娩时血容量比妊娠前增加 35%～40%，其中血浆增加量多于红细胞数量的增加。妊娠期血容量增加 45%～50%，红细胞增加 15%～20%，使血液相对稀释，导致生理性贫血。因血液稀释，妊娠期可出现血浆总蛋白下降，尤以清蛋白降低明显。另外，血容量的增加会使心脏负荷加重。

3. 泌尿系统　妊娠期妇女需要不断排出自身及胎儿的代谢废物，使肾的负担加重。由于妊娠期肾血流量增加，肾小球滤过率增加，但肾小管的重吸收能力并未相应增高，导致尿中蛋白质的代谢产物排泄增加，部分孕妇尿中的葡萄糖、氨基酸和水溶性维生素排出增加。

4. 消化系统　孕妇因激素水平高，可出现牙龈肥厚、牙龈炎和牙龈出血。孕激素的增加导致消化液分泌减少、胃肠蠕动减慢等，易出现恶心、呕吐、胃肠胀气及便秘等。另外，因胆道平滑肌松弛、胆囊排空时间延长，易使胆汁黏稠、淤积，诱发胆结石。而由于消化系统功能的上述改变，使食物在肠道中的停留时间延长，增强了对铁、钙、叶酸、

维生素 $B_{12}$ 等的吸收。

5. 体重　妊娠期体重增加是反映孕妇健康和营养状况的重要指标。妊娠期体重平均增加约 12 kg。增加的体重包括胎儿、胎盘、羊水、血液、增大子宫和乳腺及脂肪储备等。一般妊娠早期体重增加较少，妊娠中期和妊娠晚期平均每周增加 0.3～0.5 kg。机体增加的合成代谢，要求有响应的营养素供给。

## 二、妊娠期的营养需要

1. 能量　妊娠早期胎儿生长较慢，孕妇不需要额外增加能量。一般从妊娠第 4 个月起逐渐增加能量的供给，妊娠晚期每日需要能量明显增多。中国营养学会建议，妊娠中期后能量的推荐摄入量为每日增加 0.84 MJ。为防止胎儿体重过大，增加难产机会，孕妇的能量供给不宜过多。一般可根据体重增长的正常与否判断能量的摄入是否适宜。国外研究显示，孕妇体重增加过多，尤其是在妊娠前 3 个月内，可增加其在妊娠期发生糖尿病的风险。

2. 蛋白质　整个妊娠期母体增加蛋白质储备约 900 g，主要用于胎儿的生长发育、胎盘、母体有关组织增长的需要，补偿分娩过程中的血液损失，并为产后乳汁分泌打下基础。这些蛋白质需在妊娠期不断由食物提供。膳食中蛋白质供给充足，可避免孕妇贫血、营养缺乏性水肿及妊娠高血压综合征的发生。为此，中国营养学会建议，妊娠早、中、晚期每日分别增加蛋白质 5 g、15 g 和 20 g。孕妇所需的蛋白质中至少 1/3 为优质蛋白质。

3. 脂类　妊娠期母体平均储存脂肪 2～4 kg，胎儿储存的脂肪占体重的 5%～15%。孕妇膳食中应有适量脂类，但因孕妇的血脂水平较妊娠前高，故孕妇的脂肪摄入量不宜过多。中国营养学会建议，妊娠期脂肪提供的能量占总能量的 20%～30%。

4. 矿物质

(1) 钙：孕妇对钙的需要量明显增加，以保证孕妇自身的生理需要和胎儿的正常生长发育。如妊娠期钙轻度或短期供给不足，孕妇骨骼和牙齿中的钙将加速溶出，以维持母体正常的血钙浓度和满足胎儿的生长需要。当严重缺钙或长期缺钙时，孕妇可发生小腿抽筋，重者可患骨质软化症，导致腰痛，甚至脊柱和骨盆变形，增加难产的机会，而胎儿可发生先天性佝偻病。因此，孕妇应增加钙的摄入。中国营养学会建议，孕妇每日钙的摄入量为：妊娠早期 800 mg，妊娠中期 1 000 mg，妊娠晚期 1 200 mg。

(2) 铁：妊娠妇女铁的需要量明显增多，主要是因为：① 孕妇生理性贫血需增加铁的摄入；② 补偿分娩时失血造成铁的损失；③ 胎儿除生长发育需铁外，还要贮存一部分铁以供出生后 6 个月内的消耗。因此如妊娠期膳食铁供应不足，孕妇可发生缺铁性贫血，孕妇重度贫血可导致贫血性心脏病和妊娠高血压综合征，同时贫血会降低机体的抵抗力，易发生产后感染。另外妊娠期缺铁与早产、死胎、低出生体重有关，婴儿则较早出现缺铁。

由于膳食中的铁多来源于植物性食物的非血红素铁，吸收率约为 10%，故建议孕妇多摄入动物肝脏、血和瘦肉等食物。中国营养学会建议，孕妇每日铁的适宜摄入量为:妊娠中期 25 mg,妊娠晚期 35 mg。

(3) 锌:妊娠期妇女充足的锌摄入可有助于胎儿的正常发育,预防先天性缺陷的发生。妊娠晚期胎儿对锌的需要量最多,每日需 0.6～0.8 mg。妊娠早期母体的血清锌开始下降,妊娠结束时比正常妇女低约 1/3。因此孕妇膳食中应增加锌的供给量。中国营养学会建议,孕妇每日锌的适宜摄入量为:妊娠早期 11.5 mg,妊娠中期和妊娠晚期 16.5 mg。

(4) 碘:妊娠期妇女新陈代谢旺盛,碘的需要量也随之增加,尤其在饮水与食物中缺碘的地区,更应注意孕妇碘的供给问题。孕妇缺碘可导致胎儿生长发育迟缓甚至呆小病的发生。中国营养学会建议,孕妇每日碘的适宜摄入量为 200 μg。

5. 维生素

(1) 维生素 A:妊娠期维生素 A 缺乏与宫内发育迟缓、低出生体重和早产有关。但妊娠早期大量摄入维生素 A 可导致流产和胎儿先天性畸形。因此中国营养学会建议,孕妇多摄入富含类胡萝卜素的食物以补充维生素 A。

(2) B 族维生素:为减轻早孕反应,保证孕妇良好的食欲,促进胎儿发育和产后乳汁的分泌,应对孕妇供给充足的 B 族维生素。妊娠期缺乏维生素 $B_1$ 时,尽管孕妇未出现脚气病的症状,但新生儿可发生先天性脚气病。维生素 $B_2$ 则与胎儿生长发育迟缓、缺铁性贫血有关。叶酸缺乏可使胎儿神经管畸形的发生率增高,因此建议妊娠前和妊娠早期每日补充叶酸 400 μg。

## 三、妊娠期合理膳食

《中国居民膳食指南》中规定:① 自妊娠第 4 个月起,保证充足的能量;② 妊娠后期保持体重的正常增长;③ 增加鱼、肉、蛋、奶、海产品的摄入。但妊娠期膳食应因人而异,合理进行调配。

1. 妊娠早期的合理膳食　妊娠早期,受精卵细胞分化成胚胎,并逐渐形成胎儿雏形。此期孕妇对能量的需求和妊娠前无明显差异。但由于受精卵细胞的分裂分化活跃,对蛋白质、维生素和矿物质的需求较多。多数孕妇有恶心、呕吐、食欲减退等现象,故应选择清淡易消化的食物;少量多餐;尽量多摄入富含糖类的谷类或水果,保证每天至少摄入 150 g 糖类(约合谷类 200 g)。对于呕吐较重的孕妇可以将五谷杂粮研制成粉末,加入肉末、菜末等制成半流汁食用,有利于消化吸收,使孕妇体内有较好的营养储备,以满足胚胎发育的营养需求,并且为妊娠中、晚期奠定必要的营养基础。禁酒,因酒精可以通过胎盘进入胎儿血液,造成胎儿宫内发育不良、中枢神经系统发育异常、智力低下等酒精中毒综合征。

2. 妊娠中、晚期的合理膳食　此期胎儿生长发育迅速,尤其是妊娠晚期生长发育速度最快,而孕妇本身开始储存脂肪、蛋白质等为分娩和哺乳作准备,因此孕妇对各种营养素的需要量明显增加。从第 4 个月起,妊娠反应开始减轻或消失,孕妇食欲好转,应增加营养丰富、种类齐全的食物,如富含优质蛋白质的鱼、肉、蛋、奶等动物性食物,豆类和新鲜的蔬菜、水果等,以提供充足的能量和各种营养素,保证胎儿的正常生长。

从妊娠中期开始，孕妇缺铁和缺钙现象较多，尤其要注意补充含钙和铁丰富的食物，必要时可以在医生指导下补充适量的钙剂和铁剂。另外，为防止孕妇便秘，应多摄入富含膳食纤维的食物。妊娠晚期为防止孕妇体重增加过快，胎儿体重过大，应适当限制能量的摄入。少吃刺激性食物。

供妊娠中、晚期孕妇参考的每日食物种类和数量包括：谷类 350 g，豆类及其制品 50～100 g，鱼、肉、禽等动物性食物 50～100 g，鸡蛋 1～2 个，鲜奶 250～500 ml，蔬菜 400～500 g，水果 100～200 g，植物油 15～20 g，适量盐和糖。另外，可经常食用动物肝脏和血制品，每周至少进食 1 次海产品，对于饮用鲜奶不适应者可改用酸奶。

### 知识链接

#### 胖妈妈所生婴儿也容易肥胖

英国近期的《儿科研究》(Pediatric Research)杂志报道，母亲的体重指数与婴儿肥胖程度之间有明显相关性。如果母亲体重指数较高，婴儿体内的脂肪含量，尤其是腹部和肝内的脂肪含量也较高；且即使是体重正常的女性，其体重指数与婴儿脂肪含量之间也有这种相关性。

肥胖是许多疾病的诱因，从婴儿期开始就有较高的脂肪含量可能会带来长期的健康风险，因此肥胖的女性如果想要孩子，最好在怀孕前就注意减肥，以从胎儿期就开始帮助孩子防止肥胖。

## 第六节　乳母营养

分娩后，产妇进入用乳汁哺育婴儿的哺乳期。乳母的合理营养对于乳母自身的健康恢复、婴儿的正常生长发育是非常重要的。

### 一、乳母营养对泌乳的影响

乳汁分泌是一个复杂的神经反射，受多种因素的影响，如内分泌因素、乳母的营养状况及情绪、婴儿的吸吮强度和频率等因素影响，其中乳母的营养状况直接影响泌乳量和乳汁中营养素的含量。短期内营养不良时，乳母可动用母体的营养储备，以维持乳汁的分泌量和营养成分的稳定；若乳母长期营养不良，可出现泌乳量减少，乳汁中的蛋白质、脂肪酸、磷脂和脂溶性维生素的含量下降。一般将婴儿体重增长率作为母乳是否充足的指标。

### 二、乳母的营养需要

1. 能量　乳母的能量需要包括自身的能量需要、乳汁所含的能量和乳汁分泌过程中消耗的能量 3 部分。乳母的基础代谢比普通妇女高约 20%，每日需增加能量 1 046～1 255 kJ。一般产后第 1 天的泌乳量约为 50 ml，第 2 天约为 100 ml，第 2 周约每天泌乳 500 ml,以后每天的泌乳量保持在 700～800 ml,每 100 ml 母乳约含能量 300 kJ,乳母体内的能量转化为乳汁所含能量的有效率为 80%,则乳母因分泌乳汁每日应增加能量 2 450～3 200 kJ。除妊娠期妇女储存了部分脂肪可提供能量外,其余能量应由膳食提供,中国营养学会建议,乳母较正常妇女每日增加能量 2 090 kJ。目前应注意,乳母的能量供给不宜过多,否则可导致乳母肥胖。

2. 蛋白质　乳母蛋白质的摄入量是影响乳汁数量和质量的主要因素。当膳食中蛋白质供给不足时,乳汁分泌量将减少。母乳中蛋白质的平均含量为 1.2 g/100 ml,正常情况下每日从乳汁中排出蛋白质约 10 g,而乳母膳食中蛋白质转化为乳汁蛋白质的有效率约为 70%;如果膳食中蛋白质来自植物性食物,则转化率更低。所以中国营养学会建议,乳母较正常妇女每日增加蛋白质 20 g,其中优质蛋白质应在 1/3 以上。

3. 脂肪　乳汁中的脂肪不仅为婴儿的生长发育提供能量,还能促进婴儿中枢神经系统的发育和脂溶性维生素的吸收,所以乳母膳食中应有适量的脂肪,尤其是必需脂肪酸,目前我国推荐每日膳食脂肪提供的能量应占总能量的 20%～25%。

4. 矿物质　乳母膳食中矿物质的供给以钙、铁为主。乳汁中钙的含量比较恒定,每日通过乳汁分泌的钙约 300 mg。如果乳母膳食中钙供给不足,乳母可动用骨骼中钙以维持乳汁中的钙含量,导致乳母出现骨质软化症,因此乳母每日膳食中应供给充足的钙。中国营养学会推荐每日乳母钙的摄入量为 1 200 mg,可耐受的最高摄入量为2 000 mg。由于日常饮食中钙的吸收率低,建议乳母除选择含钙丰富的食物外,还应适当补充钙剂、多晒太阳和补充维生素 D。

因铁不能由乳腺输送到乳汁,乳汁中含铁量很少,仅为 0.5 mg/L。为防止乳母发生缺铁性贫血,补偿因分娩失血造成的铁损失,促进产后康复,乳母膳食中应增加铁的供给量。中国营养学会推荐乳母每日铁的摄入量为 25 mg。

5. 维生素　维生素 $B_1$ 和维生素 E 可促进乳汁分泌,尤其是体内缺乏时,大量补充可使乳汁分泌增加。维生素 A 可部分通过乳腺,乳母膳食中维生素 A 的摄入量可影响其在乳汁中的含量。水溶性维生素多可通过乳腺,但乳腺可控制上述维生素在乳汁中的含量,达到一定水平后不再随摄入量的增加而增加。维生素 D 几乎不能通过乳腺,因此母乳中维生素 D 含量少,不能满足婴儿需要,故婴儿出生 1 个月后应适当补充。

6. 水　乳母摄入的水量和乳汁的分泌量密切相关。水分摄入不足直接影响泌乳量。乳母每天的泌乳量为 700～800 ml,因此应每日从饮食中比正常人多摄入1 000 ml水。

## 三、哺乳期的合理膳食原则

1. 产褥期的合理膳食　产褥期指从分娩到产妇恢复正常未孕状态的一段时间,约 6 周。因分娩中失血和体力消耗,产妇的营养和休息是非常重要的。正常分娩后 1 h,产妇可进食易消化的流质或半流质饮食,如稀饭、蛋羹、面条等。第 2 天起可进食普通食物,但应是富含优质蛋白质的平衡膳食,每日 4～5 餐,保证充足的营养。同时应多进食富含汤汁和膳食纤维的食物，以促进乳汁分泌、预防便秘。

全国各地的乳母饮食习惯不同，对于符合科学营养原则的应加以提倡，如产后食鸡蛋、红糖、小米、米酒、鸡汤和猪蹄肉汤等。对于不符合乳母营养要求的饮食习惯应进行纠正，如产后禁止吃生冷的青菜、水果，产后1个月内只吃鸡蛋和小米汤等。

2. 哺乳期的合理膳食原则　乳母对各种营养素的需要量较多，因此乳母的膳食应做到：食物品种多样、优质蛋白质充足、钙和维生素含量丰富、粗细搭配合理、少量多餐。膳食中应多供给些动物性食品、豆类、奶类、新鲜的蔬菜及水果，少摄入盐、烟熏和刺激性食物。选择合理的烹调方式（如炖、煮、蒸等），少吃油炸食物，多喝汤汁类食物（如鲫鱼汤、鸡汤、豆浆等），不喝咖啡和酒，保持心情愉快。

乳母理想的膳食每日应包括：牛奶500 ml，肉类250 g，鸡蛋2～3个，豆或豆制品100 g，蔬菜（包括绿色蔬菜和黄色蔬菜）500 g，水果50～100 g，谷物（包括米、面、红薯），油50 g，汤类500～1 000 ml。

3. 乳母的膳食实例

早餐：小米粥或大米粥50 g，花卷或馒头50 g，青菜1小盘，鸡蛋1个，肉松10 g。

上午加餐：牛奶250 g，甜点50 g。

午餐：米饭100 g，排骨汤面50 g，酱牛肉100 g，海米白菜1碗（海米10 g，白菜200 g）。

下午加餐：西红柿蛋汤（西红柿100 g，面粉25 g，鸡蛋1个）。

晚餐：花卷或馒头50 g，炖黄豆猪蹄1只，红烧带鱼50 g，炒菠菜粉条（菠菜250 g，粉条100 g）。

晚上加餐：苹果100 g。

## 知识链接

### 哺乳对母亲心脏有利

美国研究成果显示，母乳喂养不仅有利于婴儿健康，而且对母亲的心脏健康有好处。

研究人员对近300名至少生过1个孩子的45～58岁的妇女进行研究。结果发现，在没有哺乳经历的妇女中，32%的人有冠状动脉硬化，18%有颈动脉粥样硬化斑块，39%有大动脉硬化。而在曾经哺乳过的妇女中，有这3种病的人分别只占17%、10%和17%。说明没有哺乳过的妇女患大动脉硬化的风险要比哺乳过的妇女高5倍。

哺乳之所以对妇女心脏有利，原因是哺乳能帮助妇女分解排出怀孕期间积攒的脂肪，减轻心脏负担。建议妇女生育后至少坚持哺乳3个月，即使做不到3个月哺乳，也应尽量延长哺乳时间。

## 第七节　中年与老年人营养

### 案例 4－3

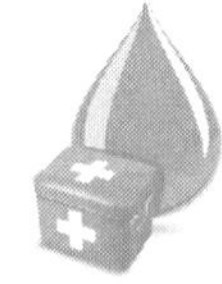

李某，男，42 岁，机关职员。身高 169 cm，体重 75 kg。

病史：2 天前右脚拇指跖关节处开始疼痛，随后疼痛逐渐加重。就诊前晨起发现该关节明显红肿，脚掌难以着地，晚上入睡后痛醒。无传染病史，吸烟 10 年，平均每日 20 支。近 2 年每周有 3～5 天在外晚餐，每次白酒 250 g 加 2 000 ml 以上啤酒。血压 120/90 mmHg(1 mmHg＝0.133 kPa)。喜食畜肉、过油菜和咸食。

实验室检查：血常规各项指标均正常。尿常规结果示：尿相对密度 1.009，尿酸碱度 5.50，尿蛋白(＋＋＋)，余正常。肝功能、肾功能检查结果示：丙氨酸氨基转移酶(ALT)46.0 U/L，γ－谷氨酰转肽酶(γ－GGT)196.0U/L，血尿酸(UA)614.7 μmol/L。空腹血糖 8.60 mmol/L，血浆三酰甘油(TG)9.11 mmol/L。

心电图未见异常，腹部彩超检查示轻度脂肪肝，肾彩超未见异常。

临床诊断：痛风，2 型糖尿病，高三酰甘油血症，脂肪肝。

【思考】

1. 该中年人的膳食中存在哪些问题？
2. 中年人应如何安排合理膳食？

### 一、中年人的营养

中年期是从青年时期到老年期的过渡阶段，这一时期的身体状况直接关系到老年时期的健康长寿，因此要注意养生，重视保健。根据世界卫生组织测定目前将 45～59 岁定为中年人。中年人担负着重要的社会和家庭责任，身心常处于紧张和疲劳状态，可导致抵抗力下降，神经、心血管和消化系统等多种疾病的发生和提前衰老等，因此，中年人应进行合理营养，以适应生理功能和工作强度的营养需要，达到增进健康与延缓衰老的目的。

#### (一) 中年人的生理特点

1. 代谢水平下降　据研究，30 岁后基础代谢平均每年下降 0.5%，随年龄增长，中年阶段的基础代谢率下降 10%～20%，肌肉等实体组织逐渐减少，脂肪组织逐渐增多。若中年人仍保持青年时期的饮食量，易使脂肪堆积，造成肥胖，导致高血压、冠心病、糖尿病等许多疾病。

2. 消化系统和循环系统功能减弱　中年后胃黏膜变薄，肌纤维弹性减弱，胃酸和消化酶分泌减少，消化功能下降，易出现慢性胃炎、溃疡病等。结肠神经感觉迟钝，肠运动减弱，易发生便秘。体内抗自由基的能力逐渐减弱，心血管壁弹性下降，易患高血压、心脑血管疾病等。

3. 免疫功能降低　中年后期，免疫功能开始减退，其中抗体生成减少，细胞免疫功能减弱，免疫监视系统对癌变细胞的监视功能减弱，这是50岁前后易患多种疾病的重要原因，特别是癌症的发病率在此阶段为高峰期。

4. 其他　40岁以后视力、听力、感觉、嗅觉等功能开始降低，情绪不稳；妇女开始进入围绝经期，容易出现内分泌紊乱、骨质疏松等问题。

（二）中年人的营养需要

1. 能量　能量需要根据性别和劳动强度确定。中年人对能量摄入要适当，随年龄增高，应适当减少能量摄入。与青壮年相比，中年人的能量需要在45～50岁应减少5%，50～59岁应减少10%，以维持标准体重为原则。一般中年人每日能量摄入应控制在7 500～8 370 kJ，超重者应适当控制能量摄入，增加活动以消耗过多能量，减少脂肪蓄积。

2. 蛋白质　随年龄的增长，人体对食物中蛋白质的利用率下降，中年人只相当于年轻时的60%～70%，而蛋白质的分解却比年轻时高，因此，中年人蛋白质的供给量应当充足，每日每千克体重不少于1 g，而且优质蛋白质应占30%以上。

3. 脂肪　中年人应适当限制脂肪摄入，尤其应控制动物脂肪，防止高血脂和动脉粥样硬化的发生。脂肪提供的能量占总能量应控制在20%～30%，并以植物油为主。

4. 糖类　中年人在限制能量时，首先应控制糖类的摄入，尤其应减少精制糖的摄入。膳食纤维不仅有饱腹作用，还能防止便秘、心血管疾病和肿瘤等疾病的发生，因此，中年人膳食中应合理搭配蔬菜、水果、粗杂粮、豆类和藻类食品。

5. 维生素和矿物质　中年人由于消化吸收功能减退，对维生素和矿物质的吸收利用率降低。因此，维生素应供给充足，尤其是维生素A、维生素C和B族维生素；增加钙、铁、碘、锌，限制钠盐，预防骨质疏松症、贫血和高血压的发生。

（三）中年人的合理膳食

为防止中年人营养失调，发生肥胖症、高血压、高脂血症、糖尿病、骨质疏松症和肿瘤等疾病，中年人的合理膳食应做到：粗细搭配、种类齐全；食不过饱，控制体重。多吃蛋白质丰富的食物；少吃甜食和高脂食品；多食蔬菜和水果；补充钙质；少吃盐，每日不超过6 g。一日三餐，如经常夜间工作，可增加一次夜宵，其中所含能量占全日总能量的10%以内，应少供给脂肪和蛋白质，以免影响消化和睡眠。另外，补充抗癌食物如菌类、大蒜、洋葱、猕猴桃等。

## 知识链接

### 中年发福增加晚年患痴呆症风险

2011年5月美国《神经病学》杂志报道，中年时期身体超重或肥胖可能会增加患某些类型痴呆症的风险。研究人员根据体重指数(BMI)把研究对象分为：偏瘦、正常、超重和肥胖组。BMI值在25～30的属于超重，BMI值超过30的属于肥胖。结果显示，与 BMI 值正常的人相比，中年时期超重或肥胖的人在晚年患上阿尔茨海默病或血管性痴呆的风险要高出 80%。把教育状况、糖尿病或血管疾病等其他因素考虑在内，结果依然如此。在没有患痴呆症的人中，有 26%的人在中年时期是超重的；在疑似痴呆症的人中，有 36%的人在中年时期是超重的；在确诊为痴呆症的人中，有 39%的人在中年时期是超重的。

## 二、老年人的营养与膳食

2011 年中国全国人口普查的数据显示，60 岁及以上人口超过总人口的 13%，表明我国老龄化进程加快。如何加强老年保健、延缓衰老、防止老年常见病，达到健康长寿和提高生命质量的目的，已成为医学界研究的重要课题，老年营养是其中极为重要的内容。合理营养有助于延缓衰老，而营养不足、营养过剩则有可能加速衰老进程。因此，研究老年人的营养需要及合理膳食是非常必要的。

### （一）老年人的生理特点

1. 代谢水平下降　老年人基础代谢率比中年人降低 10%～15%。而且分解代谢增高，合成代谢降低，导致细胞功能下降。胰岛素分泌减少，组织对胰岛素的敏感性下降，易出现葡萄糖耐量下降，导致糖尿病。

2. 消化系统和循环系统功能减弱　老年人的咀嚼能力下降、味觉和嗅觉减退，胃酸、胆汁和多种消化酶分泌减少，使消化功能下降、营养素的利用率降低；胃肠蠕动减慢，易发生胃肠胀气、便秘等。脂质代谢功能降低，易出现血脂异常。

3. 体成分变化　随年龄增长，机体的脂肪组织逐渐增加，且脂肪分布呈向心性趋势；细胞数量下降明显，表现为肌肉质量减少，出现肌肉萎缩；身体水分减少，以细胞内液减少为主；骨中矿物质减少，骨质疏松明显，以女性多见。

4. 氧化损伤加重　组织的氧化反应产生自由基，自由基与细胞膜上的多不饱和脂肪酸反应生成脂质过氧化产物（如脂褐素等），随年龄增长，大量的脂褐素沉积于细胞中，影响多种细胞功能；自由基作用于酶蛋白使其活性降低或丧失。

5. 免疫功能降低　老年人的胸腺萎缩，细胞免疫功能减弱，抗体生成减少，免疫功能下降。

### （二）老年人的营养需要

1. 能量　老年人的基础代谢逐渐降低，体力活动减少，所以能量供给应适当减少。与正常成年人相比，60～70 岁的能量需要应减少 20%，70 岁以上应减少 30%，此外，还应根据活动量的大小适当调节能量摄入，具体情况因人而异，以维持标准体重为原则。

2. 蛋白质　老年人由于分解代谢大于合成代谢，蛋白质合成能力差，易出现负氮平衡。老年人肝、肾功能降低，过多蛋白质可加重肝、肾负担，因此老年人蛋白质的摄入量应质优量足，以维持氮平衡为原则。建议摄入量为每日每千克体重 1.0～1.2 g。蛋白质提供的能量占总能量的 12%～14%。动物蛋白质不宜摄入过多，否则会引起脂肪摄入增加。

3. 脂肪　老年人的脂肪摄入以占总能量的20%～25%为宜，以植物油为主。胆固醇应控制在300 mg/d。老年人胆汁酸合成减少，胰酶活性降低，消化脂肪能力降低，高脂肪膳食易引起消化不良。

4. 糖类　老年人不宜摄入过多的蔗糖和淀粉。果糖易被老年人利用，且转变为脂肪的能力小于葡萄糖，故老年人宜多食水果。建议糖类提供的能量占总能量的55%～65%为宜。此外，宜增加膳食纤维的摄入。

5. 矿物质

(1) 钙：老年人对钙的吸收利用能力下降，体力活动减少又降低了骨骼钙的沉积，故老年人易发生钙的负平衡，骨质疏松较多见。中国营养学会建议，每日老年人钙的摄入量为1 000 mg。

(2) 铁：老年人胃酸分泌减少，对铁的吸收利用能力下降，造血功能减退，血红蛋白含量减少，易发生缺铁性贫血。中国营养学会建议，每日老年人铁的摄入量为15 mg。注意选择含血红素铁高的食物。

此外，硒可清除体内的自由基，减轻氧化损伤；锌有利于改善味觉和免疫功能；铬参与血糖调节和脂类代谢，老年人膳食中应注意这些微量元素的供应。同时减少钠的摄入。

6. 维生素　老年人对维生素的吸收和利用率下降，易出现维生素A、维生素D、维生素$B_2$、维生素$B_{12}$和叶酸缺乏。维生素A和$B_2$可维护皮肤黏膜的完整性，提高机体的免疫功能；维生素A、维生素E和维生素C具有抗氧化作用，可延缓衰老、抑制肿瘤生长。充足的维生素$B_6$和维生素C可促进胆固醇代谢，叶酸和维生素$B_{12}$可降低血中同型半胱氨酸水平，预防动脉粥样硬化的产生。叶酸和维生素$B_{12}$还促进红细胞生成，预防贫血。因此，对老年人应供给充足的维生素，以改善代谢能力、增进食欲、提高免疫力、延缓衰老。

### (三) 老年人的主要营养问题

营养不足和营养过剩均会导致老年人代谢障碍，从而诱发多种疾病、加速衰老进程。在老年人常见的慢性病中，与营养有关的疾病有肥胖、高血压、动脉粥样硬化、糖尿病、缺铁性贫血、骨质疏松症、痛风及肿瘤等。近年来调查数据显示，上海市60～80岁的老年人中有60%营养不良；其中因营养不良导致的老年人贫血患病率高达30%。由于营养失衡使老年人的免疫功能下降，从而出现较高的感染风险。大量食用精米精面、高脂和高热量食物，是世界范围内老年人糖尿病、肠癌、胰腺癌、乳癌等发病率迅速攀升的一个重要原因。

### (四) 老年人的合理膳食

根据老年人生理特点及营养需要上的各种特点，老年人的膳食应做到：

1. 合理搭配，营养全面　在每日膳食尽可能为平衡膳食的基础上，做到合理搭配主副食，粗细兼顾；荤素搭配补充优质蛋白质，多摄入奶类、豆类和鱼类，少吃牛羊肉等红肉。建议每天摄入约250 g主食(包括薯类)，200 ml牛奶，25～50 g豆制品；控制脂肪摄入，保证充足的新鲜蔬菜、水果。

2. 科学烹调，易于消化　食物加工宜软易消化，色、香、味俱全，饮食清淡，少用油和盐，烹调用油一天为20～25 g。应多采用煮、蒸、焖、炖等，少用煎、炸、腌制、烟熏等烹调方法。

3. 少量多餐，定时定量　老年人应建立良好的膳食制度，一日三餐或少量多餐，定时定量；不偏食，不挑食，不过量饮酒；适当多喝水，每日应在1 500 ml以上；积极参加适度体力活动，保持适宜体重。

4. 老年人的膳食实例

(1) 60岁老年人的膳食实例

对象：60岁男性，轻体力劳动者。

早餐：馒头（标准粉40 g），牛奶卧鸡蛋（牛奶250 g，鸡蛋50 g）。

午餐：烙春饼（标准粉60 g），炒合菜（猪肉25 g，绿豆芽100 g，菠菜100 g，韭菜20 g，粉条20 g，植物油10 g，盐适量），红豆小米粥（小米35 g，红豆15 g）。

晚餐：米饭（粳米150 g），香菇烧小白菜（小白菜200 g，香菇10 g，植物油10 g，盐适量），炒胡萝卜丝（肥瘦猪肉10 g，胡萝卜50 g，冬笋50 g，植物油5 g，盐适量），菠菜紫菜汤（菠菜50 g，紫菜10 g，盐适量）。

晚点：橘子50 g。

(2) 70岁老年人食谱举例

对象：70岁男性，极轻体力劳动者。

早餐：花卷（标准粉50 g），牛奶（牛奶200 g）。

午餐：发面饼（标准粉150 g），肉丝炒韭菜（猪肉丝25 g，韭黄120 g，植物油8 g），虾皮三丝（虾皮10 g，菠菜50 g，土豆70 g，胡萝卜80 g，植物油5 g），海蛎汤（海蛎肉10 g，高汤300 ml）。

晚餐：米饭（大米100 g），葱椒带鱼（带鱼75 g，白糖适量，植物油6 g），小白菜口蘑汤（小白菜70 g，干口蘑10 g，粉条20 g，油1 g，汤300 ml）。

晚点：橘子50 g。

老年妇女可在上述食谱基础上各减去部分谷类、油脂，以减少能量摄入。

## 知识链接

### 选择粗粮远离多种慢性疾病

据《英国医学杂志》报道，全谷类食物有助于健康，可预防肥胖、2型糖尿病和心血管疾病等。研究表明，大量摄入膳食纤维，尤其是来自于全谷物食品的膳食纤维，与结直肠癌风险降低相关。作用机制是，全谷物食物能增加粪便体积，防止便秘，从而稀释致癌物，缩短致癌物同结直肠的接触时间。此外，纤维经细菌发酵所产生的短链脂肪酸也可能对结直肠有保护作用。其他成分包括抗氧化剂、维生素、微量元素、植酸盐、酚酸和植物性雌激素等，也对结直肠癌有一定预防作用。

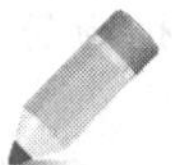

护理专业教学资源库/课程中心/营养与膳食/教学内容/学习单元4-不同生理条件人群的营养/案例分析

## 小　结

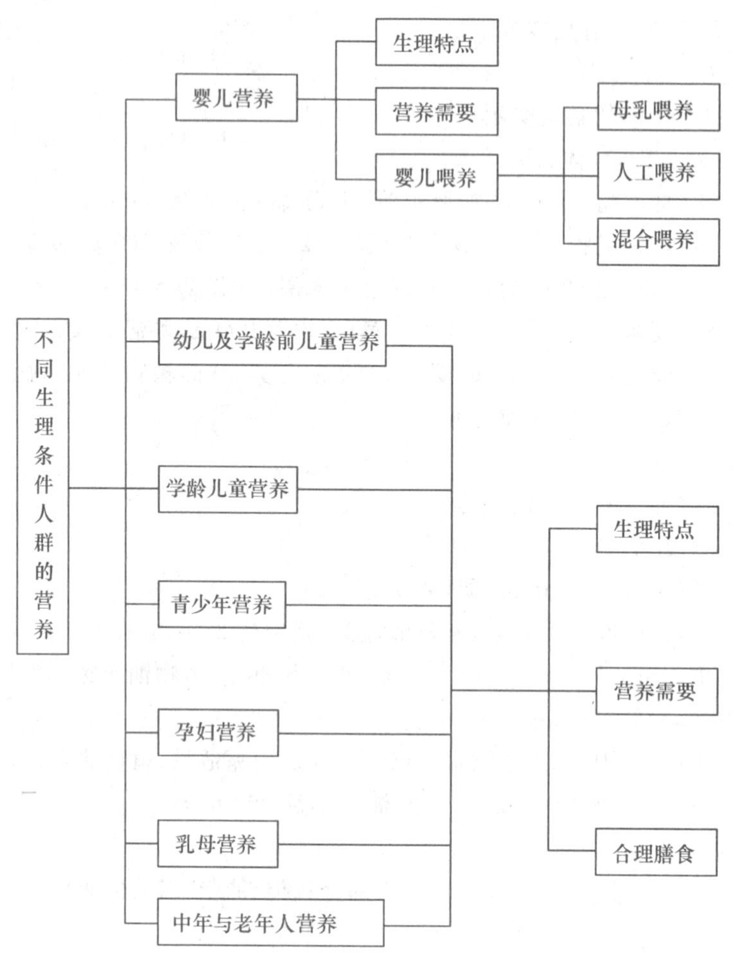


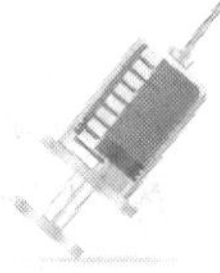

### 思考题

1. 母乳喂养的意义是什么？
2. 不同生理条件人群的主要营养问题有哪些？
3. 不同生理条件人群的合理膳食原则有哪些？
4. 孕妇和乳母对营养素的需求特点有哪些？
5. 孕妇营养不良对母婴的影响有哪些？

（杨　芳）

# 第五章　职业人群营养

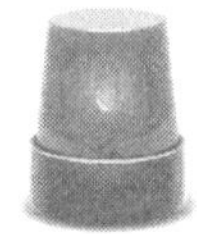

学习目标：

1. 了解高温、低温、高原作业环境以及铅、苯对人体的危害。
2. 熟悉高温、低温、高原作业环境人群的营养需要。
3. 掌握接触铅、苯作业人群膳食的原则。

## 第一节　高温环境作业人群的营养

根据环境作业温度及其和人体热平衡之间的关系，通常把35℃以上的生活环境和32℃以上(或气温在30℃以上，相对湿度超过80%)的劳动作业环境或辐射热强度超过4.18 J/(cm$^2$ · min)，或通风不良而存在的热源散能量超过83.7 kJ/(m$^2$ · min)，都视为高温作业范畴。

在高温环境下作业，人体的代谢和生理状态会发生一系列变化，如体温调节、水盐代谢、消化和循环等系统的改变。由于生理功能的变化，必将引起体内许多物质代谢的改变，特别是大量排汗和机体过热，可使钠、钾大量损失，产生矿物质代谢紊乱和血清钾浓度下降，水溶性维生素大量丧失。由于机体过热，蛋白质分解加速，胰腺和胃肠消化液及其中消化酶分泌减少，胃蠕动减弱，使消化功能下降，食欲减退。因此，对高温环境作业人群应该加强营养干预，以提高人体内环境的适应度，促进人体健康，防止严重危害的产生。

### 一、高温环境作业人群的营养需要

1. 能量　当环境温度在30～40℃时，人体的能量需要通常为环境温度每增加1℃，能量需要增加0.5%，因此，高温作业人群能量供给应比常温作业人群增加5%为宜。

2. 蛋白质、脂肪和糖类　当环境温度为30～40℃时，人体可从汗液中排出大量的氮，从而出现负氮平衡；而失水又促进组织蛋白分解，使尿氮排泄量增多，粪便中排出的氮也增多。一般认为，高温环境下蛋白质的推荐摄取量以占总能量的12%为宜，如果蛋白质过高，可加重肾的负担，特别是在饮水供应受限的情况下更应注意。脂肪推荐摄入量以不超过总能量的30%为宜，糖类占总能量应不低于58%。

3. 矿物质　高温作业人群氯化钠的需要量与出汗量有关，全天出汗量<3 L，食

盐需要量为 15 g；出汗量 3～5 L/d，食盐需要量为 15～20 g；出汗量>5 L/d，食盐需要量为 25 g。随汗液流出的矿物质除了钠以外，还有钾、钙、镁以及一些阴离子（如氯、磷酸根、硫酸根等）。钙的推荐摄入量为 1 000 mg，铁的推荐摄入量比常温作业人群要增加 10%～20%，锌的推荐摄入量应不低于 15 mg。

4. 维生素　高温环境中体内水溶性维生素（如维生素 C、维生素 $B_1$ 和维生素 $B_2$）随汗液排出较多，需要量也随之增加。每日维生素 C 推荐摄入量为 150～200 mg，维生素 $B_1$ 为 2.5～3.0 mg，维生素 $B_2$ 为 1.5～2.5 mg。同时，维生素 A 有抑制体温上升的作用，所以对高温环境中的人要增加维生素 A 的供给，建议每日维生素 A 按视黄醇当量 1 500 $\mu$g 供给。

## 二、高温环境作业人群的膳食原则

由于高温环境可引起人体水盐代谢和各种营养素代谢的改变，并使食欲减退，为保护高温环境作业者的健康，使作业者有充沛的精力搞好生产，膳食调整须符合以下原则。

1. 合理搭配、精心烹调　膳食供应的蛋白质应占总能量的 12%，并适当注意供给优质蛋白质。适量脂肪可增加菜肴香味、食欲，但不宜过多，不超过总能量的 30% 为宜。食物中准备一些凉粥、汤等，既可补充盐又能促进食欲，消暑清凉食物如绿豆稀饭、荷叶粥、苦瓜（苦瓜茶）、苦笋等。可以通过芳香味的调味品（如葱、姜、蒜等）增进和刺激食欲。

2. 补充矿物质和维生素　膳食不仅提供氯化钠，而且还有其他矿物质，如蔬菜含有丰富的钾和钙，米面、豆类和肉类含有丰富的钾和镁。因缺钾是导致中暑的原因之一，因此，高温环境作业人群的膳食应增加含钾丰富的食物。高温出汗丢失较多的铁、锌等微量元素，其膳食中要注意微量元素的补充。

高温环境作业人群的膳食中应供给含维生素 C、维生素 $B_1$、维生素 $B_2$ 和维生素 A 丰富的食物，如新鲜的绿叶蔬菜含维生素 C 较多；小麦面、小米、豆类、瘦猪肉等含维生素 $B_1$ 较多，动物的肝脏和蛋类含维生素 $B_2$ 和维生素 A 较多。由于膳食中有些维生素不易达到推荐的供给量，应依据具体情况适当给予维生素制剂、强化饮料及强化食品进行补充。

3. 及时补充水分　因为含盐饮料通常不易被人接受，所以可以通过膳食给予水盐补充，如可口的菜汤、鱼汤等。若出汗量很大，全部依靠膳食补充水盐不能满足高温环境作业者机体的需求，应在两餐之间或高温现场及时补充含盐的饮料，如盐开水、盐汽水及盐茶，含盐浓度均以 0.1%～0.2% 为宜。在补充含盐饮料的同时，还应备有不含盐饮料，如白开水、茶水、柠檬酸水，或由酸梅糖浆、陈皮糖浆、山楂糖浆等配制的饮料。

4. 促进食欲和消化　高温环境作业人群应在通风良好、温度适宜的场所就餐，菜中应加适量的食盐，可摄入咸鱼、咸蛋、咸菜等食物，以促进食欲和补充钠的丢失。膳食中多吃加醋食物或增加能促进消化液分泌的调料，如葱、姜、蒜等，可刺激胃液分泌和增加食欲。木耳、糖、豆腐、兔肉、糯米等均为高温环境作业人群适宜的补品。

## 第二节　低温环境作业人群的营养

低温环境是指外界自然环境温度在10℃以下，以及平均温度等于或低于5℃的工作环境。如冬季野外劳动、训练，南极考察以及冷库、冰库等作业环境。人类的低温环境由常年居住地区的气候地理因素和特殊作业环境条件形成。对人体的实感温度，除了外界的气温以外，还包括当时环境空气的湿度、风速等综合因素。

在低温条件下，人体的能量绝大部分是通过皮肤直接散热，长时间在低温环境中可造成体温过低——冻僵(全身冻伤)。过冷对全身的影响主要表现为低体温引起的冻僵而产生的一系列病理变化，如耗氧量下降，呼吸商低于正常，糖代谢下降，水、电解质和酸碱平衡改变等。还会影响消化功能及食欲，出现胃酸分泌增多，胃排空减慢，使食欲增加。

### 一、低温环境作业人群的营养需要

人体在低温环境中，本身的生理状况、作业的性质、生产条件和机体对低温的耐受能力等有较大差异，因而对能量和各种营养素的需求也不同。

1. 能量　低温环境人体散热增加，能量的消耗增多，基础代谢可增加10%～15%，能量的需要可在此基础上考虑野外活动多少、居住条件、服装保温好坏以及对气候条件习服(处于特殊生活、工作环境和从事特殊职业的各种人群适应环境的能力)程度等进行调节，总能量增加5%～25%。

2. 蛋白质、脂肪、糖类　低温环境中，能量需要增加，产能营养素也应适当增加。我国寒冷环境下，膳食产能营养素供能比例建议：蛋白质13%～15%，脂肪35%～40%，糖类45%～50%。

3. 矿物质　低温环境人体的矿物质容易缺乏，应注意补充。其原因是：① 食物来源供给不足，如新鲜蔬菜、水果、奶品较少，同时以冰雪水为主要饮用水等；② 机体代谢需要量增多，如钠泵产热，气候适应过程中血钙、钠、镁、锌、碘、氟等下降；③ 体内矿物质排出量增多，如低温环境下多尿，氯化钠及其他矿物元素损失较多等。

低温环境作业，人体最容易缺乏的矿物质主要是钙和钠。钙缺乏的原因主要是钙的来源不足，日照时间短导致维生素D不足等。低温环境人体食盐摄入量需增加，因为大量摄入食盐可增加机体产热功能。研究显示，寒带居民食盐摄入量为温带居民的2倍左右，而血压并不受影响。

4. 维生素　低温条件下，人体对各种维生素的需要量比常温下高30%～50%。寒冷地区进行的营养调查指出，低温使人对维生素$B_1$、维生素$B_2$、烟酸和维生素C的需要量有较大的增加。维生素$B_1$、维生素$B_2$和烟酸的增加是为了适应体内氧化产能过程加强的需要。实验证明，每千克体重提供10 mg维生素$B_2$的动物较给5 mg者在寒冷环境中有较高的存活率。豚鼠进行急性低温暴露实验发现，维生素C营养水平高的动物耐寒能力高，对低温的适应性强。因此，低温环境作业人群每人每天应摄入 70～120 mg 维生素 C，血中维生素 C 含量维持在 1 mg/100 ml 的水平为宜。

### 二、低温环境作业人群的膳食原则

人体的生理状况、劳动条件、对寒冷的适应度以及自我保护状况不同，对营养的需求也有所不同。低温环境下机体的消化功能与食欲发生变化，通常表现为低温环境者喜好高能量、高脂肪膳食，同时喜欢热饮。

1. 增加能量供给　低温环境人群的膳食中，其能量供给比常温环境有所增加，能量的推荐量比常温下增加 10%～15%，在调配膳食时可适当增加粮食和食油的供应量。

2. 保证蛋白质的供给　在调配膳食时，蛋白质要占能量的 13%～15%，注意优质蛋白质的供给，如肉类、蛋类、鱼类、豆类及其制品。同时还可选择含高蛋白质、高脂肪的食物，如坚果类的核桃仁、花生仁等富含蛋白质和脂肪，应使三大营养素的比例达到营养需求。

3. 补充维生素和矿物质　提供含丰富的维生素 C、胡萝卜素及钙、钾等矿物质的新鲜蔬菜和水果。同时还应适当增加动物肝脏、蛋类、瘦肉的供应量，以保证机体对维生素 A、维生素 $B_1$、维生素 $B_2$ 等的需要。食盐的推荐摄入量每日每人为 15～20 g。

## 第三节　高原环境作业人群的营养

一般将海拔 3 000 m 以上地区称为高原。随着海拔的增加，大气中氧分压随之降低，人体血氧饱和度急剧下降，常出现低氧症状。故高原地区缺氧是影响健康的主要环境因素。

平原居民初进高原环境中，人的适应能力会下降，可能发生“急性高原适应不全症”，其中以“急性高原反应”（俗称“急性高原病”）较为常见。缺氧、低气压和低温、干燥、强辐射是高原环境与平原的主要差别。

处于高原环境一段时间后，对缺氧能够产生一定的适应，缺氧初期的症状明显减轻。这种适应称为“高原习服”，也有人称之为获得性习服。为此，凡是有利于少消耗氧、多摄取氧和有效利用氧的营养素均有利于加速习服过程，凡是能提高缺氧耐力和减轻急性高原反应症状的营养素也有利于加速习服过程。

### 一、高原环境作业人群的营养需要

1. 能量　人体对高原地区的反应，首先是为了从低氧空气中争取到更多的氧而提高机体的呼吸量，因此必然呼出过量的 $CO_2$，从而会影响机体正常的酸碱平衡。严重低氧情况下，食欲减退，能量供给不足，线粒体功能受到影响，因而代谢率降低。在同等劳动强度条件下，在高原的能量需要量高于在海平面者，能量供给需在平原环境工作人群推荐摄入量的基础上增加 10%，即高原轻体力劳动为 11.7～13.8 MJ（2 800～3 300 kcal），重体力劳动为 15.9～18.4 MJ（3 800～4 400 kcal）。

一般情况下，从事同等强度的劳动，在高原适应 5 天后，比在海平面上的能量需要量高 3%～5%；9 天后，将增加到 17%～35%；重体力劳动时增加更多。

2. 蛋白质、脂肪、糖类三大营养素　高原环境作业人群膳食中蛋白质、脂肪、糖类适宜比例为 1∶1.1∶5，占总能量的比分别是 12%～13%、25%～30%和 55%～65%。三大营养素对习服都有不同程度的影响，高糖类有利于习服，高脂肪不利于习服，蛋白质影响不大，但宜选择优质蛋白质。糖类有利于习服的原因是：糖类能使人的动脉含氧量增加，能在低氧分压条件下增加换气作用。有研究证明，高糖类膳食能将动脉氧分压提高(6.6±3.7) mmHg，肺扩张能力可增加 13.9%。机体摄食量不足，心脏线粒体上三羧酸循环中脱氢酶特异性活力和细胞色素 c 氧化酶的活力均下降。所以，高原环境作业人群应保证充足的能量摄入，其中糖类摄入量对维持体力非常重要。

3. 维生素　低氧时，辅酶含量下降，呼吸酶活性降低，补充维生素后可促进有氧代谢，提高机体低氧耐力。所以有人主张在低氧情况下，除应提高膳食中糖类的比例外，还应增加维生素摄入量，加速对高原环境的适应。从事体力劳动时，维生素 A、维生素 C、维生素 $B_1$、维生素 $B_2$ 和烟酸应按正常供给量的 1.5～2 倍给予。如维生素 A 1 000 μgRE，维生素 $B_1$ 2.0～2.6 mg，维生素 $B_2$ 1.8～2.4 mg，烟酸 20～25 mg，维生素 C 80～150 mg。

4. 水和矿物质　初登高原者，体内水分排出较多，体内水分可减少 2～3 kg。一般认为，此种现象是一种适应性的反应。但在低氧情况下，尚未适应的人应避免饮水过多，防止肺水肿。未能适应高原环境的人，还要适当减少食盐摄入量，以助于预防急性高山反应。每日供给钙 800 mg，铁 25 mg，锌 20 mg。

## 二、高原环境作业人群的膳食原则

1. 保证能量充足，增加糖类的摄入　为增加能量的摄入，膳食中应选择糖类丰富的食物，特别是初入高原者，在主食上可选择米饭或大米粥并加白糖，可抑制缺氧带来的厌食症和恶心呕吐。注意补充与氧有关的营养素，如维生素 C、维生素 $B_1$、维生素 $B_2$、维生素 A、铁、锌，其补充量要达到平原的 1.5～2 倍。有研究报道，给予较大剂量补充多种维生素制剂，不但能保持充裕的营养水平，而且可提高人的适应能力。另外有学者研究报道，进入高原前后一段时间内，按每月 300 mg 的剂量补充硫酸亚铁有利于提高机体的适应能力。

2. 注意饮食特点和饮食规律　高原缺氧环境，膳食既要符合初入高原者的饮食习惯，又要适合高原饮食的特点，即大多以甜味和酸味食品为主，油腻食品少食为好。根据条件，可适量供给动物性蛋白质食品，如瘦肉和乳制品。膳食中应避免易产气和含大量粗纤维的食物，还要避免生冷饮食。

3. 少吃多餐，适当补充水分　禁暴饮暴食。每餐吃七分饱，餐间补充甜食和酸甜饮料。晚餐更宜少吃，以免腹痛腹胀影响睡眠。可供给一定量的果酱、酸甜饮料，这有利于纠正碱中毒、补充能量及水分。饮料以酸味果汁为最好。但初入高原者补充水分要慎重，要注意预防脑水肿和肺水肿。

# 第四节　铅作业人群的营养

## 案例 5 - 1

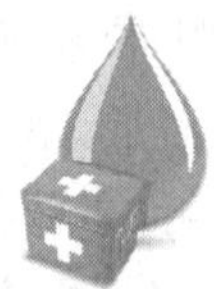

黄某，男，40 岁，龙归镇某金属加工厂工人，以前从没接触过类似的工种。入厂工作 5 个月后，出现腹痛、纳差、手足麻木等不适感，经医疗部门对症治疗后，症状反复，遂到该市职业病防治院检查。

实验室检查：血铅 2.72 μmol/L（参考值<1.90 μmol/L），血锌原卟啉 6.90 μmol/L（诊断值 2.91 μmol/L），疑似职业性铅中毒，卫生监督员到该厂进行现场监督检查。

调查结果：该厂厂房简易，面积约 200 $m^2$，有拆件、溶解和成品（铅锭）3 个车间，生产流程以废蓄电池为原料，土炼方法提炼铅锭，生产设施落后，通风除尘设施简陋，属开放式生产工序；生产区和生活区距离只有 10 m 左右，厂内的空气混浊，气味刺鼻，厂方不能提供生产车间的环境卫生监测报告，大部分作业人群没有佩戴个人防护用品。

**【思考】**

1. 该患者的职业环境中接触到的铅进入人体的途径是什么？
2. 铅对人体的危害有哪些？
3. 该患者的合理膳食原则是什么？

铅作业常见于冶金、印刷、玻璃、蓄电池等工业。铅及其化合物均具有一定毒性，在接触铅的作业环境下，铅进入人体的途径主要是呼吸道，其次是消化道。当铅进入人体后，可作用于全身，尤其对神经系统和造血系统产生危害。主要病变是：由于铅阻滞血红蛋白的合成过程引起贫血，多数为低色素正常红细胞型贫血。神经系统的危害，主要表现为神经衰弱、多发性神经病和脑病。神经衰弱是铅中毒早期和较常见的症状之一，以头昏和全身无力最为明显。多发性神经病可表现为肢端麻木和四肢末端呈手套袜子型感觉障碍及（或）肌无力和肌肉麻痹型运动障碍。脑病为最严重的铅中毒，表现为头痛、恶心、呕吐、高热、烦躁、抽搐、嗜睡、精神障碍、昏迷等症状，类似癫痫发作、脑膜炎、脑水肿、精神病或局部脑损害等综合征。

职业接触涉及的有毒、有害化合物的大多数进入机体后，在肝经肝微粒体混合功能氧化酶代谢，其中绝大多数经代谢减毒后经胆汁或尿排出体外，部分有毒物质直接与还原型谷胱甘肽结合而解毒。机体营养状况良好时，可通过对酶活性的调节增加机体的解毒能力，提高机体对毒物的耐受和抵抗力。

### 一、铅作业人群的营养需要

1. 蛋白质　蛋白质营养不良能降低血浆蛋白、血红蛋白和排铅能力，增加铅在体内的潴留，增强铅毒敏感性，容易出现体重减轻等一系列毒性症状。良好的蛋白质营养状况，可提高机体对毒物的耐受能力，调节肝微粒体酶活性至最佳状态，增强机体解毒能力。建议蛋白质适宜的摄入量应占总能量的14%～15%，其中优质蛋白质要占50%。

2. 维生素与矿物质

（1）维生素C：具有良好的氧化还原作用，被认为是体内重要的自由基清除剂之一，对所有接触的毒物均有良好的解毒作用，其原因是：① 维生素C可在肠道与铅形成溶解度低的抗坏血酸铅盐，减少铅在肠道的吸收；② 维生素C有抗氧化作用，铅可促进维生素C氧化，长期接触铅者可引起体内维生素C缺乏。建议维生素C推荐摄入量达到150 mg左右。维生素E及其他抗氧化剂（如β胡萝卜素等），可参与清除自由基的反应，保护细胞膜。膳食缺铁时，铅的吸收会增加，血清铁蛋白浓度较低者，其血铅的浓度通常会较高，使铅在体内的潴留增加。

（2）矿物质：铁营养状况良好而接触铅时，可减轻贫血的程度和生长抑制的作用。膳食中钙的摄入量，将会影响铅的毒性。当血钙降低，体液趋向酸性，沉积在骨中的铅会形成磷酸氢铅而排入血液中；反之，若体液趋向碱性，铅多以溶解度很小的正磷酸铅的形式沉积于骨组织中。

3. 脂肪　膳食中脂肪占能量比＞30%时，可使脂溶性毒物在肠道吸收，并在体内蓄积增加。但磷脂可加速生物转化和毒物的排出，应注意选择。

## 二、铅作业人群的膳食原则

铅作业人群的膳食调配以驱除体内的铅、减少铅在肠道的吸收、修补铅对机体损害的需要及增强机体免疫力为目的。其合理膳食的原则如下。

1. 补充优质蛋白质　由于机体蛋白质营养不良可降低机体的排铅能力，增加铅在体内的蓄积和机体对铅中毒的敏感性，膳食中充足的蛋白质尤其是含硫氨基酸丰富的优质蛋白质，有利于增强机体的解毒能力并促进血红蛋白的合成。因此，调配膳食时要注意蛋白质的供应，特别要注意选择含硫氨基酸丰富的优质蛋白质，如干酪、蛋类、鱼类、谷类和豆类等。

2. 调整饮食中钙磷比例（即呈碱食品与呈酸食品的比例）　钙和铅在人体内有相似的代谢过程，在机体内能影响钙储存和排出的因素，同样会影响铅的储存和排出。当膳食为高磷低钙的呈酸食品（如谷类、肉类等食物）时，有利于骨骼内沉积的正磷酸铅转化为可溶性的磷酸氢铅进入血液，并进一步排出体外，常用于慢性铅中毒时的排铅治疗；而膳食为高钙低磷的呈碱性食品（如蔬菜、水果、奶类等食物）时，则有利于血中磷酸氢铅浓度较高时，形成正磷酸铅进入骨组织，以缓解铅的急性毒性。

3. 补充各类维生素　维生素C具有解毒作用，服用大量维生素C，可延缓或减轻中毒症状，这样维生素C补充了体内的缺乏，同时还直接参与解毒过程，促进铅的排出。维生素$B_1$、维生素$B_2$、维生素$B_6$、维生素$B_{12}$和叶酸等对改善症状和促进生理功能的恢复也有一定效果。维生素 $B_{12}$ 和叶酸可促进血红蛋白的合成和红细胞的生成，叶酸来源于绿叶蔬菜，维生素 $B_{12}$ 的来源主要为动物肝脏及发酵食品。

4. 适当限制膳食脂肪的摄入　高脂膳食会增加铅在小肠的吸收，因此铅作业人群脂肪的供能比不宜超过总能量的 25%。果胶和食物纤维素能降低铅在肠道的吸收，故可多食含果胶和食物纤维素的食物。

## 第五节　苯作业人群的营养

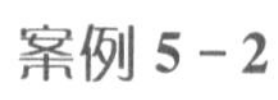
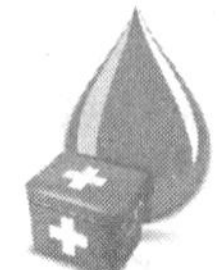

小辉，男，30 岁，在某鞋业皮具有限公司从事制鞋工作。工作中要接触“400 胶水”、天那水等（含甲苯）。其工作车间没有排风设备，小辉在工作中也没有采用佩戴口罩、手套等个人防护措施，每天工作 8～10 h，每月休息 2 天。6 个月后出现牙龈出血，伴有头痛、头晕、乏力、多梦、记忆力减退等神经衰弱综合征。

实验室检查：2 个月内检查 3 次，白细胞数均低于 $4\times10^9$/L。

**【思考】**

1. 该患者的职业环境中接触到了什么化学毒物？对人体有何危害？
2. 该患者的膳食如何调配？

苯及其化合物苯胺、硝基苯均是脂溶性并可挥发的有机化合物。苯作业人群包括制造香料、药物、橡胶、炼焦、油漆、染料、塑料、合成纤维与合成洗涤剂的生产人群，鞋厂、家具及皮具、印刷、电子厂也常用到含苯化学品。苯主要以蒸气形式经呼吸道吸入体内，可损害神经、骨髓，破坏造血功能，毒性很大，长期接触低浓度苯可引起慢性中毒，主要表现是神经系统和造血功能受到损害。

### 一、苯作业人群的营养需要

1. 蛋白质　苯的生物转化需要一系列酶的作用，而酶的数量与活性，均和机体的蛋白质营养状况有关。针对喷漆工人所做的调查显示，营养条件较好、食用动物蛋白质较多者，苯中毒的症状也比较轻。因此，苯接触者的膳食中应供给量足质优的蛋白质，高蛋白质饮食可以促进苯的氧化和增加肝的解毒功能。因而有专家建议，苯作业人群每日至少应摄入 90 g 蛋白质，其中优质蛋白质应占 50%。

2. 脂肪与糖类　苯属于脂溶性有机溶剂，摄取过多脂肪会促进苯的吸收，增加其在体内的蓄积，并使机体对其敏感性增高，因此，脂肪含量不宜过高，供能比不超过 25%。糖类可以提高机体对苯的耐受性，因为糖类代谢过程中可以提供重要的解毒剂——葡糖醛酸，在肝、肾等组织内苯与葡糖醛酸结合，易于随胆汁排出。

3. 维生素　维生素 C 与苯的代谢也有密切关系。苯在人体内，一部分会直接与还原型谷胱甘肽结合而解毒。接触苯的作业人群，其体内维生素 C 的潴留明显较普通人群低，建议每天应补充维生素 C 150 mg。维生素 $B_6$、维生素 $B_{12}$ 及叶酸，有促使白细胞回升的作用。

## 二、苯作业人群的膳食原则

苯作业人群的膳食原则，应在平衡膳食的基础上，根据苯对机体造成的损害和营养代谢紊乱，有针对性地进行营养和膳食调配。其合理膳食原则如下。

1. 增加优质蛋白质的供给　苯作业人群对蛋白质特别是优质蛋白质的需要量增加，由于苯在体内的解毒需要谷胱甘肽，膳食中含硫氨基酸是体内谷胱甘肽的来源；苯的生物转化需要一系列酶，而酶的数量、活性与机体蛋白质的营养状况有关；修补苯对造血系统引起的损伤也需要一定数量的蛋白质。因此，膳食中要选择质量好、易消化吸收的动物性蛋白质和豆类蛋白质，如禽蛋、乳类、鱼虾、瘦肉、豆腐、豆浆等，以补充身体对蛋白质的需要。

2. 适当限制脂肪、增加糖类的摄入　由于高脂肪膳食容易引起苯在体内蓄积，增加机体对苯的易感性，甚至导致体内苯排出速度减慢。故膳食中脂肪摄入应加以限制。适当增加糖类的摄入，如米、面、杂粮等。

3. 适当补充各类维生素　在苯作业人群中普遍缺乏各类维生素，尤其是 B 族维生素及维生素 C。维生素 B 具有解毒作用，维生素 $B_6$、维生素 $B_{12}$、烟酸和叶酸等对苯引起的造血系统损害有改善作用，维生素 $B_1$ 还能改善神经系统的功能，因而饮食供给应适量增加。富含维生素 C 的西红柿、猕猴桃、柠檬；维生素 A 较为丰富的动物肝脏、胡萝卜、南瓜、蛋黄、鱼肝油、苜蓿、柿子椒以及菠菜等，能够增强机体的局部抵抗力和全身免疫功能。此外，苯作业人群应补充富含维生素 K 的食物，因维生素 K 参与体内氧化过程，使谷胱甘肽明显增加，有利于解毒。

4. 选择含铁丰富的食物　苯作业人群应选择含铁丰富的食物，以供造血系统的需要，同时可补充铁、钙制剂。

5. 合理烹调、增进食欲　苯作业人群常会感到食欲减退，因此在饮食调配和烹调方法上应尽量做到色、香、味俱全，以增进食欲。

此外，接触苯作业的人要有适度体育锻炼，以增强机体的免疫力。

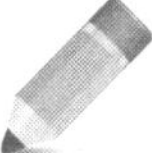

护理专业教学资源库 /课程中心 /营养与膳食 /教学内容 /学习单元 5 -职业人群营养 /案例分析

## 小　　结

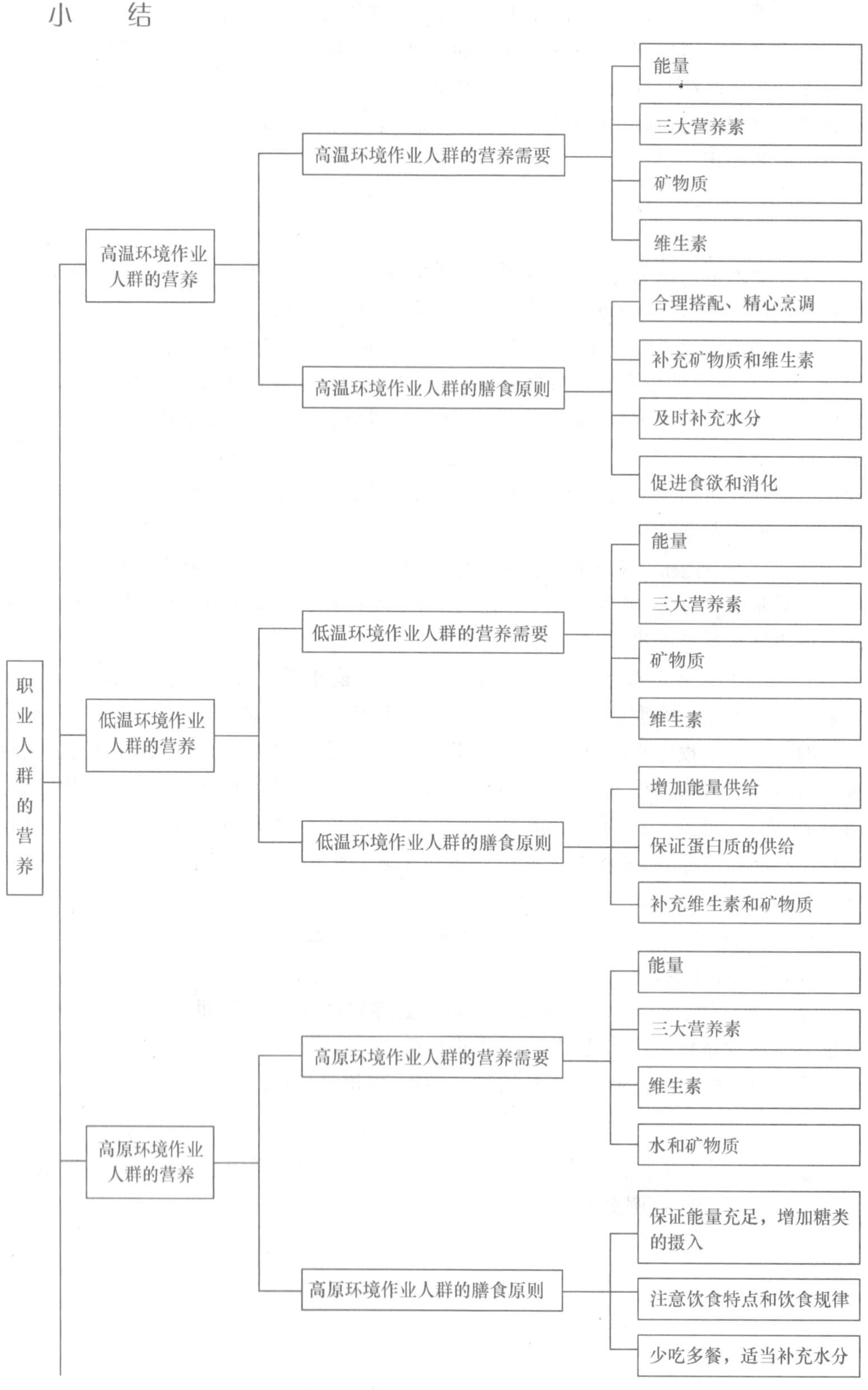
职业人群的营养
高温环境作业人群的营养
高温环境作业人群的营养需要
能量
三大营养素
矿物质
维生素
高温环境作业人群的膳食原则
合理搭配、精心烹调
补充矿物质和维生素
及时补充水分
促进食欲和消化
低温环境作业人群的营养
低温环境作业人群的营养需要
能量
三大营养素
矿物质
维生素
低温环境作业人群的膳食原则
增加能量供给
保证蛋白质的供给
补充维生素和矿物质
高原环境作业人群的营养
高原环境作业人群的营养需要
能量
三大营养素
维生素
水和矿物质
高原环境作业人群的膳食原则
保证能量充足，增加糖类的摄入
注意饮食特点和饮食规律
少吃多餐，适当补充水分

- 铅作业人群的营养
  - 铅作业人群的营养需要
    - 蛋白质
    - 维生素与矿物质
    - 脂肪
  - 铅作业人群的膳食原则
    - 补充优质蛋白质
    - 调整饮食中钙磷比例（即呈碱食品与呈酸食品之比）
    - 补充各类维生素
    - 适当限制膳食脂肪的摄入
- 苯作业人群的营养
  - 苯作业人群的营养需要
    - 蛋白质
    - 脂肪与糖类
    - 维生素
  - 苯作业人群的膳食原则
    - 增加优质蛋白质的供给
    - 适当限制脂肪、增加糖类的摄入
    - 选择含铁丰富的食物
    - 合理烹调、增进食欲

## 思考题

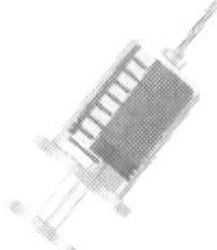

1. 什么是习服？什么是高原习服？
2. 高原环境作业人群对三大营养素有何要求？
3. 高温和低温环境对人体的危害是什么？
4. 简述铅作业人群的膳食原则。
5. 简述苯作业人群的膳食原则。

**（林 杰）**

# 第六章　营养调查与评价

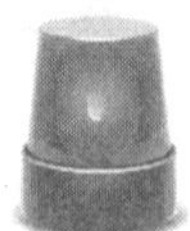

**学习目标：**

1. 掌握营养调查的内容，膳食调查方法及结果评价。
2. 熟悉营养状况体格测量指标及结果评价，常见营养缺乏病的临床体征检查及营养调查的综合评价方法。
3. 了解营养调查的组织设计与实施步骤。
4. 能对人群开展膳食调查、体格测量以及营养缺乏病的临床体征检查。

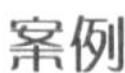

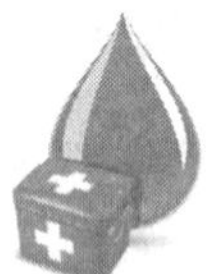

2002年8—12月，由卫生部、科技部和国家统计局共同领导，卫生部具体组织各省、自治区、直辖市的相关部门在全国范围内开展了"中国居民营养与健康状况调查"。这是我国首次进行的营养与健康综合性调查，调查覆盖全国31个省、自治区、直辖市，对全国和不同类型地区均具有良好的代表性。

**【思考】**

1. 人群营养调查的目的是什么？
2. 如何开展人群营养调查？

## 第一节　营养调查的设计与实施

### 一、概述

营养调查，是运用各种手段全面了解某一人群（或个体）各种营养指标的水平，以判定其当前营养状况。营养调查可以全面了解和评价人群的营养状况，反映当地经济和社会发展、卫生保健水平和国民健康素质。世界上大多数发达国家和部分发展中国家都会有计划的定期开展国民营养调查，并根据调查结果制定改善国民营养和健康状况的政策和措施。

（一）营养调查的目的

1. 了解居民膳食结构，营养素摄取情况及其与营养素推荐摄入量之间的对比情况。

2. 了解与膳食营养有关的居民体质与健康状态，发现营养不平衡的人群，为进一步开展营养监测和研究营养政策提供基础信息。

3. 评价居民膳食结构和营养状况的现状，预测今后的发展趋势。

4. 作某些综合性或专题性科学研究，如某些地方病、营养相关性疾病与膳食营养的关系，以及研究人体某些生理指标的常数、营养水平的判定指标等。

5. 为国家制定营养政策和社会发展规划提供依据。

（二）营养调查的内容

全面的营养调查工作，一般由 4 部分内容组成，包括膳食调查、体格测量、营养缺乏病的临床体征检查和营养状况的实验室检测。营养评价即是在这 4 方面调查结果的基础上进行分析总结，对被调查对象的营养状况进行综合判定，发现现存的营养问题，提出适当的改进措施并进行效果分析。

## 知识链接

### 我国的营养调查

我国曾于 1959 年、1982 年和 1992 年分别进行过 3 次全国营养调查；于 1959 年、1979 年和 1991 年分别开展过 3 次全国高血压流行病学调查；1984 年和 1996 年分别开展过 2 次糖尿病抽样调查。上述调查对于了解我国城乡居民膳食结构、营养水平及其相关慢性疾病的流行病学特点及变化规律；评价城乡居民营养与健康水平；制定相关政策和疾病防治措施发挥了积极的作用。2002 年我国进行了第 4 次全国营养调查，它将以往由不同专业分别进行的营养、高血压、糖尿病等专项调查进行有机整合，并结合社会经济发展状况，增加了新的相关指标和内容，在充分科学论证的基础上，统一组织、设计和实施。

## 二、营养调查的设计与实施

1. 调查人群　根据调查目的不同，营养调查的对象可以分为特殊人群和一定地区范围内的全部人群。特殊人群即按一定条件划分的人群，如儿童、中学生、孕妇、老年人等，这部分人群一般也是营养缺乏的重点人群。一定地区范围内全部人群的营养调查，则是为了了解该地区范围内全民的营养状况，如全国、全省、全市、全县营养调查。

2. 调查时间　由于居民的膳食习惯会随时间而发生一定的变动，故全面的营养调查应在调查年份的每个季度各进行 1 次，以充分反映居民膳食的季节特点。如条件不能满足，至少应在夏秋季和冬春季各进行 1 次。每次调查时间宜为 3～7 天，一般集体食堂用餐者为连续 5 天，散在居民家庭用餐者为 7 天，其中不应包括节假日。

3. 调查方法　营养调查的方式有普查和抽样调查，可分别采用，也可两者结合使用。一般以抽样调查为主，相对方便、省时、省力。抽样调查的方法有单纯随机抽样、整群抽样、等距抽样、分层抽样以及多级抽样等。在大型营养调查中，多采用多阶段分层整群随机抽样方法。先按照人群的年龄、性别、居住地区、职业、经济、文化教育水平等分层，再在每层内按比例抽样进行调查。

4. 调查的组织与实施　调查采取统一领导，分散调查的方式进行。调查领导部门制定调查步骤，负责全面协调与监督，实施部门需按照拟定的调查计划进行，统一调查工具，以及对调查人员开展培训。调查的质量控制主要通过抽样的质量控制、询问调查的质量控制、体格测量的质量控制、实验室检测的质量控制等实现。调查完成后，必须对调查数据进行清理审核，确认无误后再进行数据录入，最后进行汇总分析。

## 第二节　膳食调查与评价

膳食调查是营养调查中的一个基本组成部分，是通过各种方法对膳食摄入量进行评估，了解一定时间内调查对象的膳食结构和饮食习惯，并借此来评定正常营养需要能得到满足的程度。根据膳食调查结果，计算出调查对象每人每日所摄取的能量和各种营养素的数量，然后与推荐膳食摄入量和营养素摄入量进行对比，作出膳食评价。

### 一、膳食调查方法

膳食调查方法有多种，大致可分为 2 类，即记录法和询问法，每种方法均有其优缺点。实际调查时，应根据研究目的、研究对象、研究条件以及对研究结果要求的准确性高低等选择合适的调查方法，常同时使用几种方法组合进行调查。

#### （一）称重法

称重法又称称量法，属于记录法。是指运用日常的各种测量工具对食物量进行称重，准确记录调查对象或单位（包括家庭）在调查期间每日每餐各种食物的消耗量，包括生重、烹调后熟重、剩余食物的量。根据食物的生熟比值（每单位食物烹饪之前的生重与烹饪之后的熟重之比），由剩余食物的熟重计算出剩余食物的生重，进而根据用餐人数算出平均每人各餐各种食物的实际消耗量。将一日各餐的食物消耗量相加，可得出每人每日各类食物总消耗量。以此为据，查阅食物成分表，计算出每人每日所摄入的热能和营养素。

通过称重法进行膳食评价，其优点是可准确测定食物的摄入量，比其他评价方法细致可靠，能全面反映调查对象的膳食结构和营养素摄入情况。对于家庭或个体的膳食调查，此方法比较适合。缺点则是对人力物力要求较高，调查对象必须能很好地配合；且随记录天数增加可能记录的准确性随之降低，因为食物记录过程可能会干扰调查对象正常的饮食模式，有时会发生低报现象，影响食物记录的准确性，所以不太适合长时间及大规模人群的营养调查。

#### （二）记账法

记账法又称查账法，是最早、最常用的膳食调查方法。这种方法是由调查对象或研究人员记录一定时期内各种食物的库存量、采购量和剩余数量，计算出各种食物实际消耗的数量，同时记录同一时期的进餐人数，计算出每人每日各种食物的平均摄入量。对于有详细食物采购记录的集体食堂（如托幼机构、学校和部队食堂），进餐人数比较固定，且不要求个人食物数据，只要平均值，可采用这种方法。记录调查开始时每种食物的库存量，加上采购量，再减去调查结束时的食物废弃量和结余量，即为调查期间内全部人群所摄入的该种食物总量。根据调查天数和同阶段的进餐人数计算出平均每人每日所摄入各种食物的量，再按食物成分表推算摄入的热能和各种营养素的量。为了保证调查结果的可靠性，要求食物账目逐日准确记录，如果食物消耗量随季节变动较大，可在不同季节内多次短期调查以全面反映调查对象的膳食结构。

记账法可用于较长时间的膳食调查，如 1 个月甚至更长，也可用于全年不同季节的调查。其优点是操作简单，花费低，所需人力少，可用于大样本人群的调查。此方法很少依赖记账人员的记忆，食物遗漏少，获得的食物消耗量较为准确。缺点是调查结果只能得到全家或集体单位中人均的食物和营养素摄入量，对具体每个个体的膳食摄入情况很难获得并分析。

### （三）询问法

询问法是目前较为常用的膳食调查方法，是根据询问调查对象的膳食情况，对其食物和营养素摄入量进行计算及评价。此方法比较适用于个体调查以及特殊人群的调查，如散居儿童、老年人、病人等。询问法主要包括膳食回顾法和膳食史回顾法。

膳食回顾法是回顾调查对象过去一段时间的食物摄入情况，可调查前一天至数天的食物情况。其中以回顾调查前一天的食物消耗情况最为常用，又称为 24 h 回顾法。实际调查中，3 天连续调查方法应用较多，即每天对个体 24 h 内的食物摄入情况进行询问和记录，连续 3 天。本方法要求调查对象能准确回顾和描述过去 24 h 内所摄入的所有食物种类及数量，食物量可用家用量具、食物模型或食物图谱来估计。询问方式有调查员面对面询问、电话询问等。近年来我国大型营养调查中，对个体食物摄入状况进行估计常用此方法。其优点是调查时间短，调查对象回忆较为清楚，而且对调查对象文化程度要求不高，可用来评估人群的食物平均摄入量。但因为调查主要依赖应答者的记忆能力，因此不适合 7 岁以下的儿童与年龄较大的老人调查。调查之前必须对调查员进行培训，对调查标准进行统一，调查时应尽量取得调查对象的信任与合作，以尽可能获得最准确的调查结果。

膳食史回顾法用于评估个体每日总食物摄入量与不同时期的膳食模式。与膳食回顾法不同，膳食史回顾法不仅仅询问前几日的膳食情况，更多的是询问较长时期（1 个月、几个月、1 年甚至更长）的膳食习惯。如果膳食习惯随季节变动较大，应在不同季节分别询问，可以获得包括季节变化在内的长期膳食结构。

### （四）食物频率法

食物频率法或称食物频数法，是对调查对象在指定的一段时间内所吃食物的频率进行估计的方法。此方法常用于研究膳食结构与人群健康或某些疾病的关系，以问卷调查形式进行，包括定性、半定量和定量几种类型。问卷一般应包括两方面的内容，即食物名单和食物频率(一定时期内所食某种食物的次数)。根据研究目的确定调查的食物名单，如是对人群进行综合性膳食摄入状况评价，应采用调查对象的常用食物；如研究营养相关性疾病与膳食摄入的关系，则应重点调查与该疾病相关的几种食物或含有特殊营养素的食物。

通过食物频率调查，可以获得个体或群体平时食物摄入的种类和数量，反映该个体或群体长期的营养素摄入状况，尤其是对于研究膳食模式与慢性病之间的关系具有重要意义。但调查过程仍依赖调查对象对过去食物的回忆，可能存在一定误差，对食物的量化不够准确，且当前的膳食结构可能会影响其过去的膳食回顾，从而产生偏倚，使评价的准确性降低。

知识链接

### 化学分析法

膳食调查方法除了常用的称重法、记账法、询问法、食物频率法外，还有化学分析法。化学分析法主要用于营养代谢试验，研究食物中的特殊活性成分(如类黄酮、植物雌激素、类胡萝卜素等)与某些疾病之间的关系。化学分析法是在实验室测定调查对象一日摄入的全部食物中所含有的该营养成分含量，常用双份饭菜法，即制作两份相同的饭菜，一份供食用，一份用于分析。化学分析法代价高，不适用于大规模人群调查，故很少单独使用，常与其他调查方法结合使用。

## 二、膳食调查结果评价

### (一) 食物摄入量与膳食结构

计算调查对象的平均每日食物摄入量，便于应用食物成分表计算平均每日能量及各类营养素的摄入量。将调查对象在调查期间所摄入的全部食物量除以就餐人日数(调查对象用餐的天数)，按各类食物分别计算。在食物归类时，应注意有些食物要先进行折算，如计算奶类摄入量时，同时有奶粉和鲜奶摄入，应将奶粉按蛋白质含量折算成相当于鲜奶的量再相加。

然后，将计算结果与中国居民膳食指南和膳食宝塔进行对比，评价每日摄入的食物种类和数量是否达到需求。食物种类应以谷薯类为主，包含蔬菜类、动物性食物、豆类及其制品、乳类及其制品、油脂类，每类食物的摄入量达到中国居民膳食宝塔推荐的水平。

### (二) 膳食营养评价

1. 平均每人每日营养素摄入量的计算　按照食物成分表，分别计算各类食物所提供的能量与营养素，最后求和即为平均每人每日能量及各类营养素的摄入总量。计算时应注意所调查食物的量为生重还是熟重，是净重还是毛重(市品重)。若为熟重，应按生熟比值换算成生重计算；若为毛重，应按食物成分表中各种食物的可食部比例换算成净重计算。若调查的食物在食物成分表中查不到，可用近似食物的营养成分代替，但需注明。

2. 与中国居民膳食营养素参考摄入量(DRIs)比较评价　若为个体评价，将平均每人每日营养素摄入量的计算结果与DRIs的推荐摄入量(RNI)或适宜摄入量(AI)相比较，评价其各类营养素摄入量与需要量之间的关系。对于能量而言，若能满足其EER(平均能量需要量)的90%～110%即为充足，低于90%为不足；蛋白质、脂肪等其他营养素，若能满足其RNI或AI的80%及以上即为充足，低于80%为不足；若营养素摄入量超过其UL值，则为摄入过量。以上比较结果只能作为初步评价，因为个体膳食摄入情况大多为估算结果，必要时应结合个体体格测量或实验室生化测定结果进行综合评价，才能对个体营养状况作出全面准确的评价。

若为群体评价，主要是评估特定群体中人群摄入不足或摄入过量的比例，以及亚人群间摄入量的差别。对于有平均需要量(EAR)和RNI的营养素，摄入量低于EAR的人在整个群体中所占的百分比即为摄入不足的比例；对于没有RNI而只有AI值的营养素，只能比较人群的平均摄入量或中位摄入量与AI的关系，若平均摄入量等于或大于AI值，则认为人群中该营养素摄入不足的比例较低，若平均摄入量低于AI值，则无法判断。日常摄入量超过UL的人在总人群中所占的比例即为该人群中有过量摄入风险的比例。

3. 能量、蛋白质、脂肪的食物来源结构评价　计算每日能量的食物来源及营养素来源，评价能量来源结构是否合理。同时计算蛋白质、脂肪的食物来源，由此可对调查对象的基本食物结构进行初步评价。能量的食物来源可分为谷类、薯类、豆类、动物性食物、纯能量食物及其他6类，能量的营养素来源分为糖类、蛋白质、脂肪3类，蛋白质的食物来源可分为谷类、豆类、动物性食物及其他4类，脂肪的食物来源可分为动物性食物和植物性食物2类。

## 第三节　体格测量指标与评价

体格大小和生长速度可以灵敏地反映机体的营养状态，人体测量数据可以用来评价群体或个体营养状况，尤其是学龄前儿童的体格测量比较规范，其体测结果对整个人群的营养状况反映比较灵敏，所需费用相对低廉，常被用来作为某个地区人群营养状况的代表指标。因此，营养状况体格检查常用于评价调查者的身体发育状况，以及有无与营养相关的肥胖问题等。具体检查项目应根据调查目的及调查对象而确定，常用的有身高(身长)、体重、皮褶厚度、坐高、上臂围、小腿围、腰围、臀围等，其中以身高、体重、皮褶厚度、腰围和臀围等较为常用。

### 一、常用体格测量指标

#### (一) 身高(身长)

身高与多种因素有关，除遗传外，机体的营养状况在一定程度上会影响身高值，故身高常作为评价个体及群体营养状况的必测项目指标。

身高指从头顶点到地面的垂直距离，即立位时头、颈、躯干及下肢的总长度。3 岁以下儿童测量身长(卧位长)，3 岁以上测量身高。测量身长所用仪器为卧式量板或量床；测量身高的仪器为身高坐高计，也可用固定于墙上的软尺测量。测量前，测量人员应对测量仪器进行检查并校正，保证测量的准确性。

测量身长时，儿童应脱去鞋帽和厚衣裤，仰卧于量板中线上，固定儿童头部使其接触头板。测量者立于右侧，左手置于儿童膝部固定，右手滑动滑板使其紧贴儿童足跟，然后读数即可。

测量身高时，测量对象应脱去鞋子，躯干自然挺直，头部正直，眼睛平视前方，耳屏上缘和眼眶下缘呈水平位。上肢自然下垂，左右足跟并拢，前端分开呈大约 60°角，脚跟、骶骨部、两肩胛下角同时接触立柱。测量者立于右侧，将水品压板轻轻沿立柱下滑，轻压于受试者头顶，然后双眼与压板平面等高读数，以 cm 为单位，精确到小数点后一位即可。

(二) 体重

体重与营养状况关系密切，也是营养调查体格测量中必测项目指标之一。体重的测量采用杠杆秤，7 岁以下儿童可用杠杆式体重计，婴儿可用盘式杠杆式体重计。每次测量前应检验杠杆秤的准确度和灵敏度，要求误差不超过 0.1%(每 100 kg 不超过 0.1 kg)。

体重在一天中会随时间而发生一定波动，饮食、排泄、出汗等可也导致体重发生改变，一般晨起空腹后体重相对较稳定，为测量体重的最佳时间。在大规模人群调查中，难以全部按照此时间进行测量，但也应固定一个时间进行，如每天上午 10:00 或下午 3:00。测量前受试者不得进行体育活动和体力劳动，至少禁食 1 h 以上，并排空尿液和粪便，脱去长衣、长裤和鞋袜，站立于杠杆秤中央，测量人员放置适当砝码并移动游码至刻度尺平衡。读数以 kg 为单位，精确到小数点后一位。

(三) 皮褶厚度

皮褶厚度常用来估计体内脂肪含量，是衡量营养状况尤其是消瘦和肥胖程度的重要指标。测量仪器为皮脂计，测量时受试者自然站立，肌肉不要紧张，测量部位充分暴露，皮褶计与被测部位保持垂直，不要用力按压。在测量部位用左手拇指和示指将被测部位皮肤连同皮下组织轻轻夹提起来，在该皮褶提起点的下方 1 cm 处用皮褶计测量其厚度，右拇指松开皮褶计卡钳钳柄，使钳尖部分充分夹住皮褶，皮褶计指针回落后读数。在一个测量部位需连续测量 3 次，取其平均值。

皮褶厚度的测量部位有上臂肱三头肌部、肱二头肌部、肩胛下角部、腹部、髂嵴上部等，其中以肱三头肌部、肩胛下角部、腹部 3 个部位较为重要，可分别反映机体肢体、躯干、腰腹等部位的皮下脂肪堆积情况。肱三头肌部测量部位为左上臂中点，即从左肩峰至尺骨鹰嘴连线中点，肩胛下角部测量部位为左肩胛下角 1 cm 处，腹部测量部位为距脐左方 1 cm 处，将皮肤和皮下组织与正中线平行捏起进行测量。

（四）腰围和臀围

腰围和臀围是反映腹部肥胖程度的重要指标，均用无伸缩性材料制成的卷尺测量。测量时，被测者自然站立，平视前方，保持自然呼吸状态，放松四肢，勿用力挺胸或收腹。腰围测量是选取肋骨下缘最低点和髂前上嵴最高点连线中点，以此中点用卷尺水平绕腰一周测量读数；臀围是选取臀部向后最突出部位，用卷尺水平绕臀一周测量读数。

## 知识链接

### 其他体格测量指标

1. 坐高　为头顶到坐骨结节的长度，用身高坐高计测量。测量时，被测者坐于身高坐高计的坐板上，骶骨部、两肩胛部紧靠立柱，躯干自然挺直，测量方法与身高相同。

2. 胸围　测量采用塑料带尺，使用前经钢卷尺校对。测量时，被测者自然站立，两脚分开与肩同宽，双肩放松，两上肢自然下垂，平静呼吸。测量人员将带尺上缘经背部肩胛下角下缘向胸前围绕一周，松紧以不压迫皮肤为宜，于呼气末或吸气前测量。男生及未发育女生，带尺下缘在胸前沿乳头上缘；已发育女生，带尺下缘在乳头上方与第 4 肋骨平齐。

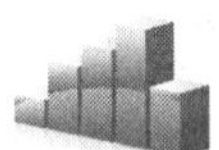

护理专业教学资源库/课程中心/营养与膳食/教学内容/学习单元 6-营养调查/教学图片

## 二、体格测量结果评价

对体格测量结果，可分别进行单项指标评价，也可进行综合评价。

（一）身高

主要用于儿童评价。儿童若长时间处于慢性营养不良，可导致生长发育迟缓，身高（身长）会比同龄儿童低。对身高（身长）的评价，可反映儿童较长时期的营养水平。我国目前多采用世界卫生组织推荐，美国国家卫生统计中心提出的身高数值作为参考标准。

具体评价方法有平均值法、中位数百分比法、标准差法、百分位数法等。平均值法是将调查结果所得平均值直接与参考标准比较，需要较大样本量，不常应用。中位数百分比法是计算调查儿童的身高数值达到同年龄、性别参考标准中位数的百分比，评价其生长状况。标准差法是将参考标准平均值加减 1 个和 2 个标准差，分成 6 个等级，在平均值加 1 个标准差以上为中上等。用百分位数法评价时，在参考标准的第 75 位百分数以上为中上等。

（二）体重

体重可反映机体近期及远期的营养状况，评价方法与身高相似，也可用标准体重和体质指数进行评价。

1. 标准体重　按年龄的标准体重计算公式如下。

婴幼儿：0～6 个月　婴儿：体重(kg)＝出生体重＋月龄×0.7

7～12 个月　婴儿：体重(kg)＝出生体重＋6×0.7＋(月龄－2)×0.5

2～12 岁幼儿：体重(kg)＝(年龄－2)×2＋12＝年龄×2＋8

12 岁以上幼儿：标准体重(kg)＝身高(cm)－105

评价标准：在标准体重±10%范围内为正常，标准体重的 80%～90%为偏瘦，标准体重的 80%以下为营养不良，标准体重 110%～120%为超重，标准体重 120%以上为肥胖。

2. 体质指数(BMI)　是评价 18 岁以上成人营养状况的常用指标。BMI 可反映机体胖瘦程度，与皮褶厚度、上臂围等其他营养状况指标相关性也很高。计算公式为：

$$BMI = 体重(kg)/身高(m)^2$$

中国人 BMI 判断标准：<18.5 为体重过低，18.5～23.9 为体重正常，24.0～27.9 为超重，≥28.0 为肥胖。

3. 体脂含量　可用肱三头肌部皮褶厚度评价各年龄组体内脂肪含量。成年男性 10～40 mm 为适宜，<10 mm 为瘦弱，>40 mm 为肥胖；成年女性 20～50 mm 为中等，<20 mm 为瘦弱，>50 mm 为肥胖。

4. 腰臀比(waist/hip ratio，WHR)　计算腰围与臀围的比值，可用来评价是否有腹型(又称中央型、内脏型)肥胖。中国人有相当部分 BMI 在正常范围，但可能已经有腹部内脏脂肪堆积或分布异常，从而计算腰臀比可更全面反映机体的肥胖程度。正常成年男性 WHR<0.9，成年女性<0.85，超过此数值即可能有腹型肥胖。

## 第四节　营养缺乏病的临床体征检查

营养缺乏病即机体因长期缺乏一种或几种营养素所致，会出现一系列的临床症状和体征。检查者运用自己的感官或借助检查器具进行营养缺乏病的临床体征检查，观察与营养状况有关的症状、体征，对被检查者的健康和营养状况作出正确评价。通过对被检查者的脸色、体型、精神状态的观察，可对其营养状态作出初步估计；然后详细检查头发、眼、唇、口腔和皮肤，观察有无营养缺乏病的体征，进而确定是否有营养素缺乏及是何种营养素缺乏。

具体检查方法与临床检查方法基本一致，包括视诊、触诊、听诊、叩诊和嗅诊，以视诊最为重要。应在室温适宜且安静的环境中进行检查，并最好以自然光线作为照明，避免因人工光线影响皮肤、黏膜和巩膜颜色的观察。被检查者仰卧，检查时动作应轻柔细致，按一定顺序进行检查。通常先观察一般情况，然后依次检查头、颈、胸、腹、脊柱、四肢、生殖器、神经系统等，避免不必要的重复或遗漏。临床常见体征与可能的营养素缺乏之间的关系见表 6-4-1。

表 6-4-1　常见体征与营养素缺乏之间的关系

| 部位 | 体征 | 缺乏营养素 |
|---|---|---|
| 全身 | 消瘦、水肿或发育不良 | 能量、蛋白质、锌 |
| | 贫血 | 蛋白质、铁、叶酸、维生素 $B_{12}$、维生素 $B_6$、维生素 C |
| 生长发育 | 体格矮小 | 蛋白质、能量 |
| | 性腺功能减退或发育不良 | 锌 |
| 头发 | 干燥、脱发、稀疏、无光泽 | 蛋白质、铁、叶酸，维生素 $B_{12}$、维生素 $B_6$、维生素 $B_2$、维生素 C，必需脂肪酸、锌 |
| 眼 | 角膜干燥、夜盲、毕脱斑 | 维生素 A |
| | 睑缘炎 | 维生素 $B_2$、维生素 A |
| 唇 | 口角炎、口唇炎 | 维生素 $B_2$、烟酸 |
| 舌 | 舌炎、舌猩红 | 维生素 $B_2$、维生素 $B_{12}$、烟酸 |
| | 舌肉红、地图舌 | 维生素 $B_2$、烟酸 |
| 牙龈 | 牙龈炎、出血、肿胀 | 维生素 C |
| 甲状腺 | 肿大 | 碘 |
| 指甲 | 反甲、舟状指、指甲变薄 | 铁 |
| 皮肤 | 干燥、粗糙、毛囊角化过度 | 维生素 A |
| | 淤点、淤斑 | 维生素 C、维生素 K |
| | 脂溢性皮炎 | 维生素 $B_2$ |
| | 皮炎（红斑摩擦疹） | 烟酸 |
| 骨骼 | 鸡胸、串珠胸、O 型腿、X 型腿、骨软化 | 维生素 D |
| 神经 | 多发性神经炎、球后神经炎 | 维生素 $B_1$ |
| | 中枢神经系统失调 | 维生素 $B_{12}$、维生素 $B_6$ |
| 循环 | 水肿 | 维生素 $B_1$、蛋白质 |
| | 右心肥大、舒张压下降 | 维生素 $B_1$ |

## 第五节　营养状况的实验室检查

营养状况的实验室检查是指借助生化、生理等实验手段，测定人体内各种营养素水平，准确了解机体有无营养素缺乏或过剩。从营养不良的发生发展过程来看，人体缺乏某种营养素，会先引起一系列生理、生化功能的改变，而后再出现典型的营养缺乏病的临床表现。在出现临床表现之前的营养素缺乏阶段称之为亚临床营养缺乏，在这个阶段，只有通过实验室检查，包括对体液（主要是血液）、排泄物（主要是尿液）中营养素或其代谢产物及与其相关的化学成分水平的测定，才能对机体的营养状况作出正确判断。因此，根据营养状况的实验室检查结果，结合膳食调查、体格测量、临床体征检查结果，进行综合分析，通常能对机体的营养状况作出全面评价，尤其是对早期发现营养不良或营养过剩，并进行及时干预，具有非常重要的意义。人体营养水平实验室测定项目指标及其参考值见表 6-5-1。

表 6-5-1　人体营养水平实验室测定项目指标及参考值

| 营养素 | 检测指标 | 参考值 |
|---|---|---|
| 蛋白质 | 血清总蛋白 | 60～80 g/L |
| | 血清清蛋白 | 35～55 g/L |
| | 血清球蛋白 | 20～30 g/L |
| | 白/球蛋白比值 | (1.5～2.5)：1 |
| 血脂 | 总脂 | 4 000～7 000 mg/L |
| | 血清三酰甘油 | 0.56～1.7 mmol/L |
| | 血清总胆固醇 | 2.84～5.68 mmol/L(成人)<br>3.12～5.2 mmol/L(儿童) |
| | 高密度脂蛋白胆固醇 | 0.94～2.0 mmol/L |
| | 低密度脂蛋白胆固醇 | 2.07～3.12 mmol/L |
| | 血清游离脂肪酸 | 0.2～0.6 mmol/L |
| 钙 | 血清钙 | 2.25～2.75 mmol/L<br>(游离钙 1.125～1.375 mmol/L) |
| 铁 | 血红蛋白 | 120～160 g/L(成年男性)<br>110～150 g/L(成年女性) |
| | 血清铁蛋白 | 15～200 μmol/L(男性)<br>12～150 μmol/L(女性) |
| | 血清铁 | 13～31 μmol/L(男性)<br>9～29 μmol/L(女性) |
| | 血清运铁蛋白饱和度(%) | 33%～35% |
| 锌 | 发锌 | 125～250 μg/g |
| | 血浆锌 | 800～1 100 μg/L |
| | 红细胞锌 | 180.5～272.8 μmol/$10^{10}$个 |
| 碘 | 促甲状腺激素 | 2～10 mU/L |
| | 尿碘 | 缺乏：<100 μg/L(儿童)<br><150 μg/L(孕妇、哺乳妇女) |
| 维生素 A | 血清视黄醇 | 儿童>300 μg/L，成人 200～500 μg/L<br>儿童<200 μg/L，成人<100 μg/L 为缺乏 |

续表

| 营养素 | 检测指标 | 参考值 |
|---|---|---|
| 维生素 D | 血浆 25 - OH - $D_3$ | 20～150 mmol/L |
| | 血浆 1,25 -$(OH)_2$ - $D_3$ | 10～60 pg/ml |
| 维生素 $B_1$ | 24 h 尿中排出量 | >100 μg |
| | 4 h 负荷尿中排出量 | ≥200 μg,<br>100～200 μg 为不足,<100 μg 为缺乏 |
| 维生素 $B_2$ | 24 h 尿中排出量 | >120 μg |
| | 4 h 负荷尿中排出量 | ≥1 300 μg,<br>400～800 μg 为不足,<400 μg 为缺乏 |
| 维生素 C | 血浆维生素 C 含量 | 34～114 μmol/L |
| | 4 h 负荷尿中排出量 | >13 mg,5～13 mg 为不足,<5 mg 为缺乏 |

## 第六节　营养调查的综合评价

根据膳食调查、体格测量、临床体征检查、实验室检查四方面的资料，可对被调查者的营养状况作出综合评价。有以下几种情况。

1. 四方面调查结果相一致。如膳食调查发现维生素 A 摄入不足，临床检查发现暗适应能力下降，结膜干燥，皮肤发生角化过度的毛囊性丘疹等表现，儿童或伴有生长发育迟缓，生化测定血清视黄醇低下，可诊断为维生素 A 缺乏病。对于此类情况，应采取综合措施改善机体的营养状况，除对膳食进行调整增加摄入外，还应根据临床症状的严重程度采取相应治疗方法。

2. 膳食调查结果显示某种营养素供给充足，但体格检查或生化检测结果均表明机体有该营养素缺乏。其可能的原因如下。

(1) 机体患有某些消化系统疾病或肾疾病，导致对该营养素吸收利用障碍或吸收正常但排出过多。对于此类情况，除改善膳食增加摄入外，更重要的是及时采取措施治疗及消除引起该营养素缺乏的基础疾病。

(2) 食物营养素供给充足，但由于烹饪方法不当，导致该营养素损失和破坏，从表面上看没有营养素不足，但机体实际摄入和吸收的营养素水平低于正常生理需要。如多采用高温煎、炸等烹饪方式，可导致营养素大部分破坏和流失，应改进烹调方法，多采用蒸、煮、凉拌、大火快炒等方式，以减少营养素的损失。

(3) 调查之前有营养素缺乏，但调查时膳食结构已经发生改变。

3. 膳食调查发现有某种营养素供给不足，实验室生化检查也发现有该营养素缺乏或边缘缺乏，但尚无典型临床缺乏病的症状、体征出现。或者只有膳食调查提示有营养素不足，但尚无临床表现，也无实验室证据。这种情况是由于该营养素缺乏时间比较短，还处于亚临床阶段或边缘缺乏阶段，若及时采取干预措施，调整膳食结构增加摄入，可以达到早期纠正和改善营养状况的目的。

## 小　结

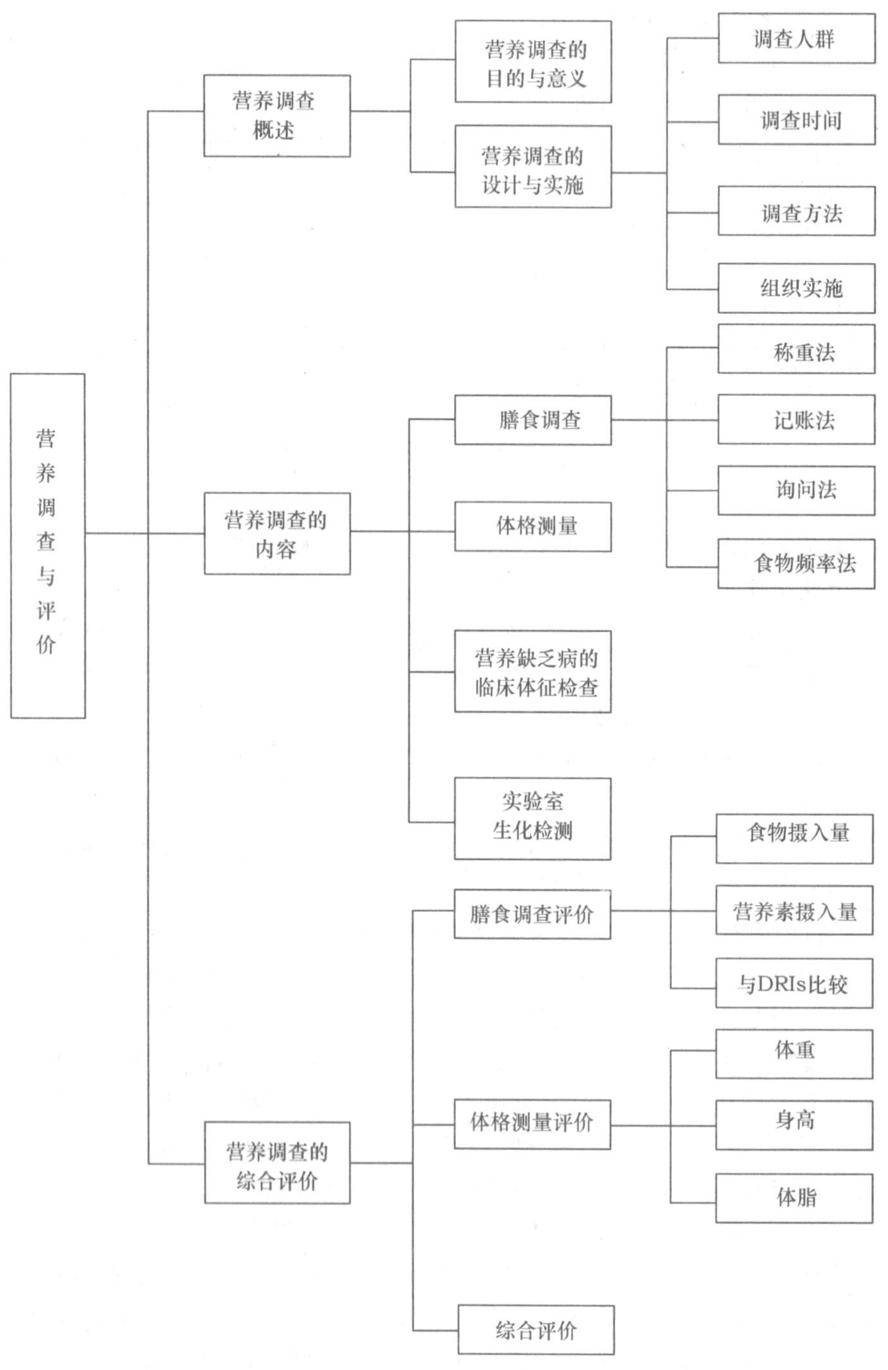

## 思考题

1. 如何准确了解人群的营养状况,其关键步骤是什么?
2. 简述营养调查的内容。
3. 如何正确评价人体的营养状况?

(王　丹)

# 第七章 临床营养

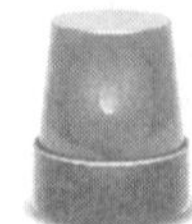

学习目标：

1. 了解医院膳食的种类及各类的特点。
2. 掌握各类医院膳食的适用对象及膳食要求。
3. 熟悉营养支持的意义、对象、途径与方式。
4. 掌握肠内营养和肠外营养的适应证、禁忌证、并发症及处理原则。
5. 能根据医院不同病人的情况给予膳食指导。

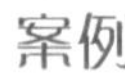

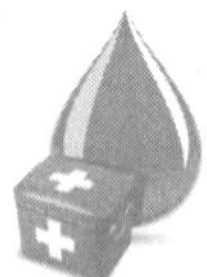

患者，男性，50 岁。因消化道溃疡伴有黑便住院。

病史：近期体重下降，进食较少，无其他传染病或慢性病。双肺呼吸音清晰，心律整齐，心脏未闻及杂音，腹软，肝脾无增大。

体格检查：身高 170 cm，体重 53 kg，上臂围 23.7 cm，上臂肌围 20.6 cm，消瘦，踝部轻度水肿。

实验室检查：血清清蛋白 30 g/L，肌酐/身高指数<90%，细胞免疫功能低下。

【思考】

1. 消化道溃疡应选用何种医院膳食？该膳食有何要求？
2. 黑便应选用何种试验膳食及膳食要求有哪些？
3. 该患者选用何种治疗膳食比较合适？
4. 应采用何种方式对患者进行营养状况的改善？

## 第一节 概　　述

临床营养是针对病人的营养，也称为治疗营养。临床营养是研究和利用食物中所含的营养成分及食物的烹调方法来协助疾病的治疗。用营养手段进行疾病的治疗和康复，是现代医院的最基本要求。临床营养就是根据疾病的诊断、病情及其他有关情况，在正常生理需要量的基础上，恰如其分地调整和提出临床需要的营养方案，并通过合理的膳食安排、食物的调配、科学的烹调方法和适宜的膳食制度，对病人进行膳食营养治疗，以改善代谢紊乱、增强抗病能力，达到促使疾病好转或痊愈的目的。

营养对于疾病有全方位的作用和影响，同一种疾病有时需要不同的营养措施。因此，医院应根据病人的病情需要，供给相应的膳食。

住院病人的病情有轻重之分，消化吸收功能也不一样，有的病人需要进行手术治疗，有的按一般疗法即可，故必须按不同的病情提供营养治疗方案。

## 一、营养治疗的目的

1. 调整能量及营养素供给　根据疾病的需要，利用能量和某种营养素的增加或减少以达到治疗或辅助治疗疾病的作用。如高蛋白质和高能量膳食可以使消瘦者体重增加；对手术前后病人的营养进行适当调整，有利于手术的进行及术后的康复。

2. 减轻体内脏器负荷　限制食盐、蛋白质及水分的摄入量，可以减轻急性肾小球肾炎病人肾的负担。

3. 调整代谢失常　对于代谢紊乱或内分泌失调的病人，通过控制某种营养素的摄入，有利于病情的稳定。如糖尿病病人主要是因胰岛素分泌绝对或相对不足，引起三大营养素、水电解质代谢紊乱，可以通过控制糖类摄入，调整三大营养素的比例，使病情得以缓解和稳定。

4. 辅助诊断　临床上利用试验膳食以协助诊断疾病，如大便隐血试验餐、胆囊造影餐等可协助诊断消化道、胆囊和肾疾病。

## 二、营养护理原则

1. 积极开展健康教育　利用多种方式积极开展健康教育，充分利用多媒体、录像、幻灯、图片以及食品模具等手段，对集体和个人开展营养知识讲座，宣传普及营养保健、营养与疾病的关系等知识。

2. 开展营养咨询和膳食指导　如对门诊病人进行膳食营养指导，以增强病人的营养保健意识；对住院病人给予相应的膳食治疗，并随时观察膳食治疗效果，及时提供营养咨询意见和调整膳食治疗方案。

3. 合理的膳食配制　首先应了解病人的一般情况，包括年龄、性别、膳食习惯和经济条件等，以及有无药物和食物过敏史，根据不同疾病的营养需要，制订符合营养治疗原则和食品卫生要求的膳食治疗计划。

4. 指导科学的食物烹调　在食物加工时，应根据食物性质选择相应的烹调方法。饭菜应做到色、香、味、形俱佳和品种多样化，从而有利于增进食欲，有助于消化吸收。

5. 深入病房　在病人接受治疗膳食后，应随时观察和掌握病人的反应，以便对发生的过敏反应和不耐受反应等症状及时处理。对于实施营养支持的危重病人，应认真做好严密的观察并做好记录。

## 第二节 病人膳食

病人膳食是医院对病人实施营养供给和营养治疗的基本载体。病人膳食的质量是否符合病人的病理生理需要，其管理水平高低和管理措施是否得当，都会直接影响对病人实施营养治疗的效果。病人膳食种类很多，根据用途和作用的不同分为医院常规膳食、常用治疗膳食和常用试验膳食三大类。

### 一、医院常规膳食

医院常规膳食又称医院基本膳食，是住院病人常用膳食，也是使用最广泛的膳食。一般包括 4 种形式：普通膳食、软食、半流质膳食和流质膳食。基本膳食是医院中的一切膳食（包括治疗膳食、试验膳食以及特殊膳食）的基本形式。

#### （一）普通膳食

普通膳食简称普食，与健康人平时所用膳食基本相同。膳食结构应符合平衡膳食原则，能量及各类营养素必须充足供应。普食在医院内应用范围最广，占住院病人膳食的 50%～65%。

1. 适用范围　主要适用于体温正常或接近正常，无咀嚼或消化吸收功能障碍，无特殊膳食要求，不需限制任何营养素的病人及产妇。

2. 膳食要求

（1）保持平衡膳食，饮食中能量要充足，各种营养素种类齐全，数量要充足，相互间比例要适当，以保证饮食的平衡和满足机体对营养素的需要。住院病人活动较少，一般每日 7.53～9.61 MJ（1 800～2 200 kcal）。实际应用时要根据个体差异（如年龄、身高、活动量等）适当调整。

（2）食物品种多样化，讲究烹调方法，保持色、香、味、形良好，以增进食欲。

（3）合理分配食物量：将全天膳食适当地分配于三餐中，一般能量分配比例为早餐 25%～30%，午餐 40%，晚餐 30%～35%。

（4）食物选择

1）可用食物：粮谷类、鱼虾类、肉禽类、豆类及豆制品、奶类及奶制品、各种蔬菜、瓜果、根茎类、薯类。

2）忌用食物：容易引起变态反应的食品，烟熏等不恰当的烹调方法制成的食品。

普食食谱举例见表 7-2-1。

#### （二）软食

软食比普食更容易消化，特点是质地软、少渣、易咀嚼，是由半流质膳食向普食过渡的中间膳食。

1. 适用范围　软食适用于：① 轻度发热、消化不良、咀嚼不便（如拔牙）等不能进食大块食物者；② 老年人以及 3～4 岁小儿；③ 痢疾、急性肠炎等恢复期病人；④ 肛门、结肠及直肠术后恢复期病人等。

表 7-2-1　一日食谱(普食)中主要营养素摄入量

| 餐次 | 饭菜名称 | 食物名称 | 数量(g) | 蛋白质(g) | 能量(kJ) | 钙(mg) | 铁(mg) | 维生素 $B_1$(mg) | 维生素C(mg) |
|---|---|---|---|---|---|---|---|---|---|
| 早餐 | 小米粥 | 小米 | 50 | 4.5 | 749 | 20 | 2.5 | 0.17 | - |
| | 花卷 | 标准粉 | 50 | 5.6 | 720 | 16 | 1.8 | 0.14 | - |
| | 盐水黄豆 | 大豆 | 50 | 12.4 | 1 178 | 20 | 1.1 | 0.36 | 1 |
| 午餐 | 米饭 | 标准米 | 150 | 11.8 | 2 178 | 15 | 2.4 | 0.14 | - |
| | 蘑菇肉丝 | 鲜蘑菇 | 100 | 1.4 | 96 | 15 | 0.7 | 0.03 | 62 |
| | | 瘦猪肉 | 50 | 10.2 | 299 | 3 | 1.5 | 0.27 | - |
| | 汤 | 西红柿 | 100 | 0.9 | 79 | 10 | 0.4 | 0.03 | 19 |
| | | 鸡蛋 | 50 | 6.4 | 327 | 22 | 1.2 | 0.07 | - |
| | 烹调油 | 植物油 | 15 | - | 564 | 3 | 0.3 | - | - |
| 晚餐 | 米饭 | 标准米 | 170 | 13.4 | 2 468 | 20 | 2.7 | 0.15 | - |
| | 白菜煮豆腐 | 小白菜 | 100 | 1.5 | 63 | 90 | 1.9 | 0.02 | 28 |
| | | 豆腐 | 200 | 16.2 | 678 | 328 | 3.8 | 0.08 | - |
| | 炒茄子 | 茄子 | 100 | 1.4 | 38 | 5 | - | - | - |
| | 烹调油 | 植物油 | 10 | - | 376 | 2 | 0.2 | - | - |
| | 合　计 | | | 85.7 | 9 813 | 569 | 20.5 | 1.46 | 110 |

注:蛋白质供能占能量的 15%,脂肪供能占能量的 26%,糖类供能占能量的 59%。
早餐供能占能量的 27%,午餐供能占能量的 36%,晚餐供能占能量的 37%。

2. 膳食要求

(1) 平衡膳食:软食也应符合平衡膳食原则,各类营养素应该满足病人的需求。软食每日提供的能量通常为 9.21～10.04 MJ(2 200～2 400 kcal),各类营养素含量不低于普通饮食,每日饮食一般一日三餐,在经济条件许可时,下午增加一餐点心。

(2) 食物易消化:软食应细软、易咀嚼、易消化,不宜用膳食纤维和动物肌纤维多的食物,若必须用,宜切碎、煮烂。

(3) 注意补充维生素和矿物质:软食中的蔬菜及肉类均需切碎、煮烂,使维生素和矿物质损失较多,应多补充菜(果)汁、菜(果)泥等,以保证足够的维生素和矿物质供给量(达到 DIRs 标准即可)。

(4) 食物选择

1) 可用食物:面条、馄饨、软饭,软馒头等面食,肉丝、肉糜、红烧鱼、鸡丝等易烂的肉类食物,蛋类;碎菜、冬瓜、土豆丝等易烂少纤维的瓜菜,牛奶、酸奶、豆腐、豆腐干等。

2) 不用和少用食物:强烈刺激性调味品和油炸的食物,大块的肉、禽,豆芽、韭菜、油炸馒头等咀嚼不便的食物。

软食食谱举例见表 7-2-2。

表 7-2-2　一日食谱(软食)中主要营养素摄入量

| 餐次 | 饭菜名称 | 食物名称 | 数量(g) | 蛋白质(g) | 能量(kJ) | 钙(mg) | 铁(mg) | 维生素$B_1$(mg) | 维生素C(mg) |
|---|---|---|---|---|---|---|---|---|---|
| 早餐 | 豆浆 | 豆浆 | 300 | 5.4 | 178 | 30 | 1.5 | 0.06 | - |
| | 蛋糕 | 标准粉 | 50 | 5.6 | 720 | 16 | 1.8 | 0.14 | - |
| 加餐 | 牛奶 | 牛奶 | 200 | 6.0 | 452 | 208 | 0.6 | 0.06 | 2 |
| | 面包 | 标准粉 | 50 | 5.6 | 720 | 16 | 1.8 | 0.14 | - |
| 午餐 | 煮烂饭 | 标准米 | 100 | 7.4 | 1 448 | 13 | 2.3 | 0.11 | - |
| | 肉元焖冬瓜 | 猪肉 | 70 | 9.2 | 1 157 | 4 | 1.1 | 0.15 | - |
| | | 冬瓜 | 100 | 0.4 | 46 | 19 | 0.2 | 0.01 | 18 |
| 晚餐 | 馒头 | 标准粉 | 100 | 7.4 | 1 448 | 13 | 2.3 | 0.11 | - |
| | 粉丝炒蛋 | 粉丝 | 50 | 0.4 | 701 | 16 | 3.2 | 0.01 | - |
| | | 鸡蛋 | 50 | 6.7 | 301 | 28 | 1.0 | 0.06 | - |
| | 番茄豆腐汤 | 番茄 | 100 | 0.9 | 79 | 10 | 0.4 | 0.03 | 19 |
| | | 豆腐 | 150 | 12.2 | 508 | 246 | 2.9 | 0.06 | - |
| | 全天烹调油 | 植物油 | 20 | - | 751 | 4 | 0.3 | - | - |
| | 合　计 | | | 67.2 | 8 509 | 623 | 19.4 | 0.94 | 39 |

注：蛋白质供能占能量的13%，脂肪供能占能量的28%，糖类供能占能量的59%。

### (三) 半流质膳食

半流质膳食是介于软食与流质膳食之间，外观呈半流体状态，细软，比软饭更易消化，多采用限量、多餐次的进餐形式。

1. 适用范围　适用于发热较高，消化不良、腹泻等消化道疾病病人，口腔疾病，咀嚼和吞咽困难、耳鼻喉术后病人，身体虚弱者等。

2. 膳食要求

(1) 食物必须呈半流质状或羹状，便于吞咽及咀嚼，易消化吸收。

(2) 半流质膳食所提供的能量一般每天6.28～7.53 MJ(1 500～1 800 kcal)。

(3) 遵循少量多餐原则，每天5～6餐，注意品种多样化，主食定量，一般全天不超过300 g。

(4) 制备少渣半流质膳食时需严格限制膳食纤维的摄入量，蔬菜、水果宜制成汤、汁、冻、泥等形式。

(5) 食物选择

1) 可用食物：粥类、面条、馄饨、藕粉、肉泥、蛋片、乳类、豆浆、豆腐脑、豆腐、菜末粥、水果泥等。

2) 不用和少用食物：含粗纤维多的食物、粗粮、大块的肉和咀嚼吞咽不便的食物。

半流质食谱举例见表 7－2－3。

表 7－2－3　一日食谱(半流质)中主要营养素摄入量

| 餐次 | 饭菜名称 | 食物名称 | 数量(g) | 蛋白质(g) | 能量(kJ) | 钙(mg) | 铁(mg) | 维生素 $B_1$(mg) | 维生素 C(mg) |
|---|---|---|---|---|---|---|---|---|---|
| 早餐 | 小米粥 | 小米 | 50 | 4.5 | 749 | 20 | 2.5 | 0.17 | - |
| | 卤鸭蛋 | 鸭蛋 | 50 | 6.7 | 301 | 28 | 1.0 | 0.06 | - |
| 加餐 | 牛奶 | 牛奶 | 200 | 6.0 | 452 | 208 | 0.6 | 0.06 | 2 |
| | 软馒头 | 标准粉 | 50 | 5.6 | 720 | 16 | 1.8 | 0.14 | - |
| 午餐 | 馄饨 | 标准粉 | 100 | 11.2 | 1 439 | 31 | 3.5 | 0.28 | - |
| | | 猪肉 | 50 | 9.7 | 270 | 3 | 11.3 | 0.10 | 9 |
| | | 小白菜 | 50 | 0.5 | 40 | 5 | 0.2 | 0.01 | 9.5 |
| 加餐 | 藕粉 | 藕粉 | 50 | 0.1 | 778 | 4 | 8.9 | - | - |
| | | 蔗糖 | 15 | 0 | 251 | 3 | 0.1 | 0 | - |
| 晚餐 | 番茄猪肝面 | 标准粉 | 100 | 11.2 | 1 439 | 31 | 3.5 | 0.28 | - |
| | | 猪肝 | 50 | 6.6 | 826 | 3 | 0.8 | 0.11 | - |
| | | 番茄 | 50 | 0.8 | 31 | 45 | 0.9 | 0.01 | 14 |
| | 全天饮料※ | VC 橘汁 | 50 | 0.1 | 199 | 2 | 0.1 | 0 | 93.5 |
| | 合计 | | | 63 | 7 495 | 399 | 35.2 | 1.22 | 128 |

注:蛋白质供能占能量的 14%,脂肪供能占能量的 18%,糖类供能占能量的 68%。

※主要为补充因过度烹调而损失的维生素 C。

### (四) 流质膳食

流质膳食亦称流质,是极易消化、含渣很少、为液体或在口腔内能融化为流体状态的膳食。医院常用流质膳食一般分 5 种,即流质、浓流质、清流质、冷流质和不胀气流质(忌甜流质)。

1. 适用范围　适用于高热、急性传染病病人,无力咀嚼者,极度衰弱、病情危重者,术后病人以及肠道手术术前准备等。由肠外营养向肠内营养过渡初期,宜先采用不胀气流质或清流质。清流质也可用于急性腹泻和严重衰弱的病人。口腔、额面部、颈部术后宜进食浓流质。喉部术后 1～2 天宜进食冷流质。

2. 膳食要求

(1) 流质膳食属不平衡膳食,所提供的能量及营养素均不足。每天总能量为 3.30～5.86 MJ(790～1 400 kcal),所供营养素不足,只能短期(1～2 天)使用。如需较长期进食流质,则应改用配方膳。

(2) 流质食物均应呈液体状态或易于溶化为液体,易消化,易吞咽,同时应甜、咸适宜,以增进食欲。

(3) 每餐液体量以 200～250 ml 为宜,每日 6～7 餐,特殊情况按医嘱执行。

(4) 常用的流质食物

1) 一般流质食物如米汤、米(面)糊、豆腐脑,豆浆、各类肉汤、牛奶、果汁、麦乳精等。

2) 清流质为不含渣滓、不产气的液体食物,如米汤、藕粉等。

3) 浓流质为无渣较稠食物,如奶粉冲麦乳精、米(面)糊、牛奶。

4) 冷流质可用冰淇淋、冰砖、水果冻、冷米汤、冷藕粉等。

流质食谱举例见表 7-2-4。

**表 7-2-4 一日食谱(流质)中主要营养素摄入量**

| 餐次 | 饭菜名称 | 食物名称 | 数量(g) | 蛋白质(g) | 能量(kJ) | 钙(mg) | 铁(mg) | 维生素 $B_1$(mg) | 维生素 C(mg) |
|---|---|---|---|---|---|---|---|---|---|
| 早餐 | 甜牛奶 | 牛奶 | 200 | 6.0 | 452 | 208 | 0.6 | 0.06 | 2 |
| | | 蔗糖 | 20 | 微 | 331 | 微 | 0.04 | 微 | - |
| 加餐 | 甜麦乳精 | 麦乳精 | 250 | 4.5 | 135 | 25 | 1.3 | 0.05 | - |
| | | 蔗糖 | 20 | 微 | 331 | 微 | 0.04 | 微 | - |
| 午餐 | 蒸鸡蛋 | 鸡蛋 | 50 | 6.4 | 327 | 22 | 1.2 | 0.07 | - |
| | | 油 | 5 | - | 189 | - | - | - | - |
| 加餐 | 甜豆浆 | 豆浆 | 30 | 2.6 | 534 | 44 | 1.2 | 0.02 | - |
| | | 蔗糖 | 20 | 微 | 331 | 微 | 0.04 | 微 | - |
| 晚餐 | 藕粉 | 藕粉 | 30 | 0.06 | 467 | 2.4 | 5.4 | - | - |
| | | 蔗糖 | 20 | 微 | 331 | 微 | 0.04 | 微 | - |
| 加餐 | 淡米汤 | 标准米 | 10 | 0.9 | 144 | 0.9 | 0.1 | 0.02 | - |
| | 合计 | | | 20.46 | 3 572 | 302.3 | 9.96 | 0.22 | 2 |

注:若全天另外添加 VC 橘汁 50 g(市售),可补充能量近 200 kJ 及维生素 C 94 mg。

## 二、常用治疗膳食

治疗膳食也称成分调整膳食,是根据病人不同生理病理情况,调整膳食的成分和质地,从而治疗疾病、促进健康。治疗膳食的基本原则是以平衡膳食为基础,在允许的范围内,除必须限制的营养素外,其他均应供给齐全,配比合理。临床上常用的治疗膳食有如下几种。

### (一) 高能量膳食

高能量膳食是指能量供给量高于正常人膳食供给标准,可迅速补充能量,改善病人的营养不良状态,满足病人疾病状态下高代谢的需要。

1. 适用对象 用于营养不良、体重不足、结核病、甲状腺功能亢进、肿瘤、严重创伤、大面积烧伤、高热及恢复期病人。

2. 配膳原则

（1）每天能量供给量应增加 1.25 MJ（300 kcal）左右为宜，最大可能增加主、副食量。

（2）增加摄入量应循序渐进，少量多餐，除 3 次正餐外，可加 2～3 餐点心，如牛奶、蛋糕等含能量高的食品，可增加主、副食量。

（3）膳食要有足量的糖类和蛋白质，适量的脂肪，同时应增加矿物质和维生素的供给，尤其是与能量代谢密切相关的维生素 $B_1$、维生素 $B_2$ 和烟酸，还应及时补钙。

3. 食物选择　可选择粮谷类、薯类、肉禽类、鱼虾类、奶类、豆类及豆制品、各种蔬菜、瓜茄、根茎类等。

### （二）低能量膳食

低能量膳食是指膳食中所提供的能量低于正常需要量，目的是减少体脂贮存、降低体重及减轻机体能量代谢负担。

1. 适用对象　用于需要减轻体重或者为了控制病情必须减轻机体代谢负担的病人，如单纯性肥胖、糖尿病、高脂血症、冠心病病人等。

2. 配膳原则　除了限制膳食中能量外，其他营养素应满足机体的需要。能量供给宜适当递减，以便减少不良反应。

（1）每日摄入能量不宜低于 3.34 MJ（800 kcal），以免体脂动员过快，引起酮症酸中毒。

（2）限制能量会使主食摄入减少，故蛋白质摄入量宜相应提高，至少占总能量的 15%，且优质蛋白质应占 50%以上，以减少肌肉组织分解。

（3）糖类约占总能量的 50%，即每日 100～200 g，不宜用精制糖。应限制脂肪摄入量，尤其是减少动物脂肪和含饱和脂肪酸高的油脂，但应保证必需脂肪酸的供给，脂肪一般应占总能量的 20%左右。

（4）病人体重减轻后可能会出现水钠潴留，应减少食盐的摄入量。

（5）由于进食量减少，易出现矿物质和维生素摄入不足，必要时可用制剂补充。

（6）为减轻病人的饥饿感，可采用含膳食纤维丰富的蔬菜、水果等。

3. 食物选择

（1）可用食物：各种蔬菜、含糖较低的水果、米、面、低脂奶、鸡蛋白、豆腐、豆浆、鱼、虾、海参、去脂禽肉等。

（2）少用和不用食物：各类糖类、巧克力、冰淇淋、荷包蛋、肥肉、全脂奶、炸面筋、核桃、花生及油炸食品和其他含能量高的食物。

### （三）高蛋白质膳食

高蛋白质膳食是指蛋白质供给量高于正常膳食的一种膳食。创伤、感染或其他原因引起机体蛋白质消耗增加，或机体处于康复期使蛋白质合成增加，需增加膳食蛋白质的供给量。为了使蛋白质更好地被机体利用，应同时增加能量的摄入量，以减少蛋白质的分解供能。

1. 适用对象　用于营养不良、慢性消耗性疾病病人，如结核病、肿瘤、贫血、溃疡性结肠炎、烧伤、手术前后病人、孕妇和乳母等。

2. 配膳原则　高蛋白质膳食一般可在原来膳食的基础上添加富含蛋白质的食物，不需单独制备。

（1）每日摄入总能量12.54 MJ(3 000 kcal)左右。

（2）蛋白质摄入量的增加应循序渐进，成人可增至每日100～120 g或1.5～2.0 g/(kg·天)，其中优质蛋白质应占50%。

（3）糖类宜适当增加，成人以每日400～500 g为宜，以保证蛋白质的充分利用。脂肪每日60～80 g，不宜过多，以防血脂升高。

（4）高蛋白质膳食会增加尿钙的排出，长期摄入此类膳食，应增加钙的摄入量，可多选用乳类和豆类食物。贫血病人还应补充铁、铜等。

（5）长期高蛋白质膳食，使维生素A的需要量增加，营养不良者一般肝中维生素A贮存量下降，应及时补充。同时，还应足量摄入与能量代谢关系密切的维生素$B_1$、维生素$B_2$和烟酸等。另外，贫血病人还应补充维生素C、维生素$B_{12}$、维生素K、叶酸等。

3. 食物选择

（1）可用食物：除其原有饮食规定的以外，应多摄入蛋类、禽肉、瘦肉、鱼、奶、豆及豆制品等。

（2）不用和少用的食物：易引起变态反应的食物。

（四）低蛋白质膳食

低蛋白质膳食是指蛋白质含量较正常膳食低的膳食，可减少体内氮等代谢废物，减轻肝、肾的负担。

1. 适用对象　用于急、慢性肾炎，慢性肾衰竭，尿毒症，肝衰竭病人等。

2. 配膳原则

（1）控制蛋白质摄入量，每日蛋白质摄入量应低于40 g，尽量选用蛋、乳、瘦肉等优质蛋白质。

（2）能量应视病情而定，可采用蛋白质含量低的食物，如麦淀粉、马铃薯、甜薯、芋头等代替部分主食以减少植物性蛋白质的摄入。

（3）为满足机体矿物质和维生素的需要。应保证每天摄入500 g蔬菜和200 g水果，但急性肾炎病人应限制高钠食物。

3. 食物选择

（1）可用食物：谷类、麦淀粉、水果、蔬菜、杏仁淀粉、藕粉、适量的油脂和食糖等。

（2）不用和少用食物：刺激性的调味料，除规定数量外，避免用奶、蛋、肉、豆类等蛋白质含量丰富的食物。

（五）低脂肪膳食

低脂肪膳食又称限脂肪膳食或少油膳食，此类膳食需限制膳食中各种类型脂肪的摄入量。

1. 适用对象　用于急、慢性肝炎，肝硬化，胆囊炎、胆石症，胰腺炎，高脂血症，冠心病，高血压，肥胖症以及腹泻、各种吸收不良综合征的病人。

2. 配膳原则

(1) 根据病情限制其脂肪摄入量。① 一般限制：脂肪供能占总能量的25%以下，或成人每天膳食的脂肪总量在50 g以下，如高脂血症、高血压、冠心病病人。② 中度限制：脂肪占总能量的20%以下，或成人每天膳食的脂肪总量在30 g以下，如胆囊炎恢复期、脂肪吸收不良病人。③ 严格限制：脂肪供能占总能量的10%以下，或成年人每天脂肪摄入量在15 g以下，如急性胰腺炎、急性胆囊炎病人等。

(2) 禁用猪油、肥肉、油炸食物及含脂肪多的点心。

(3) 烹调宜采用蒸、卤、煮、烩等方法，并增加豆类及其制品和蔬菜、水果等植物性食物的摄入量，保持其他营养素的平衡。

3. 食物选择

(1) 可用食物：米、面、豆浆、豆腐、各种蔬菜、鸡蛋白、低脂奶、鱼、虾、去脂禽肉等。

(2) 少用和不用的食物：全脂奶、荷包蛋、花生、核桃，肥肉、猪油、油炸食品、含脂肪多的点心等。

(六) 低胆固醇膳食

低胆固醇膳食是限制胆固醇摄入量的膳食，目的是降低血清胆固醇、三酰甘油和低密度脂蛋白的水平，以减少动脉粥样硬化的危险性。

1. 适用对象　用于高胆固醇血症、动脉粥样硬化、冠心病、高血压、肥胖症、胆石症病人等。

2. 配膳原则

(1) 限制胆固醇摄入量，每天胆固醇摄入限制在300 mg以下。在限制胆固醇时应注意保证优质蛋白质的供给，食物中的胆固醇全部来源于动物性食物，因此，可选择生理价值高的植物性蛋白质(如大豆及其制品)代替部分动物性蛋白质。

(2) 控制总能量和脂肪供给量，达到或维持理想体重，减少饱和脂肪酸的摄入。

(3) 供给充足的维生素、矿物质和膳食纤维，适当选用粗粮、杂粮、新鲜蔬菜和水果，以保证维生素、矿物质和膳食纤维的供给。

3. 食物选择

(1) 可用食物：各种谷类、去脂的禽肉、瘦肉、兔肉、低脂奶、蛋清、鱼、虾、各种蔬菜、水果、豆制品等。

(2) 少用和不用食物：油条等油炸食品、肥禽、牛羊肉、蛋黄、脑、肝、鱿鱼、蟹黄、乌贼等高脂、高胆固醇食品，牛、羊猪油及其他高脂肪食品。

## 知识链接

### 冠心病的合理膳食原则

(1) 减少每日胆固醇的摄取。胆固醇的摄入量不应超过300 mg/d，或每千卡(4.18 kJ)总热量100 mg以下。

(2) 脂肪的摄入，不应超过总热量的30%，其中饱和脂肪酸应控制在占总热量的

10%以内。

(3) 食用复合糖类,少吃或不吃蔗糖或葡萄糖等简单的糖类。

(4) 总热量限制在标准量以内,使体重维持在标准水平,如果超重(标准体重±5 kg为正常),应进一步限制总热量,或适当增加体力活动。

(5) 提倡多食新鲜蔬菜和水果,食用豆制品,食用液体植物油。

(6) 尽量少吃富含饱和脂肪酸或胆固醇过多的肥肉、动物油、高脂奶品及蛋黄、动物内脏等食品。

(7) 不要将饮用水软化。

(8) 减少钠的摄入,以氯化钠计,每人的摄入量应首先争取达到6 g/d以下,若减至5 g/d以下为最好。

(9) 饮酒:不饮或少饮,每日量不超过30 g。

### (七) 限钠盐膳食

限制钠盐膳食是指限制膳食中钠的摄入量,以减轻由于水、电解质代谢紊乱而出现的水、钠潴留。限盐是以限制食盐、酱油及味精的摄入量为主。临床上限钠盐膳食可根据病情和水肿程度一般分为低盐膳食、无盐膳食、低钠膳食3种。

1. 适用对象　用于心力衰竭,急、慢性肾炎,高血压、肝硬化腹水、水肿、先兆子痫病人等。

2. 配膳原则

(1) 低盐膳食:水肿和病情较轻者,每日烹调用盐限制在2～4 g或酱油10～20 ml,忌用咸蛋、咸肉及盐腌制的食品。

(2) 无盐膳食:水肿和病情较重者,烹调时不加食盐或酱油。可用糖醋等调味。忌用咸食,如咸蛋、咸肉、盐腌制菜等。

(3) 低钠膳食:水肿和病情较重者,除无盐膳食的要求外,还要忌用油菜,芹菜、蕹菜等蔬菜及猪肾、松花蛋、豆腐干等含钠高的食物。

3. 食物选择

(1) 可用食物:除限用食物以外,其他食物皆可食用,如肉类、动物内脏、西红柿、茄子等。

(2) 不用和少用食物:少用或不用含钠高的食物,如油菜、芹菜、蕹菜等蔬菜及松花蛋、猪肾、豆腐干、含钠的调味品等;忌用咸食,如咸蛋、咸肉、咸鱼、酱菜、面酱、腊肠等。低钠膳食还要禁用包括用碱的面条、馒头,用苏打粉做成的糕点等。

### (八) 高钾、低钾膳食

钾是人体细胞内的主要阳离子,具有维持体内水、电解质平衡,维持渗透压及正常心律,加强肌肉兴奋性等生理功能。我国膳食钾的适宜摄入量为成人每日2 000 mg,孕妇、乳母2 500 mg。调整钾的膳食分高钾和低钾2种。

1. 适用对象

(1) 高钾膳食:适用于各种原因引起的低钾血症。低钾血症(血清钾<3.5 mmol/L),

其临床表现为食欲减退、恶心、呕吐、四肢乏力、神志不清、嗜睡、心跳过速等症状。高钾膳食的钾含量每日应超过 3 120 mg (80 mmol)。

(2) 低钾膳食:适用于肾排钾障碍等原因引起的高钾血症。高钾血症(血清钾>5.5 mmol/L),高钾可抑制心肌自律性、传导性和兴奋性,使心律失常。严重高钾血症的临床表现为肌肉无力,尤以下肢为重,以后沿躯干向上肢延伸。低钾膳食的钾含量每日应低于 2 340 mg(60 mmol)。

2. 配膳原则

(1) 高钾膳食:应多选择富含蛋白质的鱼、虾、瘦肉、豆类食品及粗粮、新鲜水果和蔬菜。可用含钾丰富的芋头、土豆代替部分主食。还可多选用浓肉汤、菜汤和鲜果汁饮料。

(2) 低钾膳食:应少用富含蛋白质的鱼、虾、瘦肉、豆类食品和浓的汤汁、果汁、水果及咖啡。应选用含钾低的食物,如主食中粳米(标二)每 100 g 食部含钾 78 mg,富强粉 128 mg,蔬菜中佛手瓜、冬瓜、葫芦、黄瓜、丝瓜、南瓜、绿豆芽、荷兰豆、圆茄子等含钾量较低。将食物水煮去汤或置于水中浸泡可减少钾含量。

3. 食物选择　可查食物成分表,了解食物的钾含量并加以选择。食物中的钾多集在果皮、谷皮和肌肉中,且钾易溶于水。因此,去皮水果、细粮及肥肉中的钾含量低于带皮水果、粗粮和瘦肉。水果罐头及煮过的水果钾含量低于新鲜水果。果汁、浓菜汤和肉汤中均含有较多的钾。

(九) 高纤维膳食

高纤维膳食每日膳食中的膳食纤维总量 30 g 以上,目的是刺激肠道蠕动、降低肠腔内的压力,增加粪便体积及质量、促进粪便中胆汁酸和肠道有害物质的排出。

1. 适用对象　用于便秘、高脂血症、肥胖症、糖尿病及肛门术后恢复期病人等,也可用于误吞异物者。

2. 配膳原则　多食茎、叶类蔬菜,保证每日摄入膳食纤维 30 g 以上,刺激肠蠕动。单纯性便秘及误吞异物者可选用韭菜、芹菜、麸皮等含粗纤维丰富的食物。烹调时适当增加植物油的用量,也利于排泄;膳食中添加有润肠通便作用的蜂蜜、芝麻、核桃、香蕉等食物。

(1) 在普通膳食基础上,增加韭菜、芹菜、豆芽、粗粮、麦麸等含粗纤维的食物。

(2) 膳食中可添加有润肠通便作用的食物,如蜂蜜、芝麻、核桃、香蕉等。

(3) 烹调时适当增加植物油的用量,有利于排泄。

(4) 单纯性便秘及误吞异物者可选用韭菜、芹菜、麸皮等含粗纤维丰富的食物。

3. 食物选择

(1) 可用食物:粗粮、玉米、糙米、全麦、芹菜、韭菜、各种豆类、豆芽、笋、萝卜、香菇等高膳食纤维食品。

(2) 少用和不用食物:过于精细、辛辣的食品。

便秘大多与个人的生活习惯有密切关系,多数便秘患者未养成定时排便的习惯,饮食热量摄取偏低,高纤维食物摄取不足,食物经过消化后,只有少量的残渣排到大肠，大肠蠕动减少而诱发便秘。

单纯功能性便秘是消化道常见症状。主要是由于大肠蠕动功能失调造成的，多见于久病、年老体弱、营养不良、肥胖者、运动减少以及妇女围生期者。便秘可进行营养调理：

高纤维膳食。每天除多吃新鲜蔬菜外，可加食糠皮、麦麸、粗粮等，增加饮食中纤维的摄取量，扩充粪便体积，以促进肠蠕动，减少便秘的发生。

大量饮水。在食用高纤维食品时，每天至少喝 2～3 L 水。尤其在晨起时喝一杯淡盐开水，对保持肠道清洁通畅、软化大便大有益处。

适量食用产气蔬菜及有软化作用的果胶食品。食用易产气蔬菜，如土豆、萝卜、黄豆、洋葱、生黄瓜等，气体在肠内鼓胀可增加肠蠕动，以便下气利便。食用果胶含量多的食品，如苹果、香蕉、柑橘、甜菜、胡萝卜、卷心菜等，可软化大便，减轻症状。

常食用蜂蜜、淀粉。蜂蜜对肠道有润滑作用，淀粉可吸收水分使粪便软化，经常食用蜂蜜和淀粉会减少便秘的发生。

增加 B 族维生素食品。适当增加 B 族维生素食品的供给，尽可能选用天然、未经加工的食品，如豆类、粗粮、酵母等，以增强肠道的紧张力。

### （十）少渣膳食

少渣膳食亦称低纤维膳食，是一种膳食纤维和肌肉、结缔组织含量极少，易于消化的膳食。目的是减少膳食纤维对胃肠道的刺激，减慢肠蠕动，减少粪便量，防止肠道梗阻。

1. 适用对象　用于食管或肠狭窄、食管或胃底静脉曲张，急、慢性肠炎，痢疾、伤寒、肠道肿痛、咽喉部及消化道等手术、消化道出血、痔瘘病人以及全流质膳食之后，向软食或普食过渡的膳食。

2. 配膳原则

（1）食物应细软，渣少、无刺激性，便于咀嚼和吞咽，所有食物均需切小制软，蔬菜去粗纤维后制成泥状。

（2）限制水果、蔬菜易引起维生素和矿物质缺乏，必要时可补充相应制剂。

（3）同时给予低脂膳食。

（4）少量多餐，根据病情进食少渣半流质或软饭膳食。

3. 食物选择

（1）可用食物：烂饭、粥、软面条、软面包、嫩的蔬菜、鸡肉末、瘦肉末、鱼、虾、豆腐、鲜奶、酸奶、蒸蛋糕、饼干、土豆、藕粉、南瓜、冬瓜等低膳食纤维易消化食品。

（2）少用和不用食物：各种粗粮、油炸食物、大块的肉、整粒的豆、硬果、味道强烈的调味品、多纤维的蔬菜水果（如韭菜、芹菜、豆芽、菠萝等）。

### （十一）低嘌呤膳食

嘌呤在体内代谢的最终产物是尿酸，如果出现嘌呤代谢紊乱，血清中尿酸水平升高，有可能引起高尿酸血症，出现痛风。此类病人应限制膳食中嘌呤的含量。

1. 适用对象　用于痛风病人及无症状高尿酸血症者。

2. 配膳原则　限制外源性嘌呤的摄入，增加尿酸的排泄。

（1）选用嘌呤含量低于 150 mg/100 g 的食物。

（2）每日摄入能量应较正常人减少10%～20%，肥胖症病人应逐渐递减，以免出现酮血症，促进生成尿酸。

（3）每日蛋白质应摄入50～70 g，并以含嘌呤少的谷类、蔬菜类为主要来源，可用植物蛋白质代替含嘌呤高的动物蛋白质，或选用含核蛋白很少的乳类、鸡蛋、干酪等动物蛋白质。

（4）应适量限制脂肪摄入量，痛风病人多伴有高脂血症和肥胖症，且脂肪可减少尿酸排泄，因此，每日脂肪摄入量应控制在占总能量的20%～25%，即40～50 g。

（5）果糖可促进核酸的分解，增加尿酸生成，故应少用蜂蜜等富含果糖的食物。每日糖类摄入量占总能量的60%～65%。

（6）维生素C和B族维生素可促进尿酸盐的溶解，应增加摄入富含维生素的蔬菜和水果。

3. 食物选择

（1）可用食物：精细白米、富强粉、通心粉、苏打饼干、馒头、精细面包、胡萝卜、芹菜、黄瓜、茄子、南瓜、西葫芦、番茄、土豆、各类水果、精制糖、各类糖果、果酱、植物油等低嘌呤食物。

（2）少用和不用食物：绝对禁用动物内脏、浓肉汤、肉精、鱼卵、鲭鱼、凤尾鱼、沙丁鱼、鹅肉、斑鸡、石鸡等，禁用扁豆、肥肉、贝类、鱼类、禽类、肉汤、熏火腿等高嘌呤食物。

### （十二）麦淀粉膳食

麦淀粉膳食是以麦淀粉代替部分或大部分主食，从而减少植物性蛋白质的摄入，减少体内含氮废物的积累，使蛋白质摄入总量控制在肾功能可以承受的范围内。以达到既减轻肾负荷又改善蛋白质营养不良的状况。

1. 适用对象　用于需严格控制蛋白质摄入量的病人，如急、慢性肾衰竭，肝性脑病，尿毒症、苯丙酮尿症病人等。

2. 配膳原则

（1）以麦淀粉代替大米、面粉等谷类食物为主食。

（2）采用低蛋白质膳食，每天蛋白质供给量一般限制在20～40 g，且优质蛋白质应占50%～70%。适当提高动物性食物的摄入量，如瘦肉、鸡蛋、牛奶、鱼类等，禁用硬果、豆及豆制品等含植物性蛋白质丰富的食物。

（3）限制钠盐摄入，根据病情轻重和水肿、高血压程度，给低盐、无盐或少钠食物。

3. 食物选择　可用麦淀粉做成面饼、面条、蒸饺、饼干、面糊及各种糕点。为了改善病人的蛋白质营养状况，在允许摄入的蛋白质总量内选用适量的蛋、奶、瘦肉类食物，以满足优质蛋白质的供给。

护理专业教学资源库/课程中心/营养与膳食/教学内容/学习单元7-临床营养/案例分析

## 三、常用试验膳食

试验膳食是指在临床诊断或治疗过程中，短期内暂时调整病人的膳食内容，以配合和辅助临床诊断或观察疗效的膳食。常用试验膳食有以下几种。

### （一）潜血试验膳食

1. 适用范围　用于各种原因引起的消化道出血患者的辅助诊断，如胃癌、伤寒、胃或十二指肠溃疡，以及原因不明的贫血等。

2. 原理　粪便中含有肉眼和显微镜见不到的血称为潜血或隐血，常用的潜血试验方法有联苯胺法。因血红蛋白与联苯胺试剂生成蓝色化合物，根据颜色的深浅来决定潜血的多少。为了防止膳食中含铁丰富的食品摄入干扰结果，受试者膳食应短期禁用含铁丰富的食物。

3. 膳食要求　试验期 3 天内禁用动物血、肝、肉类、蛋黄等含铁丰富的食物及绿叶蔬菜，以免影响诊断的准确性。试验期可选用牛奶、蛋清、豆类制品、胡萝卜、白萝卜、白菜、冬瓜、藕、土豆、西红柿、菜花、梨、苹果等食物。

4. 膳食举例　见表 7－2－5。

**表 7－2－5　潜血试验膳食**

| 餐次 | 饭菜名称 |
|---|---|
| 早餐 | 牛奶、豆沙包 |
| 午餐 | 米饭、西红柿粉丝汤、清炒冬瓜 |
| 晚餐 | 小米粥、馒头、糖醋溜藕片 |

### （二）胆囊造影试验膳食

1. 适用范围　主要用于慢性胆囊炎、胆石症，怀疑有胆囊疾病者。辅助胆囊造影术，检查胆囊及胆管的形态与功能是否正常。

2. 原理　口服胆囊造影剂后，部分造影剂经小肠吸收进入肝，造影剂随胆汁的分泌一并进入胆管及胆囊，然后在 X 线下显影，观察胆囊大小及外形。显影后进食高脂肪膳食（不得低于 30 g），大量的脂肪摄入可引起胆囊的收缩和排空。再在 X 线下观察胆囊及胆管的变化，若胆囊不缩小，则表示其功能不正常。

3. 膳食要求

（1）造影前 1 天的午餐应进食高脂膳食，膳食中脂肪含量不少于 50 g，促使胆汁排空，便于新分泌的含造影剂的胆汁进入胆囊，可用的食物有油炒或煎蛋、肥肉、全脂牛乳、奶油、动植物油、奶油巧克力等。

（2）造影前 1 天晚餐进食无脂肪高糖类的少渣膳食，可用的食物有米饭、馒头、大米粥、面包、糖包、马铃薯、藕粉、酱瓜、荸荠、甜薯、芋头、果酱、果汁等。晚餐后口服造影剂，服药后禁水、禁食。

（3）检查当日禁用早餐，服造影剂 14 h 后开始摄片，如果显影明显，再进食高脂膳食1次，再次胆囊造影，观察胆囊、胆管变化。

4. 膳食举例　见表7-2-6。

表7-2-6　胆囊造影试验膳食举例

| 膳食安排 | 饭菜名称 |
| --- | --- |
| 检查前1天晚餐 | 高糖少渣膳食：小米粥、糖包子（加糖适量） |
| 检查当天早晨 | 禁食 |
| 检查显影后 | 高脂肪膳食(任选1种)：<br>① 油煎鸡蛋　2个　(用烹调油40 g)<br>② 油炒鸡蛋　2个　(用烹调油40 g)<br>　牛奶　200 ml<br>③ 市售奶油巧克力糖150～200 g(含脂肪27%) |

## (三) 肌酐试验膳食

1. 适用范围　用于：① 测试机体内生肌酐清除率，检查肾小球滤过功能；② 测定肌酐系数，了解肌无力病人的肌肉功能。

2. 原理　肌酐是体内蛋白质和含氮物质代谢的终产物，随尿液经肾排出。被测定者在进食低蛋白质膳食2～3天后，体内的外源性肌酐被清除，然后再测定全天尿中的内生肌酐含量。一般情况下，内生肌酐由肾小球滤过后，肾小管既不吸收也不分泌，因此内生肌酐可反映肾小球的滤过率。如果内生肌酐降低至正常值的80%以下，则可表示肾小球滤过功能已有减退。

3. 膳食要求

(1) 试验前3日内受试者食用低蛋白质膳食，每日膳食中蛋白质限制在40 g内，试验第3日留置24 h尿液用于测试。

(2) 每天主食用量控制在300 g以内，以免蛋白质超量，如病人有饥饿感，可增加甘薯、马铃薯、藕粉、蔬菜、甜点心等含糖类的低蛋白质食物充饥。

(3) 避免食用肉类、咖啡、茶，在蛋白质限量范围内可选用牛乳、鸡蛋和豆类食物，蔬菜、水果不限。

4. 膳食举例　见表7-2-7。

表7-2-7　肌酐试验膳食

| 餐次 | 饭菜名称 |
| --- | --- |
| 早餐 | 小米粥(小米50 g)、馒头(标准粉100 g)、咸菜少许 |
| 午餐 | 米饭(标准米100 g)、丝瓜蛋汤(丝瓜100 g，鸡蛋30 g)、炒茄子(茄子100 g) |
| 晚餐 | 小米粥(小米50 g)、花卷(标准粉50 g)、炒豆芽菜(绿豆芽100 g)、炒白菜(小白菜100 g) |

注：全天烹调油25 g，全天白糖20 g。

（四）葡萄糖耐量试验膳食

1. 适用范围　用于协助诊断糖尿病。

2. 原理　正常人口服一定量的葡萄糖后，血糖逐渐升高，但人体将其合成糖原储存后，血糖又逐渐恢复至空腹水平。糖尿病病人空腹血糖可以正常也可高于正常范围，但进食后血糖升高，并且高峰出现的早，持续时间长，进食后 2 h 仍不能恢复到进食前水平。

3. 膳食要求　试验前数日，病人进食正常饮食，每天进食糖类不少于 300 g。试验前 1 天晚餐后禁食，忌喝咖啡和茶。试验当日清晨空腹抽血，同时留尿标本。然后口服葡萄糖 75 g（溶于 300～400 ml 水中）或口服 100 g 面粉制作成的馒头，服后 0.5 h、1 h、2 h 和 3 h 各抽血 1 次，同时留尿样，测定血糖和尿糖。

护理专业教学资源库/课程中心/营养与膳食/教学内容/学习单元 7-临床营养/案例分析

## 四、药膳

### （一）药膳的定义

药膳是依据辨证论治、辨体施食的原则，以中药和食物合理组成的膳食，既有食物的美味，又有药物治疗的功效，具有药食兼备、食借药力、药助食威，药效相得益彰的特点。

### （二）常见病证治疗药膳

1. 高热　感染高热、口渴、烦躁、神昏、尿少等，可用银花茶、西瓜饮等药膳。

2. 眩晕　偏头痛、高血压、目赤肿痛、头痛、乏力、烦闷失眠等，可用菊花饮、桑杏饮、菊槐绿茶饮、双耳汤等药膳。

3. 头痛　头晕、失眠、虚弱、记忆力差等，可用天麻猪脑羹药膳。

4. 胸痛　心绞痛、心律失常、心肌梗死等，可用参芪精、归参炖母鸡、丹参酒、红花酒等药膳。

5. 胃痛　胃脘冷痛、呕吐清水、腹胀腹泻等，可用大麦汤、鲫鱼羹、丁香鸭、砂仁肚条等药膳。

6. 腹痛　腹冷痛、腹胀腹泻、慢性肠炎、慢性痢疾、胃及十二指肠溃疡等，可用土豆密膏、土豆汁、丁香鸭等药膳。

7. 腹胀　胃痛、腹胀、呕吐食少、腹泻便溏等，可用大麦汤、鲫鱼羹、丁香鸭、糖渍橘皮、糖菊饼、萝卜丝饼等药膳。

8. 健脾益气　常用药膳有参枣米饭、益脾饼、山药饼、茯苓饼包子、大枣粥、红枣炖兔肉等，可用于慢性胃炎、慢性肠炎、胃及十二指肠溃疡、慢性肝炎、贫血、白细胞减少症等疾病，改善精神困倦、四肢软弱、气短懒言、头晕自汗、食欲减退、胃腹胀痛、便溏腹泻等症状。

9. 开胃健脾　常用药膳有萝卜丝饼、山楂肉干、羊肉萝卜汤、砂仁鲫鱼汤等，可用于消化不良、食欲不佳、食后腹胀、积食腹泻等病证。

10. 健脾利尿　常用药膳有烩鳝丝、赤豆鲤鱼、红杞活鱼、芪烧活鱼、木瓜汤等，可用于慢性肾炎、肝硬化、营养不良性水肿、慢性充血性心力衰竭等疾病，改善消化不良、食欲减退、腹胀便溏、下肢或全身水肿等症状。

11. 养心安神　常用药膳有玉竹心子、桂圆、淮山药糕、枣仁粥、百合粥、藕丝粥、冰糖莲子、当归炖猪心等，可用于神经衰弱、自主神经功能紊乱、神经症、阵发性心动过速等疾病，改善心律不齐、心慌、贫血、胸闷、气短等症状。

## 第三节　营养支持

营养支持是指病人在疾病的影响下，出现了原发或继发性营养不良，直接或间接影响疾病不良预后的情况下，有计划、有目的、有步骤地对存在的营养不良进行最有效的治疗。营养支持在病人不能正常进食的情况下，可通过消化道或静脉将特殊制备的营养物质送入病人体内，为病人提供合理平衡的营养，纠正其异常代谢状态，提高免疫力、缩短病程，促进病人的康复。营养支持已经成为现代疾病治疗的一个不可分割的部分，也广泛被人们所认识。

营养支持的对象包括不能经口摄入食物又存在不同程度的营养不良或发生脏器衰竭，以及已住进重症监护区（ICU 病房）和代谢病房的病人。在进行营养支持时，应根据病人病情、胃肠功能及耐受情况，结合生化指标，确定能量及蛋白质、脂肪、糖类的供给量，尤其要补充或限制某种营养素，包括维生素、矿物质、氨基酸等。对于危重病人而言，并非所有病人都需要大量额外地补充能量，只有部分危重病人需要进行营养支持，因此需根据病人的实际情况选择营养支持的对象。

营养支持的方式主要有 2 种，即肠内营养和肠外营养，其中肠内营养包括经口营养和管饲营养，肠外营养包括中心静脉营养和周围静脉营养。应根据病情选用，可单独使用，也可联合使用。在实际工作中应选择最简单、最有效、最符合病人生理需求，又能达到营养支持目的的方式。特别值得注意的是，目前发现肠道是人体中最大的免疫器官，也是人体的第 3 种屏障。因此，能用普通膳食就尽量用普通膳食，如病人可正常进食，无胃肠功能障碍，则应首选经口进食。若病人不能进食或不愿经口摄食，可考虑管饲；无法耐受经肠营养者，方可选择肠外营养。动物实验结果证实，肠内营养优于肠外营养。

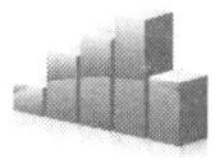

护理专业教学资源库/课程中心/营养与膳食/教学内容/学习单元 7-临床营养/教学图片

### 一、肠内营养

肠内营养也称经肠营养，是指对于不能耐受正常膳食的病人，经口服或管饲途径，将只需化学性消化或不需消化，由中小分子营养素组成的营养液直接注入胃肠道，提供营养素的方法。此法是最符合生理要求的营养支持途径。其优点是营养素经消化道消化、吸收和利用，符合生理、费用低廉、方便，且有助于维持肠道结构和屏障功能的完整性。

(一) 肠内营养适应证

原则上只要小肠具有一定的吸收功能，都可以采用肠内营养。主要适应证归纳如下。

1. 经口摄食障碍　包括：① 口腔或咽喉炎症、上消化道术后、食管化学性灼伤等经口进食困难者。② 大面积烧伤、脓毒血症、甲状腺功能亢进症、艾滋病(AIDS)等营养物质消耗增加而经口摄食相对不足者。③ 头部外伤、脑血管意外等丧失吞咽功能者。

2. 胃肠道疾病

(1) 短肠综合征：由于肠扭转、肠系膜血管栓塞等小肠部分或大部分切除的病人，术后早期需肠外营养，逐步过渡到肠内营养，具体时间取决于胃肠道功能恢复的程度。

(2) 急性胰腺炎：急性期首选肠外营养，恢复期可采用空肠喂养，以减少胰腺外分泌，有利于肠道功能早日恢复。

(3) 炎性肠道疾病：肠结核、溃疡性结肠炎等炎性肠道疾病，病情严重时应采用肠外营养，待病情缓解后，可逐步过渡到肠内营养。肠内营养有利于防止菌群易位和肠道黏膜萎缩。

(4) 顽固性腹泻：吸收不良综合征、小肠憩室炎等导致的顽固性腹泻病人，可采用肠内营养，有助于疾病的恢复和营养状况的改善。

(5) 结肠手术术前准备：结肠手术术前可应用无渣肠内营养制剂避免菌群失调，降低术后感染的危险性，也便于术后护理。

(6) 胃肠道瘘：由于肠内营养制剂易于吸收，对胃肠道刺激小，能有效减少瘘孔的排出液，改善病人的营养状况。对于近端有 10 cm 以上功能良好的小肠的肠瘘病人，可由胃内喂养；对于高位胃十二指肠瘘的病人，可空肠造瘘，由瘘口输注。必要时可与肠外营养联合应用。

3. 胃肠道外疾病

(1) 围手术期：择期手术的病人在术前进行肠内营养，可改善病人的营养状况和免疫功能，提高手术耐受力，减少术后并发症。术后肠蠕动恢复后，应尽早采用肠内营养，有利于病人早日恢复。

(2) 烧伤、创伤：烧伤、创伤急性期可出现消耗增加。肠内营养可纠正负氮平衡，改善营养状态，减少并发症。

(3) 肿瘤化疗、放疗：化疗、放疗可引起恶心、呕吐、腹泻、厌食、味觉改变、黏膜溃疡等不良反应。肠内营养制剂中的氨基酸混合物和蛋白质水解物可降低胰液与胰酶的分泌，保护小肠黏膜。有助于减轻化疗、放疗引起的不良反应，改善病人的营养状况，具有辅助治疗作用。

(4) 肾衰竭：应用肠内营养肾衰竭制剂，可补充必需氨基酸和组氨酸，满足机体代谢的需要，同时又减轻氮质血症。

(5) 肝衰竭：应用肠内营养肝衰竭制剂，可纠正血浆氨基酸谱的紊乱，改善营养状态。

(6) 心血管疾病：严重心脏功能衰竭，经口摄入能量低于 4.18 MJ(1 000 kcal/d)时，应采用肠内营养支持。

(7) 先天性氨基酸代谢缺陷病：此病是由于缺乏某种氨基酸代谢中的某种酶所引起的遗传性疾病，应用去除这种氨基酸的特殊肠内营养制剂是治疗本病的主要手段。

### (二) 肠内营养禁忌证

以下情况应慎用或禁用肠内营养。

1. 年龄不足 3 个月的婴儿，不能耐受高张液体肠内营养的喂养。

2. 小肠广泛切除术后早期。

3. 空肠瘘的病人有功能的小肠<100 cm 者。

4. 处于严重应激状态、麻痹性肠梗阻、顽固性呕吐、上消化道出血、腹膜炎、腹泻急性期病人。

5. 严重吸收不良综合征及衰弱的病人应慎用。

6. 症状明显的糖尿病病人、接受高剂量类固醇药物的病人。

### (三) 肠内营养途径与输注方式

1. 途径　肠内营养途径包括口服、食管造瘘、胃造瘘、空肠造瘘以及鼻胃、鼻十二指肠、空肠置管等，临床常用的有鼻胃管、鼻十二指肠管、空肠置管以及胃、空肠造瘘等。预计肠内营养在 4 周以内的，应优先考虑鼻胃、鼻十二指肠置管；预计肠内营养需超过 4 周以上者，则应考虑肠造瘘。

2. 输注方式　肠内营养输注方式可分为一次性输注、间歇重力滴注和连续滴注。

(1) 一次性输注：是将肠内营养液用注射器缓慢注入鼻饲管，每天 6～8 次，每次 200 ml 左右。病人初期一般不易耐受，可出现恶心、呕吐、腹胀、腹痛、腹泻等不适，大多逐渐适应，不需特殊处置。一次性输注仅适用于经鼻胃置管或胃造瘘的病人，对于空肠置管或肠造瘘的病人不宜采用，以免导致肠管扩张。

(2) 间歇重力滴注：是将肠内营养液置于无菌输液袋中，营养液在重力作用下经输液管、喂养管缓慢滴入胃肠内，每次 250～500 ml，每天 4～6 次，一般滴速为 20～30 ml/min。多数病人可耐受这种喂养。间歇重力滴注法有类似正常餐次的优点，病人有更多的离床活动时间；缺点是可能发生胃排空延缓。

(3) 连续滴注：是将肠内营养液置于密封袋或瓶中，经输液管嵌入输注泵内，在泵的带动下连续滴注，一般可持续 16～24 h。连续滴注适用于危重病人及十二指肠或空肠近端喂养的病人。滴注时输注速度应由慢到快，营养液浓度由低到高，便于病人逐步适应。连续滴注的优点是输注效果更接近胃肠道的工作状态，有利于营养素吸收，胃肠道出现不良反应轻；缺点是持续时间长，病人不便离床活动。

### (四) 肠内营养制剂

根据肠内营养制剂的组成可分为非要素制剂、要素制剂、组件制剂和特殊治疗制剂 4 类。

1. 非要素制剂

(1) 混合奶:有普通混合奶和高能量高蛋白质混合奶。

(2) 匀浆制剂:有商品匀浆制剂和自制匀浆制剂。

(3) 以整蛋白质或蛋白质水解物为氮源的非要素制剂。

2. 要素制刑 包括以氨基酸为氮源的要素制剂和以水解蛋白质为氮源的要素制剂。

3. 组件制剂 即营养素组件,也称不完全营养制剂,是以某种或某类营养素为主的肠内营养制剂。组件制剂有蛋白质组件、脂肪组件、糖类组件、矿物质组件和维生素组件。根据蛋白质含量不同,蛋白质组件又分为:① 标准型要素:蛋白质含量为8%;② 高氮型要素:蛋白质含量为17%。组件制剂主要是对完全营养制剂进行补充或强化,以弥补完全营养制剂在适应个体差异方面欠缺灵活的不足;亦可采用2种或者2种以上的组件制剂构成组件配方,以满足病人的特殊需要。

4. 特殊治疗制剂 临床常用的有肝衰竭制剂、肾衰竭制剂、婴儿制剂、肺疾病制剂、创伤制剂、先天性氨基酸代谢缺陷症制剂等。

一般情况下,肠内营养制剂的能量需满足基础能量消耗、活动消耗和疾病应激时的能量消耗。能量和蛋白质的比例要适当,通常情况能量∶氮为150∶1。成年人每摄入4.18 kJ(1 kcal)能量需供给1 ml水,儿童需1.5 ml。

### (五) 肠内营养并发症及处理

肠内营养并发症常见的有胃肠道并发症、感染并发症、代谢并发症和置管并发症等。

1. 胃肠道并发症 主要表现为恶心、呕吐、腹泻。

(1) 恶心、呕吐:要素制剂中的氨基酸和短肽多有异味,有10%~20%的病人使用调味剂时会出现恶心、呕吐。常用处理方法是:① 减慢输注速度,降低渗透压;② 对症处理,如加用止吐剂等。

(2) 腹泻:营养制剂选择不当、输注速度过快、营养液渗透压过高、营养液温度过低、乳糖酶缺乏、低蛋白血症、肠道菌群失调等都有可能引起腹泻,去除这些不利因素可缓解。

2. 感染并发症 输液系统污染、营养液污染、吸入性肺炎等都有可能引起感染并发症;处理方法为:严格规范操作、认真监测、加强护理可以预防,一旦发生,需加用抗生素。

3. 代谢并发症 营养液配方无法使所有个体都能适应,个别病人可能出现代谢并发症。常见的有脱水和高血糖症,但发病率明显低于肠外营养,预防及处理的方法是认真监测、及时纠正。

4. 置管并发症

(1) 经鼻置管:长期经鼻置管可引起鼻翼部糜烂、咽喉部溃疡、鼻窦炎、声音嘶哑、中耳炎等并发症。对长期经鼻置管的病人,应加强局部护理;预计置管4周以上者,则应选择胃或空肠造瘘。

(2) 胃造瘘:常见的并发症有胃与腹前壁固定不严密,导致胃内容物漏出,而引起腹腔内感染。一旦发生,应及时重新缝合。

（3）空肠造瘘：并发症主要是肠梗阻和瘘口周围渗漏。梗阻一般由肠蠕动异常所致，渗漏大多由技术疏漏、瘘口周围固定不好所造成。一旦出现，应及时处理。

（六）肠内营养护理

肠内营养的并发症虽然发生率较低，但仍有与肠外营养相似的并发症。施行肠内营养时，为了避免和及时发现并发症的发生，应进行严密监测，并建立一整套完善的护理制度。以使并发症减少到最低限度，保证肠内营养的顺利实施。其护理要点是：

（1）严格记录肠内营养剂名称、浓度、体积、滴注速度。

（2）喂养前应确定管端位置，胃内喂养以吸出胃内容物证实，如胃内无内容物或管端在十二指肠或空肠，则依靠X线片证实。

（3）胃内喂养时，床头应抬高30°或45°角，以免反流误吸。

（4）胃内喂养开始阶段，每隔3～4 h应检查胃残留物，其量不应大于前1 h输注量的2倍。待营养液成分恒定后，每天检查胃残留物1次，其量应小于150 ml。如发现残留液过多，宜停止输注数小时或降低滴速。

（5）每24 h更换输液管和输液袋。

（6）每次投给研碎药物后或间歇输注后，应用20 ml左右温水冲洗，以保持喂养管通畅。

（7）前5天每日记录能量及蛋白质（氮）的摄入量，待成分恒定后，每周记录1次。

（8）每天上午8:00收集24 h尿，同时记录尿量，并作尿素氮及肌酐排出量分析。

肠内营养监测开始阶段每周2次，待营养液成分稳定后每周1次。主要监测血钠、钾、钙、镁、磷等离子水平，以及总蛋白、清蛋白、转铁蛋白、胆红素、胆固醇、三酰甘油、血糖、尿糖、尿素氮和凝血酶原时间等。

## 二、肠外营养

肠外营养又称静脉营养，是对胃肠道功能障碍的病人，通过静脉途径输注各种营养素，以维持机体新陈代谢的治疗方法。肠外营养可分为中心静脉营养和周围静脉营养。中心静脉营养也称为完全肠外营养，即糖类、氨基酸、脂肪、维生素、矿物质和水等所有营养物质均经静脉输入；周围静脉营养是部分营养物质经静脉输入。肠外营养是对病人肠内营养摄入不足的补充。

（一）肠外营养适应证

凡需要进行营养支持，又不能或不宜接受肠内营养的病人，都是肠外营养的适应证。但肠外营养的基本适应证是胃肠道功能严重障碍或衰竭的病人。

1. 消化系统疾病

（1）炎性肠道疾病：如溃疡性结肠炎、肠结核病等，肠外营养可减少肠蠕动，减少消化液分泌，保证肠道充分休息，有助于急性期病人炎症控制、缓解症状，还能够维持患儿的生长发育。肠外营养是治疗炎性肠道疾病的重要手段。

（2）急性重症胰腺炎：重症胰腺炎病人急性期需禁食，肠外营养不但可满足禁食时机体的营养需要，还能使肠道充分休息，减少胰液、胰酶分泌，有利于急性重症胰腺炎的治疗。

(3) 胃肠道梗阻:常见有幽门梗阻、贲门癌、高位肠梗阻、新生儿胃肠道闭锁等。

(4) 消化道瘘:早期一般采用肠外营养,病情稳定后应尽早改为肠内营养。

(5) 短肠综合征:小肠大部切除的病人术后2个月内,需完全肠外营养;术后6个月到2年的肠功能代偿期,可逐步尝试肠内营养;2年后,可根据肠道功能恢复情况增加少量进食,但仍需辅以肠内、肠外营养作为必要的补充。

(6) 其他:如长期顽固性的恶心呕吐、严重腹泻、系统性红斑狼疮、硬皮病、小肠黏膜萎缩、放射性肠炎、食管贲门失弛缓症、炎性粘连性肠梗阻、胃肠活动减弱、多发性肠瘘等疾病,可影响小肠的运动与吸收功能,可采用肠外营养。

2. 妊娠剧吐与神经性厌食　孕早期反应所致的严重恶心、妊娠呕吐超过5～7天,应采用肠外营养,以维持孕妇及胎儿的营养需要。神经性厌食可以引起严重营养不良,尤其是消化道分泌受抑制所引起的营养不良难以纠正时,应采用肠外营养。

3. 低出生体重儿、早产儿、严重营养不良婴幼儿、婴幼儿疾病(如婴幼儿腹泻、高热等)　应采用肠外营养,改善其营养状态,减少并发症的发生。

4. 大面积烧伤、严重复合伤、破伤风　此类病人代谢旺盛,日常消耗量大,处于强烈的应激状态,营养状况迅速恶化,迫切需要补充营养。肠外营养可有效改善病人的营养状态,减少继发感染、低蛋白血症、多脏器损害等并发症。

5. 严重感染与败血症　由于严重感染持续高热使能量需要增加,食欲减退会引起营养摄入不足。病人可出现负氮平衡、低蛋白血症,日趋消瘦。此类病人应尽早采用肠外营养。

6. 围手术期营养不良者　肠外营养可改善病人的营养状况,提高手术耐受力,减少并发症,促进术后恢复。

7. 急性肾衰竭　病人多伴有厌食、恶心,吸收不良表现。肠外营养可有效改善病人的营养状况,有助于缩短病程,减少并发症。

8. 其他　神志不清、腹膜炎、肺内吸入高度危险倾向、肿瘤化学治疗或放射治疗引起的胃肠道反应等短期内不能经肠内营养,均可采用肠外营养。

### (二) 肠外营养的供给途径

肠外营养的供给包括两个途径,即中心静脉和周围静脉。

1. 中心静脉营养　中心静脉输液可输入高渗的葡萄糖溶液,因在大的静脉处,较大的血流量可以即时稀释输入的营养物质,从而可避免静脉炎的发生或血栓的形成。目前认为,经锁骨下静脉穿刺输入营养液是进行有效和长期的肠外营养支持最为适宜的途径之一。

2. 周围静脉营养　采用的是等渗的脂肪乳剂溶液,加上5%～10%的葡萄糖及小量的氨基酸、矿物质和微量元素。一般不超过15天。主要用来改善患者术前、术后的营养状况。

### (三) 肠外营养制剂

肠外营养制剂的成分包括蛋白质(氨基酸)、脂肪、糖类、维生素、微量元素、电解质和水等，均系中小分子营养素。肠外营养制剂要求液体量按 4.18 kJ(1 kcal)/ml 计算，能量一般为 125.4 kJ(30 kcal)/(kg·d)；应无菌、无毒、无热源；pH 和渗透压应适宜；具有良好的相容性和稳定性；包装材料需无菌、无热源。肠外营养制剂的种类有如下几种。

1. 葡萄糖溶液　葡萄糖是人体的主要供能物质，在体内利用率高。高浓度的葡萄糖常作为肠外营养的主要能量来源。每日补充 100 g 可起到节省蛋白质的作用。测定血糖和尿糖可监测其利用情况。肠外营养配方中葡萄糖的供给量根据病人的消耗量、体重、创伤及感染程度而定。肠外营养配方中一般用 25%～50%的葡萄糖溶液，每日提供葡萄糖 200～250 g，最多不超过 300 g，葡萄糖供能占总能量的 60%～70%。葡萄糖溶液的渗透压较高，只能经中心静脉输入，经周围静脉输入易引起血栓性静脉炎。由于机体利用葡萄糖的能力有限，输入太快，即可发生高血糖、糖尿及高渗性脱水，超量补充葡萄糖，多余的糖易转化为脂肪而沉积在肝组织内，引起脂肪变性。

2. 脂肪乳剂　肠外营养中所应用的脂肪是以大豆油或红花油为原料，经磷脂酰胆碱乳化制成的脂肪乳剂。脂肪乳剂的优点有：① 与高渗葡萄糖、电解质溶液同时输入，可降低营养液浓度，减少血管壁的损伤；② 脂肪释放的能量是糖类的 2 倍，可在输入液体总量不变的情况下获得更多能量；③ 提供能量的同时，又保证了必需脂肪酸(如亚油酸、亚麻酸等)的摄入；④ 脂肪的呼吸商为 0.7，较糖类和蛋白质都低，比同等能量的糖溶液产生的二氧化碳少，可减轻呼吸功能受损病人的代谢负担。临床上常用 10%、20%和 30%的脂肪乳剂。脂肪乳剂常与葡萄糖溶液合用。成年人每天(1～2 g)/kg，提供总能量的 30%～50%。输注时，通常在最初的 15～30 min 内速度不超过1 ml/min，30 min 后可逐渐加快。输注过快易出现发热、畏寒、心悸、呕吐等急性反应。但对于脂肪代谢紊乱、肝硬化、动脉硬化、血小板减少等病人，应慎用脂肪乳剂。

3. 氨基酸溶液　包括必需氨基酸与某些非必需氨基酸。疾病状态下，非必需氨基酸在蛋白质合成代谢中与必需氨基酸具有同样重要的作用。临床常用的是复方氨基酸溶液，复方氨基酸是由人工合成的结晶左旋氨基酸，用于维持正氮平衡、促进体内蛋白质合成、组织愈合及合成酶和激素，是肠外营养的基本供氮物质。复方氨基酸溶液一般均含有 8 种必需氨基酸和数量不等的非必需氨基酸。氨基酸溶液的用量可根据体表面积或体重计算，一般为(6～8 g)/$m^2$，或(0.15～0.2 g)/(kg·天)。根据氨基酸溶液的组成成分，可分为两大类：一类是平衡氨基酸溶液，适用于大多数病人；第二类复方氨基酸溶液的配方各异，分别适用于不同病人，如肾衰竭、肝衰竭及严重创伤病人等。

4. 水、电解质　成人每天液体量以 3 000 ml 左右为宜；电解质在无额外丢失的情况下，钠、镁、钙等按生理需要量补给即可。临床上常用的电解质溶液有 10%氯化钠、10%氯化钾、10%葡萄糖酸钙、25%硫酸镁及有机磷制剂等。

5. 维生素、微量元素　维生素参与蛋白质、脂肪、糖代谢及人体生长发育、创伤修复等。维生素一般可按生理需要量补充，否则可出现神经系统与心血管系统的损害或维生素缺乏症。微量元素一般无须特殊补充。

### (四) 肠外营养并发症及处理

肠外营养并发症主要有 3 大类，即置管并发症、感染并发症和代谢并发症，大多数并发症是可以预防和治疗的。

1. 置管并发症　与中心静脉导管的置入技术及护理有关。常见有气胸、血肿、血胸，损伤胸导管、动脉、神经，以及空气栓塞等。一旦发生，应及时处理。此外，护理不当也可造成导管脱出、折断等并发症，需借助 X 线检查确定深静脉导管放置部位，若能熟练掌握操作技术并严格按照操作规程，这些并发症是可以预防的。

2. 感染并发症　在营养液配制、导管置入及输入过程中极易发生感染，导管性败血症是肠外营养常见的严重并发症，易导致脓毒血症。因此，每一步骤必须严格按无菌操作技术规定进行。营养液是良好的培养基，可使细菌迅速繁殖，在中心静脉营养治疗中突然出现寒战高热，又无法用其他病因解释时，可考虑导管性败血症。应立即拔除旧导管，作导管头及血细菌培养和真菌培养，并同时辅以周围静脉营养。必要时可根据药物敏感试验结果配合抗生素治疗。导管性败血症的预防措施包括：① 需在超净工作台配制营养液，② 置管过程应严格无菌技术，③ 采用全封闭式输液系统，④ 要定期消毒穿刺点皮肤并更换敷料等。

3. 代谢并发症　多与治疗方案选择不当、对病情动态监测不够或未及时纠正有关，加强监测并及时调整治疗方案可以预防。

（1）液体超负荷：液体量过多可致心肺功能衰竭，对心肺功能不全与肾衰竭者、老年人，应特别注意控制液体输入量与输液速度。

（2）代谢紊乱：常表现为高血糖反应、高渗性非酮性昏迷、低血糖反应。对于应用肠外营养支持的病人，应每周测定血糖 2～3 次，以便及时发现血糖异常，及早处理。

1）高血糖反应：是指在开始应用肠外营养时，输入的葡萄糖速度过快，使单位时间内摄入的糖量过多，超出机体耐受的限度。特别是有糖尿病、隐性糖尿病或感染等情况时，更易导致高血糖的发生。因此，控制葡萄糖的输入速度，严格监测血糖，对需要葡萄糖量较大及隐性糖尿病病人应适当补充胰岛素，可减少高血糖反应的发生。

2）高渗性非酮性昏迷：常因高血糖未被及时发现和控制，致大量利尿、脱水，最后出现昏迷。一旦发生，应立即输入大量低渗盐水以纠正高渗环境，并需加用适量胰岛素以降低血糖。不仅治疗要及时，同时又要防止过量输入低渗盐水而引发脑水肿。

3）低血糖反应：是持续输入高渗葡萄糖，会刺激胰岛细胞增加胰岛素的分泌，使血中有较高的胰岛素水平。如果突然停用含糖溶液，可能导致血糖急性下降，发生低血糖反应，甚至发生低血糖性昏迷，严重者可危及生命。在高糖液体输完以后，需输等渗糖溶液维持数小时过渡，才能再改用无糖溶液。

（3）酸碱平衡失调：高糖溶液的 pH 一般为 3.5～5.5，大量输入时有可能影响血液的 pH；氨基酸溶液中的组氨酸、精氨酸、赖氨酸及胱氨酸等碱基代谢后可产生氢离子，导致高氯性酸中毒。除肾衰竭者，引起代谢性碱中毒在肠外营养中较少出现。

（4）电解质紊乱：最常见的是低钾、低镁及低磷。长期使用肠外营养治疗的病人，大量钾、磷、镁从细胞外进入细胞内，导致低钾、低磷、低镁血症。尤其是有肠外瘘的病人，更应注意补充。

（5）肝损害：长期肠外营养可导致肝功能损害，一般表现为氨基转移酶和碱性磷酸酶升高。肠外营养对肝功能的影响因素较复杂，多与营养液中的某些成分有关，如高剂量的脂肪、过量的葡萄糖、长期大量应用氨基酸制剂等。目前尚无有效的预防措施。

(6) 代谢性骨病：长期肠外营养者可出现骨质疏松症、骨质软化症、纤维性骨炎、佝偻病等，也易出现胆囊结石及肠道黏膜萎缩，后者又易导致肠内细菌易位，而发生内源性感染性并发症。有资料报道，补充谷氨酰胺可预防肠道黏膜萎缩，保护肠屏障功能。当然，最有效的预防措施是尽早恢复肠内营养。

(五) 肠外营养护理

肠外营养时，为随时掌握病情的动态变化，对肠外营养病人的护理应注意观察病人的神志改变，有无水、钠潴留或脱水，有无低钙、低磷、低钾症状，有无发热等。护理要点可归纳如下。

1. 周围静脉营养静脉选择要点

(1) 手背静脉，如穿刺失败再改用前臂静脉。

(2) 选择静脉分叉处穿刺，以避免插管时血管移位。

(3) 宜选择管径较粗的静脉，以减少静脉炎等并发症。

(4) 不宜选择紧靠动脉的静脉，以防形成动静脉瘘。

(5) 使用插管时，插管不要跨关节，防止插管弯曲及移位。

(6) 尽量避免选用下肢静脉，以防活动减少而诱发血栓形成。

2. 导管护理

(1) 导管进皮处保持干燥，每天应更换敷料，如果有污染应及时更换。

(2) 静脉导管与输液器接头应牢固，用无菌敷料包裹，以防导管脱落与污染。

(3) 应防止管道扭曲、导管堵塞及输液瓶内气体进入输液管。

(4) 按无菌操作要求，每天更换输液管。

(5) 输液瓶进气管的前端应装有无菌棉过滤装置，使进入输液瓶内的空气经过过滤。

(6) 不可经深肠外营养管道输血、抽血。测试中心静脉压及加压时，要绝对细心，以防止污染输液管道。

(7) 必要时可用肝素抗凝。

(8) 拔管时，应按无菌技术进行操作，同时剪下导管尖端做细菌培养。

3. 每天测血压、体温、脉搏、体重，记录 24 h 液体出入量。

4. 血生化监测　开始肠外营养的前 3 天，每天应测血糖及电解质(如钾、钠、钙、磷、氯)，待稳定后每周测 2 次。如代谢状况不稳定应增加检测次数。高血糖病人应每天测 3～4 次血糖或尿糖。

5. 血气分析　开始时每天测 1 次，稳定后必要时监测。

6. 肝肾功能　每周测 1～2 次氨基转移酶、血胆红素、尿素氮及肌酐。

7. 氮平衡　监测每天尿氮排出量，计算氮平衡。

8. 营养评价　包括体重、上臂围(MAC)、上臂肌围(MAMC)、肱三头肌皮褶厚度(TSF)、血清运铁蛋白浓度、血浆清蛋白浓度、免疫功能试验(皮肤超敏反应、血白细胞计数)等，每周测 1 次。

## 小　结

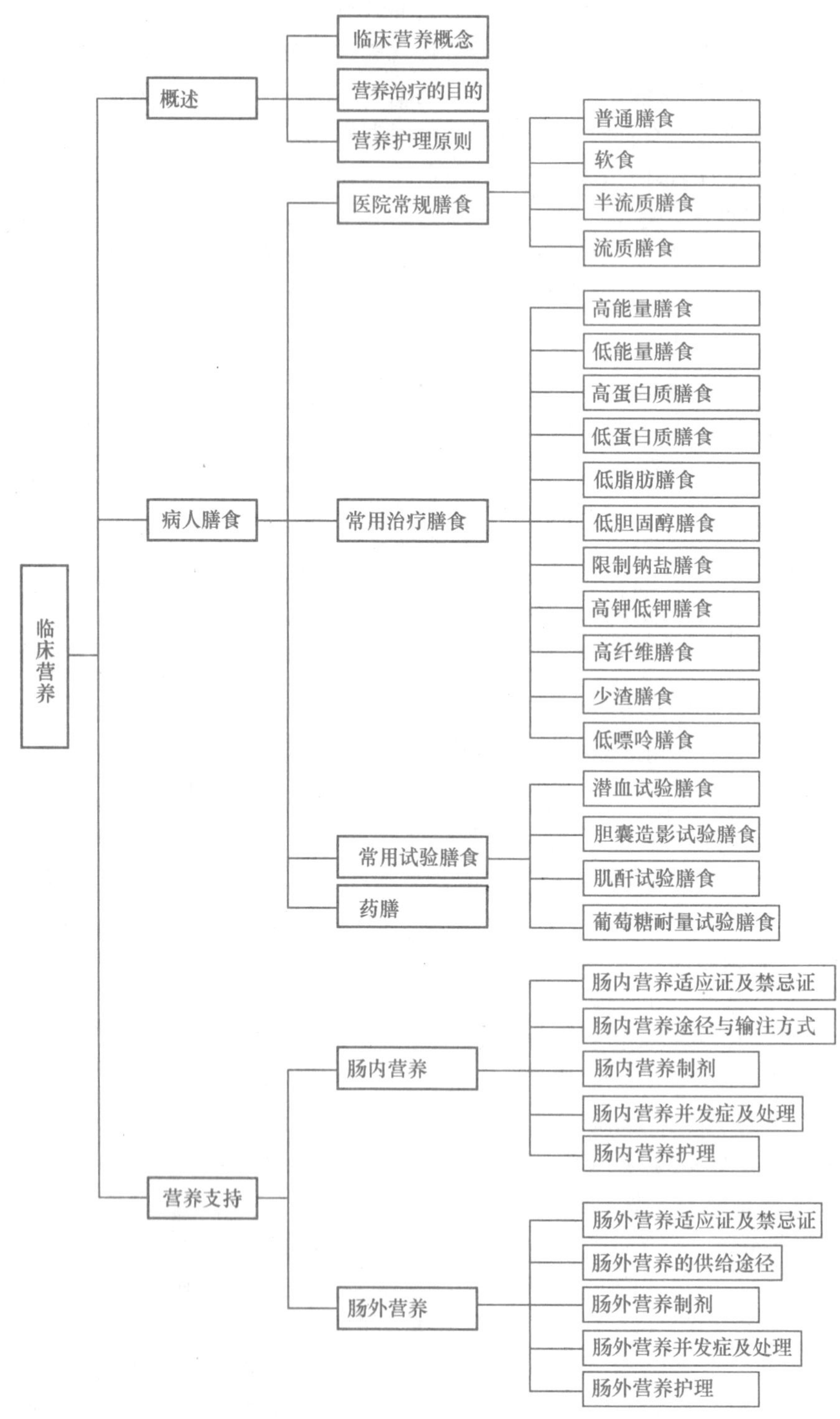
临床营养
概述
临床营养概念
营养治疗的目的
营养护理原则
病人膳食
医院常规膳食
普通膳食
软食
半流质膳食
流质膳食
常用治疗膳食
高能量膳食
低能量膳食
高蛋白质膳食
低蛋白质膳食
低脂肪膳食
低胆固醇膳食
限制钠盐膳食
高钾低钾膳食
高纤维膳食
少渣膳食
低嘌呤膳食
常用试验膳食
潜血试验膳食
胆囊造影试验膳食
肌酐试验膳食
葡萄糖耐量试验膳食
药膳
营养支持
肠内营养
肠内营养适应证及禁忌证
肠内营养途径与输注方式
肠内营养制剂
肠内营养并发症及处理
肠内营养护理
肠外营养
肠外营养适应证及禁忌证
肠外营养的供给途径
肠外营养制剂
肠外营养并发症及处理
肠外营养护理

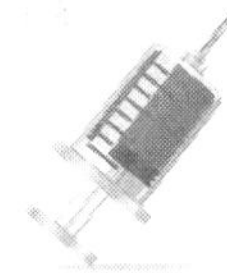

## 思考题

1. 何谓病人营养?
2. 医院膳食种类有哪些?
3. 医院基本膳食包括哪几种,各有什么特点?
4. 试验膳食有什么意义?
5. 简述治疗膳食的种类及作用。
6. 何谓药膳?

**(贾丽娜)**

# 第八章　常见疾病的营养治疗与护理

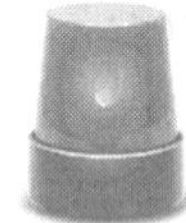

**学习目标:**

1. 了解常见疾病(心血管疾病、消化系统溃疡、肾小球肾炎、糖尿病、痛风、肥胖、肿瘤)的膳食营养相关因素。
2. 掌握常见疾病营养治疗的方法。
3. 能对常见疾病患者进行膳食营养及其生活方式的指导。
4. 能正确编制糖尿病食谱。

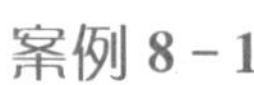

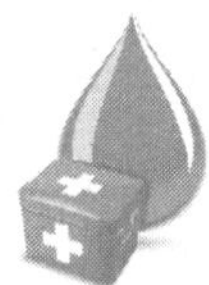

案例 8-1

患者,男性,62 岁。因"高血压、冠心病、痛风病"而住院治疗。

病史:患者有血脂异常、高血压、糖尿病史 10 余年,曾心绞痛发作 3 次。近 3 年来反复突发第一跖趾关节红、肿、热、剧痛伴活动障碍。

体格检查:身高 168 cm,体重 73 kg,腰围 91 cm,臀围 83 cm,BP 156/108 mmHg,右侧第一跖趾关节处有一小结节。

实验室检查:血清总胆固醇(TC)为 7.6 mmol/L,血清三酰甘油(TG)为 6.70 mmol/L,低密度脂蛋白胆固醇(LDL-C)为 5.1 mmol/L,高密度脂蛋白胆固醇(HDL-C)为 0.82 mmol/L。

**【思考】**

1. 造成血脂异常的因素有哪些?对血脂异常患者的膳食有何要求?
2. 分析引起高血压的膳食营养因素,高血压患者膳食要求有哪些?
3. 冠心病膳食营养因素有哪些?请对冠心病患者进行膳食营养指导。
4. 高嘌呤的食物有哪些?如何为痛风患者选择食物?

## 第一节　心脑血管疾病的营养治疗与护理

高血压、冠心病和脑卒中等心脑血管疾病已成为我国居民的首位死因。心脑血管疾病的危险因素主要为高脂肪膳食、血脂异常、肥胖、糖尿病、缺乏体力活动、吸烟、精神因素及遗传因素等,合理的膳食调控是防治心血管疾病的重要手段。

## 一、血脂异常营养治疗与护理

血脂是血液中的胆固醇、三酰甘油和磷脂等的总称。膳食营养、体力活动、烟酒嗜好、情绪变化等因素都会导致血脂异常，进而促使动脉粥样硬化的发生、发展。而通过合理膳食、适量运动，保持愉悦心情、作息规律、戒烟限酒，可以明显改善血脂异常状况。

### 知识链接

#### 血脂异常分型

中国成人血脂异常防治指南根据血清中检测的总胆固醇（TC）、三酰甘油（TG）、高密度脂蛋白胆固醇（HDL－C）和低密度脂蛋白胆固醇（LDL－C）提出了血脂异常的4种类型及其血脂分层的合适切点建议。

1. 高胆固醇血症　TC：5.18～6.19 mmol/L（200～239 mg/dl）为边缘升高，TC≥6.22 mmol/L(240 mg/dl)为升高。

2. 高三酰甘油血症　TG：1.70～2.25 mmol/L（150～199 mg/dl）为边缘升高，TG≥2.26 mmol/L (200 mg/dl)为升高。

3. 混合型高脂血症　血清总胆固醇和三酰甘油含量均增高。

4. 低高密度脂蛋白血症　血清 HDL－C<1.04 mmol/L(40 mg/dl)。

注：以上数据摘自《中国血脂异常防治指南》。

### （一）膳食营养相关因素

1. 能量摄入过多　当人体摄入的能量多于消耗量时，多余的脂肪将以三酰甘油的形式储存于脂肪细胞中，肥胖者胆固醇合成增加。

2. 膳食脂肪总量及其比例　膳食脂肪总量是影响血中胆固醇浓度的主要因素，增加膳食饱和脂肪酸和胆固醇的摄入可使血胆固醇浓度升高；膳食中的反式脂肪酸增加可显著升高血 LDL－C，并导致 HDL－C 水平降低；橄榄油和茶油等单不饱和脂肪酸能降低血总胆固醇和 LDL－C；膳食中的 α－亚麻酸等 n－3 系多不饱和脂肪酸能降低极低密度脂蛋白胆固醇（VLDL－C）和 LDL－C、三酰甘油的含量，并且升高血清 HDL－C 水平，同时抑制血小板凝聚，而减少血栓形成；亚油酸等 n－6 系多不饱和脂肪酸能降低血液胆固醇含量，但降低 LDL－C 的同时也降低 HDL－C；膳食中的反式脂肪酸可增加血清 LDL－C 含量，同时降低 HDL－C。

3. 糖类摄入过多　促使肝利用糖类合成极低密度脂蛋白，可使血清三酰甘油增加。

4. 膳食纤维　能降低胆固醇和胆酸的吸收，并促使其排出体外，从而使血胆固醇水平降低，尤其是可溶性膳食纤维对降低血胆固醇有明显的效果。

5. 维生素　维生素 C 可降低血胆固醇；维生素 E 可防止多不饱和脂肪酸和磷脂

的氧化，能预防血栓的形成；维生素 $B_6$ 与亚油酸同时应用能降低血脂。

6. 酒精　适量饮酒可使血清中高密度脂蛋白明显增高，低密度脂蛋白水平降低。但酗酒或长期饮酒，则可刺激肝合成更多的内源性三酰甘油和低密度脂蛋白。

7. 其他　植物蛋白质、姜、大蒜、洋葱、食用菌等有降低胆固醇的作用。粮豆类食物含有植物固醇，有竞争性抑制胆固醇吸收的作用。豆类中的磷脂酰胆碱还可以脂化胆固醇，使之排出体外。谷类纤维可减少胆固醇的吸收，有利于胆固醇转变为胆酸而排出。鱼类脂肪中含有多不饱和脂肪酸也有明显的降血脂作用。香菇、木耳、洋葱、大蒜等既能降胆固醇，还有抗凝血作用。海产品具有丰富的碘，碘质能抑制胆固醇在肠道内的吸收，并能减少钙在血管壁上的沉积，有利于延缓动脉硬化。

（二）营养治疗与护理

通过合理的营养可以控制总能量、脂肪及糖类的摄入，减轻体重，增加膳食纤维和多种维生素，调控血脂。

1. 控制能量，维持理想体重　能量比例要合理，有高胆固醇血症者要降低脂肪供能比，高三酰甘油血症者应控制甜食的摄入；尽量不吃含能量密度高的食物，如各种甜食、肥肉、油煎、油炸等食物。对合并肥胖的高脂蛋白血症患者，尤其是高三酰甘油血症合并肥胖者，可通过限制能量摄入，同时增加运动，以促使体脂分解，增加能量的消耗，而利于体重的控制。

2. 限制饱和脂肪酸和胆固醇，适当增加不饱和脂肪酸的摄入　减少脂肪摄入量，使脂肪供热比占总能量的25%以下，降低饱和脂肪酸的摄入；适当增加单不饱和脂肪酸和多不饱和脂肪酸的摄入；少吃或不吃含胆固醇高的食物，如动物脑、动物内脏、蛋黄、蟹类、鱼卵等，每日胆固醇的摄入量应少于 300 mg。

3. 适量的蛋白质　提高大豆及大豆制品等植物性蛋白质的摄入，优质蛋白质应占总蛋白质的50%左右，避免过多控制饮食而引起的营养不良。

4. 增加膳食纤维、维生素和矿物质的摄入　多吃豆类、玉米、魔芋、木耳、海带、裙带菜、洋葱、大蒜、南瓜、地瓜等含膳食纤维丰富的蔬菜水果和菌藻类食物。这些食物含有丰富的膳食纤维，有助于胆固醇的排泄，并且含有大量的维生素和各种矿物质，有利于保护血管。

5. 避免刺激性食物　膳食中避免辣椒、芥末、胡椒、咖喱、烈性酒、浓咖啡等刺激性食物。

6. 烹调方法指导　做菜少放油，采用蒸、煮、炖、熬的烹调方法为宜，避免油煎、炸食品。

7. 生活方式指导

（1）少量多餐，每日 4～5 餐，切忌暴饮暴食。

（2）增加体力活动。每日坚持 30 min 以上的有氧运动，如步行、打太极拳等。

（3）保持乐观开朗的情绪，避免过度紧张：多参加户外活动，放松心情，避免情绪波动。

## 二、高血压的营养治疗与护理

高血压是心血管疾病的一个主要危险因素。在排除各种干扰因素及非同日3次测量的情况下，当人们的收缩压≥140 mmHg和(或)舒张压≥90 mmHg时，即可诊断为高血压。高血压与食盐、酒精摄入过多，能量过剩等膳食因素有关。通过合理膳食，限制食盐、酒精等的摄入，能达到恢复血压和减少高血压并发症的目的。

### (一) 膳食营养相关因素

1. 能量和体重　肥胖或超重是血压升高的重要危险因素，尤其是向心性肥胖。临床上多数高血压患者合并有超重或肥胖。

2. 脂肪和胆固醇　高脂肪、高胆固醇膳食容易导致动脉粥样硬化、肥胖和高血压。

3. 矿物质　高血压的发生率与钠的摄入量呈正相关；钾能阻止由于摄入食盐过多而引起的血压升高，并有利尿降压作用；增加镁的摄入，能使外周血管扩张，血压下降；钙对高钠引起的高血压效应具有拮抗作用，有助于降低血压；碘能降低血压，并破坏钙盐在血管壁中沉积，防止动脉硬化的发生和发展。

4. 维生素　维生素C和B族维生素能改善脂质代谢，有利于保护血管结构和功能。维生素C还具有保护动脉血管内皮细胞免遭体内有害物质损害的作用。天然维生素E有很强的抗氧化能力，能阻止脂肪的过度氧化，保护细胞膜不受氧化破坏，维持组织正常的新陈代谢，能增强机体免疫力，提高血液中氧的利用率，有降血压、抗衰老等功能。

### (二) 营养治疗与护理

高血压患者的膳食应是低能量、低盐、低脂肪、低胆固醇，有丰富的维生素和矿物质，戒烟限酒。

1. 控制能量，减轻体重　减轻体重已成为降血压的重要措施，限制能量摄入有利于减肥，应减少腊肉、精制糖、甜糕点等能量密度高的食物。

2. 减少钠的摄入　有家族史的患者，青年时代即应养成口味淡一些的习惯。高血压患者盐的摄入量以2～5 g/d为宜，避免食用咸(酱)菜、酱鸭、腊肉、皮蛋、腐乳等腌制、酱制食品；若患者已有心、脑、肾等病症，则盐的摄入量应少于2～3 g/d，少用或不用小苏打、发酵粉等含钠量高的调味品。

3. 多吃蔬菜、水果，增加钾、镁、钙等矿物质的摄入　选用高钾伴低钠的食物，如豆类、马铃薯、芋头、玉米、荸荠、香蕉、苋菜、柿饼、花生、核桃等；高镁伴低钠的食物有各种干豆、鲜豆、香菇、荠菜、菠菜、桂圆等；富含钙的食品有乳类、豆类及其制品、坚果类，鱼、虾、紫菜、海带等海产品。

4. 适当增加蛋白质摄入　膳食中应增加鱼类、大豆等优质蛋白质，可降低高血压和脑卒中的发病率。

5. 丰富的维生素　某些维生素，尤其是B族维生素和维生素C，可以改善脂质、维护血管的结构和功能。平日可多食用小白菜、芹菜、莴笋叶、橘子、青枣、柠檬等食物。

6. 多吃降压食物　多食用芹菜、胡萝卜、西红柿、荸荠、黄瓜、冬瓜、木耳、海带等具有降压作用的食物。

7. 食物烹调方法指导　可采用蒸、炒、炖、烩等烹调方法，减少烹调用油。

8. 注意食物与降压药物之间相互影响　服用帕吉林(优降宁)、丙卡巴肼(甲基苄肼)、苯乙肼等单胺氧化酶抑制剂药物期间，食用高酪胺食物可加剧高血压，此时应忌食香蕉、酸奶、乳酪、扁豆、蘑菇、腌肉、葡萄干、红葡萄酒、啤酒等高酪胺食物。

9. 生活方式指导

(1) 规律饮食：少量多餐，每日 4～5 餐，定时定量，避免过饱。

(2) 戒烟限酒，适量饮茶：烟中的尼古丁可以兴奋血管运动中枢，还可使肾上腺素分泌增加，导致血压升高，故应戒烟；大量饮酒及饮烈性酒可引起血压升高，绝对不能饮烈性酒及酗酒；茶叶中除含多种维生素和微量元素外，还含有茶碱和黄嘌呤等物质，有利尿、降压作用，故可适量饮茶，以绿茶为佳。

(3) 保持乐观情绪，规律作息：保证充足睡眠，下棋、打麻将不可过于认真，避免情绪激动。

(4) 晨饮一杯水：早上起床后饮一杯白开水，既有润肠通便的作用，又可稀释血液，降低血液黏稠度。

(5) 坚持有氧运动：每日至少步行 30 min 或骑车、打太极拳等。

## 知识链接

### 高血压性心脏病合并心力衰竭患者膳食指导

1. 控制钠盐摄入　严重水肿给予无盐、低钠饮食，限制含钠量高的食品，如腌制品、海产品、罐头、味精、碳酸饮料等，可用糖醋、蒜调味以增进食欲。

2. 调整钾的摄入　使用噻嗪类利尿剂者应多补充含钾丰富的食物，如橘子、红枣、油菜、紫菜、蘑菇、土豆等。心力衰竭可出现高钾血症，对有严重水肿、少尿者应避免食用含钾丰富的食物。

3. 补充镁的摄入　心力衰竭时，常伴有镁的缺乏，可吃香菇、紫菜、苋菜、海带、木耳等含镁较高的食物。

4. 控制水分摄入　每日摄水量控制在 1 000～1 500 ml。适量饮用淡茶。

5. 限制热量摄入，食物清淡易消化　采用低热量膳食，使患者的体重维持在正常或略低于正常的水平。开始用流质、半流质，病情好转后再改用软饭。每日脂肪摄入量不超过 60 g。少吃甜食也可避免胀气。

6. 适当控制蛋白质的摄入　以 0.8 g/(kg·d)为宜。

7. 补充维生素　心力衰竭患者容易缺乏 B 族维生素与维生素 C，除膳食补充外，也可补给维生素制剂。

8. 多吃新鲜蔬菜和水果，补充膳食纤维，保持大便通畅。

9. 少量多餐，避免饱餐，戒烟戒酒，避免刺激性食物。

## 三、冠心病营养治疗与护理

冠心病是冠状动脉粥样硬化性心脏病的简称，是最常见的心血管疾病，与脂肪、糖类、盐摄入过多及维生素、矿物质的缺乏密切相关。通过膳食中各营养素的合理调整，可以预防动脉粥样硬化的发生和发展。

### （一）膳食营养相关因素

1. 能量　摄入量超过消耗量，最终会导致肥胖症，而肥胖是动脉粥样硬化的重要危险因素。

2. 血脂　膳食脂肪摄入总量，尤其是饱和脂肪酸的摄入量与动脉粥样硬化的发病率呈正相关。由于脂肪和糖类摄取过多或代谢失常，致使血胆固醇、三酰甘油、低密度脂蛋白或极低密度脂蛋白增高及高密度脂蛋白降低，均可促发冠心病。

3. 钠盐　与高血压的发病相关，高血压是动脉粥样硬化的危险因素之一。在合并心功能不全时，由于肾血管有效循环血量减少，肾小球滤过率下降，导致水、钠潴留，血容量增加，可加重心脏的负担。

4. 维生素　与动脉粥样硬化有密切的关系，维生素能改善心肌代谢和心肌功能。

（1）维生素 E：能防止脂质过氧化，改善冠状动脉血液供应，降低心肌的耗氧量，预防血栓形成，从而起到预防动脉粥样硬化和冠心病的作用。

（2）维生素 C：能降低血胆固醇水平，增加血管的弹性，防止出血，以及促使心肌梗死病变的愈合，大剂量的维生素 C 可加快冠状动脉血流量，保护血管壁的结构和功能，从而有利于防治心血管疾病。

（3）同型半胱氨酸是动脉粥样硬化的独立危险因素：膳食中补充叶酸、维生素 $B_{12}$ 和维生素 $B_6$ 可降低高血浆同型半胱氨酸对血管的损伤；维生素 $B_6$ 还能降低血脂的水平。

5. 矿物质　钙、镁、铜、铁、铬、碘、氟对心血管系统疾病有抑制作用，缺乏时可使心脏功能和代谢异常。

6. 吸烟　是动脉粥样硬化的一个独立的危险因素。吸烟使氧合血红蛋白减少，导致心肌缺氧；可导致动脉内皮损伤，使血管内皮的渗透性增强；还可增加心肌梗死和冠心病猝死的概率。

7. 饮酒　少量饮酒，特别是饮用少量葡萄酒，可抑制血小板聚集，防止凝血，对预防急性心肌梗死有一定的作用；大量饮酒则损害心肌、加重心脏负担，并可增高三酰甘油水平，促发冠心病。

### （二）营养治疗与护理

冠心病患者的膳食原则是：控制总能量摄入，限制膳食脂肪、胆固醇、单糖和双糖的摄入，增加膳食纤维、多种维生素和矿物质的摄入。

1. 限制总能量摄入，控制体重　能量的需要量以保持理想体重为度。对体重超重者及有肥胖家族史者，应减少能量的摄入。限制能量的关键是减少主食及糖类的摄入，平时少吃甜点心、糖果等含糖类丰富的食物，同时限制奶油、咸肉、火腿、香肠、肥肉等能量密度高的食物。

2. 限制脂肪和胆固醇摄入　控制动物脂肪的摄入，少吃或不吃各种动物的脑、肝、心、肾及鱼卵、虾、蛋黄、蟹黄等含胆固醇较高的食物；烹调用油以植物油为主；平时常吃一些花生、芝麻、鱼类、大豆及大豆制品。

3. 限制单糖和双糖，增加膳食纤维　糖类宜用多糖类，限制含单糖和双糖的食物，少吃甜食和含糖饮料，增加粗粮、蔬菜、水果等含膳食纤维丰富的食物。

4. 适量蛋白质　冠心病患者每日食物中蛋白质含量以不超过 1 g/(kg · d)为宜。适当进食酸奶、鱼类、大豆及大豆制品等优质蛋白质。

5. 供给充足的维生素和矿物质　多食用新鲜绿叶蔬菜和水果，以补充各种维生素；海带、紫菜、黑木耳等海藻类富含蛋氨酸、钾、镁、碘，有利于冠心病的防治，尤其多采用含镁盐丰富的食物，如小米、燕麦、大麦、豆类、小麦及瘦肉类等。

6. 避免刺激性食物　忌用浓茶、咖啡及强烈调味品等。

7. 降脂食物的选用　山楂、奶渣、燕麦、鱼类、豆类能调节脂肪代谢，对冠心病防治有利。酸奶、大蒜、洋葱、蘑菇等食物，具有降低血清胆固醇的作用。

8. 烹调方法指导　采用蒸、煮、烩、炖、生拌凉菜等方法，忌用油煎、油炸食物。

9. 生活方式指导

(1) 少量多餐、切忌暴饮暴食：最好每日 4～5 餐，每餐不宜吃得过饱。晚餐摄入过多，不仅会使人发胖，还容易引起心肌梗死，甚至有心搏骤停的危险。

(2) 保持大便通畅，尽量避免屏气用力动作。

(3) 戒烟限酒：吸烟能使心率加快、血压轻度升高，并可引起冠状动脉痉挛，从而加重心肌的缺血、缺氧，故冠心病患者应戒烟。冠心病患者应戒烈性酒，严禁酗酒，少量的葡萄酒、啤酒等有促进血液循环、疏通血管及提高高密度脂蛋白的作用，可限量饮用。

(4) 保持良好心态，避免情绪激动：冠心病患者往往脾气急躁，容易生气。精神紧张、情绪激动可诱发心绞痛。患者必须经常提醒自己遇事要心平气和，避免过于精细、求全责备。

(5) 适当进行有氧活动：每日步行 20～30 min，以微微出汗为宜。对已有冠心病或冠心病危险者不宜在寒冷环境中运动，避免剧烈运动及竞技性活动。

## 知识链接

### 急性心肌梗死患者的营养指导

1. 控制能量，减轻心脏负担。急性心肌梗死合并心功能不全时，发病 1～3 天内可食用藕粉、米汤、菜汁、去油过筛肉汤、淡茶水、红枣泥汤等流质食物，避免豆浆、牛奶等胀气食物；病情好转后逐渐改为面条、面片、馄饨、面包、米粉、粥等，辅以鱼类、蛋清、瘦肉末、嫩碎蔬菜、水果等半流质；病情稳定后，随其活动量的增加，可改为软质饮食。

2. 保持水和电解质平衡。每日摄入液体量约 1 000 ml。结合血电解质及病情变化，调整饮食中钾、钠、镁的摄入量。如患者伴有高血压或心力衰竭，应限制钠盐；低钾血症易发生心律失常，如有低钾血症出现，饮食上应注意钾的补充；镁对缺血性心肌病有良好的保护作用，膳食中含一定量的镁，有助于降低心肌梗死的发病率与死亡率。

3. 选择清淡、易消化的低脂饮食。

4. 少量多餐，避免饱餐。

5. 多吃粗粮杂粮、新鲜蔬菜等膳食纤维丰富的食物，保持大便通畅，排便时不可用力过猛。

6. 忌烟酒及浓茶、咖啡等刺激性食物。

## 第二节　消化性溃疡的营养治疗与护理

消化性溃疡主要指发生在胃、十二指肠的慢性溃疡，其溃疡的形成与胃酸和胃蛋白酶消化作用有关，故称消化性溃疡。消化性溃疡的发生发展与膳食营养密切相关，通过膳食调控，不仅可以减轻机械性和化学性刺激，缓解和减轻疼痛，促进溃疡愈合，还可减少疾病复发、纠正贫血及避免并发症的发生。

### 案例 8－2

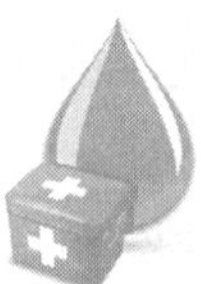

患者，男性，41 岁。拟“胃溃疡”而入院。

病史：患者 1 年来反复出现上腹部隐隐作痛，以剑突下为甚，饱食后加重。3 天前无明显诱因出现柏油样黑便，无恶心、嗳气、呕吐等症状。

体格检查：身高 176 cm，体重 60 kg，BP 96/68 mmHg，左上腹有轻压痛，无肌紧张及反跳痛。

实验室检查：血红蛋白（Hb）：92 g/L，红细胞（RBC）：$3.3\times10^{12}$/L。

胃镜检查：胃角溃疡，大小约 18 mm×20 mm；病理结果显示：胃角黏膜慢性炎症。

心理状况：患者思想负担较重，担心癌变。

**【思考】**

1. 消化性溃疡膳食营养相关因素有哪些？
2. 消化性溃疡急性发作期的膳食该如何安排？
3. 消化性溃疡如何预防癌变？

### 一、膳食营养相关因素

#### （一）饮食对胃分泌功能的不良影响

咖啡、浓茶、酒精、黑胡椒、大蒜、丁香、辣椒、肉汤等食品及调味品具有刺激胃酸分泌的作用，尤其对十二指肠球部溃疡患者能引起强烈的胃酸分泌。

（二）饮食对胃黏膜屏障的不良影响

浓茶、咖啡和大蒜、辣椒等刺激性食物及过咸的食物可刺激胃酸过多分泌而导致化学性损伤；过分粗糙、过冷、过热的食物可对胃黏膜产生机械性损伤；不规律进餐、暴饮暴食可因破坏胃分泌的节律，削弱胃黏膜的正常屏障作用；长期酗酒、吸烟会削弱胃黏膜的屏障作用。

（三）促进溃疡愈合的营养因素

1. 蛋白质　多数消化性溃疡患者存有不同程度的胃酸和胃蛋白酶增高，饮食中适当增加一些蛋白质，可中和并消耗这两种物质，使之不再“自我消化”，从而促进溃疡愈合。

2. 锌　鱼虾类等动物性食物不仅含有丰富的易消化的优质蛋白质，而且其中富含的微量元素锌是修复溃疡黏膜的重要因子。

3. 脂肪　适量的脂肪能刺激小肠黏膜产生抑胃素，因抑制胃酸的分泌和减缓胃蠕动，使胃的排空时间延长，促使溃疡愈合。

4. 维生素　维生素 A、维生素 B、维生素 C 有增强机体抵抗力和促进溃疡愈合的作用。

## 二、营养治疗与护理

消化性溃疡患者宜采用营养全面、清淡、易消化、刺激性少的膳食。

（一）调整营养素的摄入

1. 供给充足的蛋白质　蛋白质的供给量不低于 1 g/(kg·d)，伴有消化道出血或贫血者至少按 1.5 g/(kg·d)供给。选用牛奶、鸡蛋、豆浆、豆腐、瘦肉、鸡肉、鱼虾类等易消化的食品。

2. 合理选用糖类　主食以面食为主，每天供给 300～350 g。蔗糖可促使胃酸分泌，而且容易引起胀气，不宜多食。

3. 适量脂肪　适量的脂肪进入小肠，能刺激小肠黏膜产生抑胃素，抑制胃酸的分泌和减慢胃蠕动，使胃的排空时间延长，有利于溃疡的愈合。每日可供给 70～80 g 脂肪，选用奶油、奶酪、蛋黄、黄油等乳溶状、容易消化吸收的脂肪及适量植物油。

4. 供给充足的维生素　多吃动物肝脏、绿叶蔬菜、胡萝卜、土豆等含维生素 A、维生素 B、维生素 C 丰富的食物，以满足机体对维生素的需要。

5. 调整矿物质的摄入　消化性溃疡患者的膳食宜清淡，每日摄入食盐 3～5 g 为宜。服用 $H_2$ 受体阻滞剂者，应提供动物血类、动物内脏等含铁丰富的食物。服用镁、铝制剂等抗酸药的患者，应提供含磷丰富的食物，同时每日至少提供 1 g 钙，以防骨质疏松的发生。

（二）烹调方法

以蒸、煮、炖、焖、氽等为主，避免油煎、炸、爆炒、醋熘、酱拌等方法。选用质软、易消化、营养丰富的食物，制作时要切碎、煮烂，食物调味宜清淡。

（三）避免刺激性强的食物

1. 避免物理性刺激　在溃疡病活动期，要绝对避免食用腊肉、火腿、香肠、蚌肉、芹菜、韭菜、黄豆、黄豆芽、海带、酸的水果、雪菜、竹笋、干果类、油炸等坚硬、粗糙及含膳食纤维丰富的食物。

2. 避免化学性刺激　浓肉汤、肉汁、味精、香料、辣椒、咖啡、浓茶、烈性酒等会增加胃酸分泌，不利溃疡愈合。禁用强烈的调味品，如胡椒粉、咖喱粉、芥末、辣椒油等。

3. 禁忌易产酸食物　如地瓜、土豆、过甜点心及糖醋食品等。

4. 不宜食用易产气食物　如生葱、生蒜、生萝卜、蒜苗、洋葱等。

5. 避免生冷及过热的食物　不吃冷饮、凉拌菜等食物，食物的温度以保持在40～50℃为宜，温度过高的食物会使胃内血管扩张、充血，而促发溃疡病出血。

（四）消化性溃疡分期膳食指导

消化性溃疡分期膳食特点见表8-2-1。

**表8-2-1　消化性溃疡分期膳食特点**

| 膳食类型 | 适用范围 | 膳食选用原则 | 餐次安排 |
| --- | --- | --- | --- |
| 流质 | 适用于消化性溃疡急性发作时，或出血停止12～24 h后的患者 | 选用富含蛋白质、糖类、易消化、无机械性和化学性刺激的食品，如蜂蜜水、鲜果汁、浓米汤、藕粉、牛奶、豆浆、豆腐脑、水蒸蛋、蛋花汤等。一旦病情好转，应尽早改成少渣半流质或少渣软食 | 6～7餐/日，每2～3 h进食1次 |
| 少渣半流质 | 病情已稳定，自觉症状明显减轻或基本消失的患者 | 选用粥、面片汤、馄饨、挂面、烤馒头片、面包片、饼干、清蒸鱼、氽鱼丸、碎嫩菜叶等细、软、烂的食物 | 5～6餐/日 |
| 少渣软食 | 溃疡病急性后期病情基本稳定，进入恢复期的患者 | 选用烂饭、包子、水饺、碎菜、肉丸、肝片等细软、易消化软食，禁食过冷、油煎、油炸及含膳食纤维丰富、不易消化的食物 | 5餐/日，在3餐正餐外，加用1～2次饼干、牛奶等食物作为点心 |

（五）生活方式指导

1. 少量多餐，定时定量　每日5～6餐，每餐量不宜过多。十二指肠溃疡患者可准备些脆饼干、脆馒头、面包，以应付饥饿性疼痛，饼干的品种以苏打饼干为佳，可中和胃酸。

2. 提倡细嚼慢咽的进食方式　食物经口腔充分咀嚼，可减少对消化道的机械性刺激，还能增加唾液的分泌，中和胃酸。

3. 不抽烟，不酗酒　长期吸烟、酗酒会促使胃溃疡发生或加重，故患者应戒烟、不酗酒。

4. 注意休息　对急性发作、疼痛或伴消化道出血者，应卧床休息。

5. 注意保暖，防止受凉　气候改变是诱发消化性溃疡的因素之一，秋冬与冬春之交为消化性溃疡的高发时期。患者要根据气候适时增减衣服，调节室温，避免受寒而诱发疼痛。

6. 保持乐观情绪，避免恼怒忧思　持续、过度的精神紧张、情绪激动等神经精神因素是诱发十二指肠溃疡的重要因素。

知识链接

**胃大部切除术后患者饮食调理**

1. 少量多餐　每日进餐5次以上，每2～3 h进食1次，以防低血糖的发生。当患者出现低血糖反应时，应立即食用糖水、含糖饮料、糖果或饼干等。

2. 干稀分食　汤类、饮料须在进餐前后30～60 min进食，干稀分开，以防食物过快排出而影响消化吸收，预防倾倒综合征的发生。进食时可采取半卧位，进餐后可平躺20～30 min，以延长食物在胃内的排空时间，使其能完全消化吸收。

3. 采用平卧位进食或饭后平躺15～30 min可延长食物在胃中停留时间，并缓慢通过小肠，还可使空肠内容物回流至残胃，促进食物消化吸收并减少空肠过分膨胀。

4. 避免含单糖丰富的食物　食用多糖类食物可延长吸收时间，预防倾倒综合征。

5. 胃切除术后早期不能吃蔗糖、牛奶、豆浆等易胀气食物，以后逐渐少量增加至正常摄入量。

6. 注意补充铁、维生素$B_{12}$　胃大部切除术后，机体对铁、维生素$B_{12}$吸收障碍，术后应进食含铁丰富的食物，如红肉、动物内脏、豆类、木耳、新鲜蔬菜等。提倡使用铁制炊具。对维生素$B_{12}$缺乏所致的巨幼红细胞性贫血应注意维生素$B_{12}$的补充。

## 第三节　肾小球肾炎的营养治疗与护理

### 一、急性肾小球肾炎的营养治疗与护理

急性肾小球肾炎是以血尿、蛋白尿、水肿和高血压为主要表现，可有一过性氮质血症的一组疾病。好发于小儿和青年人。合理的膳食调控能减轻肾的负担，降低因疾病所致的高血压及血清氮水平，减轻水肿等症状。

#### （一）膳食相关因素及其营养代谢变化

1. 蛋白质丢失　急性肾小球肾炎大多伴有轻、中度的蛋白尿，导致血浆胶体渗透压下降，出现水肿、低蛋白血症、贫血和营养不良。

2. 水与电解质紊乱　肾小球滤过率降低，致使钠和水在体内大量潴留，导致水肿、高血压、少尿、高钾血症，严重者可造成肺水肿。

3. 氮质血症　肾小球滤过率下降、少尿等因素导致尿素、尿酸、肌酐等蛋白质代谢产物在体内蓄积，而引起氮质潴留、尿素氮增高。

(二) 营养治疗与护理

急性肾小球肾炎营养治疗的原则是提供低蛋白质、低盐、富含维生素的膳食，控制水分摄入。

1. 保证合适的热能比例　能量的摄入按 104.5～125.4 kJ(25～30 kcal)/(kg·d)计算，全日总热能在 6.28～8.37 MJ(1 500～2 000 kcal)之间；能量的主要来源为糖类和脂肪，每日可摄入 300～400 g 糖类，占总热能的 65%左右；脂肪可占总热能的 25%左右，以植物油为主，不宜多食动物脂肪，以防血脂升高。

2. 减少蛋白质摄入　根据病情决定蛋白质的摄入量。起病初期，患者有肾功能不良、少尿、氮质血症等情况时，要严格限制蛋白质的摄入，按 0.5 g/(kg·d)计算，成年人每日为 20～40 g。提供高生物价蛋白质，优先选用牛奶及其奶制品，其次选用蛋类、鱼类、肉类。轻症患者或经过一段时间治疗后，患者的尿量增达1 000 ml/d以上，体重也逐渐减轻时，蛋白质可逐渐增加至 0.8 g/(kg·d)。病情好转后可增至 1 g/(kg·d)。病情恢复并稳定 2～3 个月后，可恢复至正常的摄入量。

3. 调整矿物质的摄入

(1) 控制钠盐摄入：当患者出现明显水肿、严重高血压时，宜用低钠或无盐膳食。低钠膳食时，每日摄入的钠量少于 0.5 g，除了不能食用食盐和酱油外，还要禁食小白菜、油菜、菠菜、白萝卜等含钠高的蔬菜，以及香肠、咸菜、榨菜、腐乳、肉松等腌制食品。无盐膳食时钠的摄入量少于 1.0 g/d，烹调时不添加食盐及酱油。当水肿减轻后可给予低盐饮食，全日烹调用盐量 2～3 g(或酱油 10～15 ml)，忌食咸菜、泡菜、松花蛋、腊肉、咸鱼、挂面等含钠盐高的食品。

(2) 根据尿量决定钾的摄入：少尿、高血钾者避免香蕉、橘子、蘑菇、香菇、红枣、豆类、海带、紫菜等高钾食物。

(3) 限制磷的摄入：少吃动物内脏、沙丁鱼、鱼卵、黄豆等含磷丰富的食物。

4. 控制水分摄入　无尿时水分限制在 500 ml/d 以下；严重水肿和少尿时，每日摄水量约为前 1 日的尿量再加 500 ml，一般为 500～700 ml/d，最高不超过 1 000 ml；无明显水肿、高血压，尿量正常者，不必控制摄水量，但不宜大量饮水。

5. 补充维生素　维生素 A、维生素 C、叶酸、B 族维生素等，能促进肾功能的恢复及贫血的防治。多吃新鲜蔬菜水果，维生素 C 的摄入量可达 300 mg/d 以上。

6. 膳食调配原则

(1) 常选用赤小豆、鲤鱼、鲫鱼、羊乳、冬瓜、西瓜等有消肿利尿作用食物。

(2) 限制动物内脏、豆类、沙丁鱼等高嘌呤的食物。

(3) 忌用葱、蒜、辣椒等刺激性食物。

## 案例 8-3

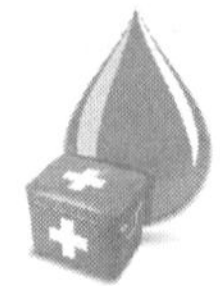

患者，女性，33 岁。拟诊为“慢性肾小球肾炎”而入院治疗。

病史：患者于 1 年前感冒后出现乏力、腰酸等症状，以后经常感到腰部发凉、发酸，未经治疗。近 1 周来感全身乏力、腰酸腰痛加剧而就诊。

体格检查：血压 150/96 mmHg，面部、眼睑肿胀，双下肢踝部轻度水肿。

实验室检查：血红蛋白（Hb）86 g/L，红细胞（RBC）$3.1\times10^{12}$/L；尿蛋白＋，尿潜血＋＋＋。

**【思考】**

1. 慢性肾小球肾炎营养相关因素有哪些？
2. 如何为肾小球肾炎患者选择蛋白质食物？如何控制水分和钠盐的摄入？

## 二、慢性肾小球肾炎的营养治疗与护理

慢性肾小球肾炎是一组以蛋白尿、血尿、水肿、高血压为基本临床表现、病情迁延不愈，最终将发展为慢性肾衰竭的疾病。根据不同病期及肾功能状况调节营养素的摄取量，可以达到减少代谢废物产生、减轻水肿和控制高血压等目的。

### （一）膳食相关因素及其营养代谢变化

1. 水、电解质紊乱　长期慢性肾病变可引起继发性醛固酮增多，肾小管对钠、水的吸收增加，引起钠、水在体内大量潴留，导致水肿、高血压、少尿，少尿可继发高钾血症；慢性肾炎多尿期或长期限制钠盐摄入量，则会引起低钠血症和低钾血症。

2. 蛋白质、维生素等营养素缺乏　患者长期食欲减退及尿中经常丢失蛋白质，可引起蛋白质、维生素等营养素缺乏。

3. 铁利用障碍　由于肾功能损害及氮质潴留，可导致铁利用障碍、促红细胞生成素分泌减少，最终引起贫血。

### （二）营养治疗与护理

1. 充足的能量　能量摄入量以 125.4～146.3 kJ(30～35 kcal)/(kg · d)为宜，成年人每日为 8.37～10.04 MJ(2 000～2 400 kcal)。糖类和脂肪作为能量的主要来源，应适当增加糖类及植物油的比例。

2. 调整蛋白质摄入　根据肾功能损害的程度确定蛋白质的摄入量。对病程长，肾功能损害不严重者，蛋白质摄入量以 0.8～1.0 g/(kg · d)计算，其中 50%以上应为牛奶、鸡蛋、瘦肉、鱼等优质蛋白质；对有大量蛋白尿的肾功能代偿期患者，每日可摄入 70～90 g 蛋白质；当出现少尿、水肿、高血压等肾功能不全症状时，蛋白质摄入量以 0.6 g/(kg · d)左右为宜，每日总量不超过 50 g；有氮质血症的患者应予低蛋白质饮食，蛋白质控制在每日 40 g 以下。

3. 限制钠盐摄入　伴有轻度水肿和高血压的患者，每日食盐用量控制在 2～3 g，

即使血压恢复正常也应采用清淡饮食；严重水肿、少尿，高血压合并心力衰竭、肺水肿者，给予无盐低钠膳食，对于食欲减退的患者可考虑用无钠盐或无盐酱油来调味；对处于多尿期或长期限制钠、钾摄入量的患者，应定期检查血钠、血钾水平，及时调整钠、钾摄入量。

4. 根据尿量和血钾水平调整钾的摄入量　每日尿量在 1 000 ml 以下或有高钾血症者，应选用南瓜、藕粉、菜花、粉皮、蛋类、猪血等低钾食品，将土豆等蔬菜切成小块或丝状，浸泡后用大量水同煮，弃水食用可降低其中的钾含量。

5. 适时调整入水量　当出现水肿和高血压时，要严格限制入水量，一般以前 1 天的尿量(ml)加 500 ml 计算，总入水量不超过 1 000 ml/d。

6. 维生素及微量元素的补充　慢性肾小球肾炎后期往往会出现贫血及锌的缺乏，可多食用一些富含铁、锌、叶酸和维生素 $B_{12}$ 的食物。

7. 食物选择原则

(1) 多选择葫芦、茄子等含钠低的食物。

(2) 多选用淀粉类、藕粉、山药、蜂蜜、食糖等高糖类食物。

(3) 禁食辛辣刺激性食品、调味品。

(4) 戒烟、禁酒及酒精饮料。

(5) 限用油煎、油炸和过于油腻的食品。

## 第四节　糖尿病的营养治疗与护理

糖尿病是由于体内胰岛素相对或绝对不足而引起糖类、蛋白质和脂肪三大代谢紊乱及水电解质紊乱的全身疾病，它以糖耐量降低、血糖增高和尿糖出现为特点。根据《中国糖尿病防治指南》(2007 版)：对有糖尿病典型症状(多饮、多尿和不明原因的体重下降等)者满足以下标准中 1 项即可诊断为糖尿病：① 任意时间血糖≥11.1 mmol/L(200 mg/dl)，② 空腹血糖≥7.0 mmol/L(126 mg/dl)，③ 75 g 葡萄糖负荷后 2 h 血糖≥11.1 mmol/L(200 mg/dl)；对无糖尿病症状者，需满足以上 3 项标准中的 2 项才可以诊断为糖尿病。糖尿病患者若膳食控制得当，可以达到控制病情、预防或延缓糖尿病并发症发生的作用。

### 案例 8－4

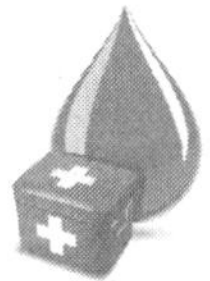

患者，男性，58 岁。因“糖尿病”而住院治疗。

病史：患者有糖尿病史 6 年余，平时常有口干、多饮、疲乏等症状，近 1 周来症状明显加重，并出现视物模糊，经门诊化验尿糖后，拟诊为“糖尿病”收住入院。

体格检查：身高 173 cm，体重 70 kg。

实验室检查：空腹血糖波动在 7.2～8.6 mmol/L，餐后 2 h 血糖波动在 11.3～

12.8 mmol/L。

**【思考】**

1. 糖尿病患者的诊断标准有哪些?
2. 糖尿病膳食营养因素有哪些?请对糖尿病患者进行膳食营养指导。
3. 如何为糖尿病患者正确选择食物?
4. 如何用食品交换份法为糖尿病患者编制食谱?

## 一、膳食营养相关因素

### (一) 相关的营养素

1. 糖类

(1) 糖类的量:糖类含量稍高可以改善糖耐量,提高机体对胰岛素的敏感性;但含量过高则会升高血糖并且增加胰岛素的负担,糖类太低可因脂肪过度分解而引起酮症酸中毒。

(2) 低血糖指数食物有助于血糖控制:食物种类、淀粉类型及烹调方式、时间、加工程度等对餐后血糖均有影响。食物的血糖指数可以反映食物对人体餐后血糖的影响。低血糖指数食物在胃肠中停留的时间长、吸收慢,葡萄糖进入血液后的峰值低,下降速度也慢,造成餐后血糖比较低。

2. 脂类　糖尿病患者体内脂肪分解加速,脂肪代谢紊乱。长期摄入高脂肪膳食可损害糖耐量,促发肥胖、高血脂和心血管疾病。饱和脂肪酸和胆固醇是导致糖尿病患者血浆 LDL－C 和总胆固醇(TC)增高的主要膳食因素,糖尿病患者大量摄入胆固醇将显著增高其心血管疾病患病风险。

3. 膳食纤维　有利于延缓葡萄糖的吸收及减少血糖上升的幅度,改善葡萄糖耐量,非溶性膳食纤维能控制餐后血糖及降低血胆固醇。

4. 维生素　B族维生素可以减轻糖尿病的神经病变,改善糖耐量,避免胰岛素和胰高血糖素受损;补充维生素 C 可防止微血管病变;维生素 E 可改善机体对胰岛素的敏感性,有利于控制血糖,并可以改善大血管及微血管病变。

5. 微量元素　其中,锂能促进胰岛素的合成与分泌,改善胰岛素的敏感性;锌缺乏时,胰岛素合成减少、胰岛素抵抗性增加;低镁血症可引起胰岛素抵抗;锰的代谢异常也会影响葡萄糖耐受;三价铬的复合物在人体中被称为“葡萄糖耐量因子”,有利于改善糖耐量;糖尿病患者钙、磷代谢异常可诱发骨量减少和骨质疏松。

### (二) 吸烟

长期大量吸烟可导致血红蛋白糖化,相同体质指数的吸烟者内脏脂肪量、空腹血糖和胰岛素水平均高于不吸烟者。

### (三) 缺乏运动

运动不足是肥胖发病的原因,也是发生胰岛素抵抗和糖尿病的重要因素。

## 二、营养治疗与护理

### （一）调整营养素的摄入

1. 严格控制能量　根据患者的理想体重及其体力活动水平，确定每日所需的总能量，力求使体重维持或略低于理想体重。不同体力活动能量需求详见表 8-4-1。

**表 8-4-1　不同体力活动能量需求（kcal/kg 标准体重）**

| 体型 | 体力活动类型 | | | |
|---|---|---|---|---|
| | 卧床休息 | 轻体力活动 | 中体力活动 | 重体力活动 |
| 消瘦 | 20～25 | 35 | 40 | 40～45 |
| 正常 | 15～20 | 30 | 35 | 40 |
| 肥胖 | 15 | 20～25 | 30 | 35 |

2. 选用合适的糖类　糖尿病患者的每日糖类摄入量按照全日总能量的 50%～60%计算，不应低于 130 g。糖尿病患者的糖类应尽量由米、面粉、玉米面、全麦谷物、豆类等提供。禁忌白糖、红糖、冰糖、葡萄糖、麦芽糖、蜂蜜、巧克力、奶糖、水果糖、蜜饯、水果罐头、汽水、果汁、甜饮料、果酱、冰淇淋、甜饼干、蛋糕、甜面包及糖制糕点等食品的摄入。

3. 合理摄入脂类　每日摄入的脂肪总量占总能量比不超过 30%，饱和脂肪酸和反式脂肪酸占每日总能量比不超过 10%；可适当提高多不饱和脂肪酸的摄入量，但不宜超过总能量的 10%；单不饱和脂肪酸供能比宜达到 10%～20%；每日胆固醇的摄入量不超过 300 mg，烹调用油每日不超过 25 g。禁忌牛油、羊油、猪油、黄油、奶油、肥肉等食品的摄入。

4. 提供优质蛋白质　对于肾功能正常的糖尿病患者，蛋白质的摄入量占供能比的 10%～15%或按 1.0 g/(kg・d)计算，其中优质蛋白质至少占 1/3 以上，补充乳、蛋、瘦肉、大豆及其制品等优质蛋白质。

5. 增加膳食纤维的摄入　糖尿病患者宜选择膳食纤维丰富的食物，如玉米、燕麦片等全谷及其制品和油菜、芹菜、小白菜、西红柿、韭菜、大白菜、菠菜、茄子等含糖量低及膳食纤维丰富的新鲜蔬菜。

6. 增加维生素的摄入　糖尿病患者要多摄入含 B 族维生素、维生素 C、维生素 E 丰富的食物，如鱼类、乳类、粗粮、豆类、蛋类、白菜、青菜、芥菜、甘蓝、青椒、鲜枣及坚果类。

7. 注意微量元素的补充　糖尿病患者平时要注意在膳食中补充铬、锌、镁等微量元素。含铬丰富的食物有酵母、牛肉、肝、蘑菇、啤酒等，富含锌的食物有牡蛎、扇贝、蛤子、肉、肝、蛋等动物性食物，富含硒的食物有鱼、香菇、芝麻、大蒜、芥菜等。

### （二）餐次安排

糖尿病患者每日至少进食 3 餐，并要定时定量。对注射胰岛素或易出现低血糖的患者应在3次正餐之间增添2～3次加餐，加餐不是额外地增加食物，而是要从正餐中扣除等量的加餐食物中的能量。

（三）食物选择原则

1. 根据血糖生成指数选择食物

（1）选用低血糖生成指数（GI）食物：GI<55为低GI食物，其在胃肠道停留的时间长，吸收率低，葡萄糖释放缓慢，进入血液后的峰值低，适宜糖尿病患者选用。常见低GI食物有：① 谷类：极少加工的粗粮，如煮过的整粒小麦、大麦、荞麦、黑麦、稻麸、通心面、黑米、玉米面粥等；② 干豆类及制品：如赤豆、绿豆、蚕豆、豌豆、扁豆、四季豆等；③ 乳类及其制品：如牛奶、全脂牛奶、脱脂牛奶、奶粉、酸乳酪等；④ 生的薯类或经过冷处理的薯类制品：如马铃薯粉条、藕粉、苕粉、魔芋和芋头等；⑤ 水果类：苹果、桃、杏干、李子、樱桃、猕猴桃、柑、柚、葡萄、梨等水果及未加糖的苹果汁、水蜜桃汁、柚子果汁等果汁制品；⑥ 即食食品：如面包（混合谷物：50%～80%大麦粒、黑麦粒、45%～50%燕麦麸）、达能阳光饼干、闲趣饼干，全麦维（家乐氏）等全麦型或者高纤维产品；⑦ 混合食品：如馒头加芹菜炒鸡蛋、猪肉炖粉条、饺子、包子、馄饨、米饭加鱼等；⑧ 其他：果糖、乳糖、花生。

（2）避免选用高血糖生成指数（GI）食物：GI>70的食物为高GI食物，其在胃肠道消化快，吸收率高，葡萄糖进入血液后峰值高，糖尿病患者应避免选用。常见高GI食物有：① 谷类，如小麦粉面条、富强粉馒头、烙饼、油条、精制大米饭等精制食物及含直链淀粉低的黏米饭、糙米、糯米粥、米饼等；② 马铃薯泥、煮甘薯等水分多、糊化好的薯类；③ 南瓜、胡萝卜等根、果蔬菜类；④ 甜瓜、西瓜等含直链淀粉高的水果类；⑤ 蜂蜜、麦芽糖、精白面包、小麦饼干、苏打饼干、华夫饼干、膨化薄脆饼干等即食食品。

2. 根据含糖量确定蔬菜水果的种类与量

（1）选用含糖类及热量极低的蔬菜。进食量较大或糖类含量高的蔬菜时应扣除相应量的主食。一般来说，糖类含量在4%以下的蔬菜，如生菜、油麦菜、海带、冬瓜、小白菜、莴笋、黄瓜、绿豆芽、大白菜、葫芦、竹笋、空心菜、油菜、芹菜等，不作严格的限制；对含糖量为4%～10%的蔬菜，如萝卜缨、丝瓜、茄子、苦瓜、南瓜、茭白、扁豆、蕨菜、洋葱等，要适当地限制；对含糖类量在10%以上的蔬菜，如大蒜、豌豆、土豆、莲藕、荸荠等，则应严格限制。

（2）根据病情适量选用含糖量较低的水果。病情控制较好的患者可以适量食用含糖量在10%以下的水果，且每日的食用量最好控制在100 g以内。糖类含量在10%以下的水果，有西瓜、杨梅、草莓、枇杷等；糖类含量在10%～20%的水果，如橙、桃、梨、苹果、鲜桂圆、柿子等则慎重选用；糖类含量在20%以上的水果，如鲜枣、山楂、香蕉，特别是干枣、蜜枣、柿饼、葡萄干、杏干、桂圆干等，应禁忌食用。

3. 禁忌烟、酒以及辛辣等刺激性食物。糖尿病饮食应清淡，口味不宜太重。

（四）糖尿病食谱编制方法（食品交换份法）

临床上通常采用食品交换份法来为糖尿病患者制定食谱。（以案例8－4中的数据为例：患者身高173 cm，体重70 kg，从事轻体力活动。）

1. 计算标准体重

标准体重(kg)=身高(cm)-105=173-105=68(kg)

2. 评价营养状况

体重差值百分比=[实测体重(kg)-标准体重(kg)]÷标准体重(kg)×100%

=(70 kg-68 kg)÷68 kg×100%

=2.9%

属于正常体重。

3. 计算全日能量需要量　查表 8-4-1 可知:体重在正常范围内的轻体力活动者每日每千克体重的能量需要量为 125.4 kJ(30 kcal)。

本例:全日能量需要量(kcal)=标准体重(kg)×单位标准体重能量需要量(kcal/kg)=68 kg×30 kcal=2 040(kcal)

4. 确定能量交换单位份数　从表 8-4-2 可知:2 040 kcal 共需 22 个食物能量等值交换份,其中谷薯类 14 交换份,蔬果类 1 个交换份,肉蛋类食物 3 个交换份,豆乳类 2 个交换份,油脂类 2 个交换份。

**表 8-4-2　不同能量所需的各类食品交换份数**

| 能量(kcal) | 交换单位(份) | 谷薯类 | 蔬果类 | 肉蛋类 | 豆乳类 | 油脂类 |
|---|---|---|---|---|---|---|
| | | 单位(份) | 单位(份) | 单位(份) | 单位(份) | 单位(份) |
| 1 200 | 14 | 6 | 1 | 3 | 2 | 2 |
| 1 400 | 16 | 8 | 1 | 3 | 2 | 2 |
| 1 600 | 18 | 10 | 1 | 3 | 2 | 2 |
| 1 800 | 20 | 12 | 1 | 3 | 2 | 2 |
| 2 000 | 22 | 14 | 1 | 3 | 2 | 2 |
| 2 200 | 24 | 16 | 1 | 3 | 2 | 2 |

该患者病情稳定,规律进食,早、中、晚三餐能量比例为 1/5、2/5、2/5,将上述食品份数按比例分配,见表 8-4-3。

**表 8-4-3　一日三餐各类食品交换份数分配**

| 食品种类 | 全日交换份 | 早餐(份) | 中餐(份) | 晚餐(份) |
|---|---|---|---|---|
| 谷薯类 | 14 | 3 | 6 | 5 |
| 蔬果类 | 1 | 0.25 | 0.5 | 0.25 |
| 肉蛋类 | 3 | | 2 | 1 |
| 豆乳类 | 2 | 1.5 | 0.5 | |
| 油脂类 | 2 | | 1 | 1 |
| 合计 | 22 | | | |

5. 根据表 8－4－4～表 8－4－10 确定各类食品的种类与数量。

**表 8－4－4　谷薯类食品的能量等值交换份表**

| 食品名称 | 质量(g) | 食品名称 | 质量(g) |
|---|---|---|---|
| 大米、小米、糯米、玉米、薏米、高粱米 | 25 | 烧饼、烙饼、馒头 | 35 |
| 面粉、米粉、玉米粉、通心粉 | 25 | 咸面包、窝窝头 | 35 |
| 各种挂面、龙须面、混合面、荞麦面 | 25 | 生面条、魔芋生面条 | 35 |
| 油条、油饼、燕麦片、苏打饼干 | 25 | 马铃薯 | 100 |
| 绿豆、红豆、芸豆、干豌豆 | 25 | 湿粉皮 | 150 |
| 干莲子、干粉条 | 25 | 鲜玉米(1 个,带棒心) | 200 |

注:每份谷薯类食品提供蛋白质 2 g,糖类 20 g,能量 376 kJ(90 kcal)。根茎类一律以净食部分计算。

**表 8－4－5　大豆类食品的能量等值交换份表**

| 食品名称 | 质量(g) | 食品名称 | 质量(g) |
|---|---|---|---|
| 腐竹 | 20 | 北豆腐 | 100 |
| 大豆、大豆粉 | 25 | 南豆腐(嫩豆腐) | 150 |
| 豆腐丝、豆腐干、油豆腐 | 50 | 豆浆 | 400 |

注:每份大豆及其制品提供蛋白质 9 g,脂肪 4 g,糖类 4 g,能量 376 kJ(90 kcal)。

**表 8－4－6　奶类食品的能量等值交换份表**

| 食品名称 | 质量(g) | 食品名称 | 质量(g) |
|---|---|---|---|
| 奶粉 | 20 | 无糖酸奶 | 130 |
| 脱脂奶粉、乳酪 | 25 | 牛奶、羊奶 | 160 |

注:每份奶类食品提供蛋白质 5 g,脂肪 5 g,糖类 6 g,能量 376 kJ(90 kcal)。

**表 8－4－7　肉、蛋类食品的能量等值交换份表**

| 食品名称 | 质量(g) | 食品名称 | 质量(g) |
|---|---|---|---|
| 鸡蛋粉 | 15 | 鸡蛋(1 大个,带壳),鸭蛋、松花蛋(1 大个,带壳),鹌鹑蛋(6 个带壳) | 60 |
| 熟火腿、香肠 | 20 | | |
| 肥瘦猪肉 | 25 | 带鱼、大黄鱼、黑鲢、鲫鱼、草鱼、鲤鱼、甲鱼、比目鱼、对虾、青虾、鲜贝 | 80 |
| 熟叉烧肉(无糖)、午餐肉、熟酱牛肉、熟酱鸭、大肉肠 | 35 | | |
| | | 兔肉、蟹肉、水发鱿鱼 | 100 |
| 猪肉、牛肉、羊肉(瘦)、带骨排骨、鸭肉、鹅肉 | 50 | 鸡蛋清 | 150 |
| | | 水发海参 | 350 |

注:每份肉蛋类食品提供蛋白质 9 g,脂肪 6 g,能量 376 kJ (90 kcal)。除蛋类为市品重量,其余菜一律以净食部分计算。

表 8-4-8　水果类食品的能量等值交换份表

| 食品名称 | 质量(g) | 食品名称 | 质量(g) |
|---|---|---|---|
| 柿子、香蕉、鲜荔枝 | 150 | 橘子、橙子、柚子、猕猴桃 | 200 |
| 苹果、梨、桃、葡萄、李子、杏 | 200 | 西瓜、草莓 | 300 |

注：每份水果提供蛋白质 1 g，糖类 21 g，能量 376 kJ(90 kcal)。每份水果一律以市品质量计算。

表 8-4-9　蔬菜类食品的能量等值交换份表

| 食品名称 | 质量(g) | 食品名称 | 质量(g) |
|---|---|---|---|
| 毛豆、鲜豌豆 | 70 | 白萝卜、青椒、茭白、冬笋 | 400 |
| 慈姑、百合、芋头 | 100 | 大白菜、圆白菜、菠菜、油菜、空心菜、苋菜、芹菜、韭菜、茼蒿、冬瓜、苦瓜、黄瓜、丝瓜、茄子、番茄、西葫芦、莴笋、芥蓝、绿豆芽、鲜蘑、水发海带 | 500 |
| 山药、荸荠、藕 | 150 | | |
| 胡萝卜 | 200 | | |
| 鲜豇豆、扁豆、洋葱、蒜苗 | 250 | | |
| 南瓜、菜花 | 350 | | |

注：每份蔬菜食品提供蛋白质 2 g，糖类 17 g，能量 376 kJ(90 kcal)。每份蔬菜一律以净食部分计算。

表 8-4-10　油脂类食品的能量等值交换份表

| 食品名称 | 质量(g) | 食品名称 | 质量(g) |
|---|---|---|---|
| 豆油、玉米油、花生油(1 汤匙) | 10 | 猪油、牛油、羊油 | 10 |
| 菜籽油、香油、红花油(1 汤匙) | 10 | 黄油 | 10 |

注：每份油脂类食品提供脂肪 10 g，能量 376 kJ(90 kcal)。

6. 食谱安排　将前面选定的食物安排到一日三餐中，即完成了配餐。

根据表 8-4-4～表 8-4-10 确定每类食物的名称与数量，则应吃谷类食物 345 g，蔬菜 375 g，水果 75 g，肉蛋类食品可选用清蒸带鱼 80 g、熟酱牛肉 35 g、大鸡蛋 1 个，豆类选香干 25 g，乳类选牛奶 1 盒(240 g)，油脂选用橄榄油 20 g。具体食谱见表 8-4-11。

表 8-4-11　糖尿病患者食谱举例

| 食谱类别 | 早餐 | | 午餐 | | 晚餐 | |
|---|---|---|---|---|---|---|
| | 食物 | 质量 | 食物 | 质量 | 食物 | 质量 |
| 主食 | 燕麦片 | 25 g | 大米饭(生米量) | 150 | 牛肉青菜面 | |
| | 窝窝头 | 70 g | | | (挂面) | 100 g |
| 副食 | 草莓 | 75 g | 番茄蛋汤 | | 牛肉青菜面 | |
| | 牛奶 | 240 g | (番茄) | 125 g | (熟酱牛肉) | 35 g |
| | | | (鸡蛋) | 60 g | (青菜) | 125 g |
| | | | 清蒸带鱼 | 80 g | | |
| | | | 芹菜炒香干 | | | |
| | | | (芹菜) | 125 g | | |
| | | | (香干) | 25 g | | |
| 油脂类 | | | 橄榄油 | 10 g | 橄榄油 | 10 g |

（五）生活方式指导

1. 树立坚强的信心和毅力，积极配合治疗。

2. 坚持不懈地进行合理膳食　严格按食谱进餐，定时定量，不随意添食。随时携带含糖水果、饼干以备急需。

3. 适量运动　根据实际情况每日进行 30～60 min 的运动，如散步、快步走、打扫卫生、爬楼梯、骑自行车、打羽毛球等，每次 10～30 min。运动要因人而异，持之以恒。

4. 随身携带糖尿病保健卡　外出活动时应告诉家人活动的时间、地点，随身携带糖尿病保健卡，卡上注明本人的姓名、年龄、家庭住址、家人联系电话，以便紧急情况下的救治。

## 第五节　痛风、肥胖的营养治疗与护理

### 一、痛风的营养治疗与护理

痛风是长期嘌呤代谢异常，血尿酸增高引起组织损伤的一组疾病。其临床特点为高尿酸血症[男性和绝经后女性＞417 μmol/L（7.0 mg/dl），绝经前女性＞357 μmol/L（6.0 mg/dl）]、痛风性急性关节炎反复发作、痛风性慢性关节炎和痛风石、痛风性肾病和肾尿酸结石形成，严重者导致肾实质损害、关节强直或畸形等，常伴发肥胖、高血糖、高血脂、高血压、动脉硬化、冠心病等。合理的膳食调控能预防与治疗痛风的急性发作，控制痛风并发症的发生与发展。

（一）膳食营养相关因素

1. 糖类摄入过多　高糖类摄入体内可转化为糖原，小部分可转变为乙酰辅酶 A 而合成脂肪，从而导致体重的增加。能量摄入增多，可加速嘌呤代谢，导致血尿酸浓度升高。

2. 高脂肪饮食　除可增高血酯外，较多的脂肪分解将使酮体生成过多，增加的酮体与尿酸之间竞争排泄而减少了尿酸从体内的排出，导致血尿酸的增高。

3. 蛋白质摄入过多　可使核酸分解过多，嘌呤增加。

4. 水摄入不足　水可以促进体内其他营养素的吸收与平衡，增加血液循环，促进尿酸盐的溶解与排泄。

5. 维生素缺乏　B 族维生素和维生素 C 能促使组织内淤积的尿酸盐溶解，预防痛风石形成，促进肾结石排出。

6. 过度饮酒　嗜酒是血清尿酸值升高的重要原因之一，酒精饮料中含有嘌呤，而饮酒时又常伴食富含嘌呤的食物，嘌呤在体内代谢后生成尿酸。不同种类酒的嘌呤含量一般为：陈年黄酒＞啤酒＞普通黄酒＞白酒。乙醇能促进腺嘌呤核苷酸转化而使尿酸增多；乙醇在体内会代谢为乳酸，乳酸与尿酸呈竞争性排泄，过度饮酒还可导致酮血症，抑制肾对尿酸的排泄。一次性大量地饮酒会使血清尿酸含量明显升高而诱发痛风发作；慢性少量饮酒也会刺激嘌呤合成增加，从而升高血清和尿液

尿酸水平。

（二）营养治疗与护理

1. 调整营养素的摄入

（1）降低膳食总能量，控制体重：总能量一般按 84～105 kJ(20～25 kcal)/(kg·d)供给。对超重或肥胖者应酌量减食，但切忌减得太猛，因突然减少热量的摄入会导致酮血症而促使痛风急性发作。

（2）限制蛋白质摄入：蛋白质的摄入量一般为 0.8～1.2 g/(kg·d)。痛风性肾病出现氮质血症及肾功能不全时，应严格限制蛋白质的摄入量，为 0.6～0.8 g/(kg·d)，并以牛奶、鸡蛋为主。酸奶因含乳酸较多，痛风患者宜少用或不用。

（3）限制脂肪：脂肪的摄入量按 0.6～1 g/(kg·d)计算，一般控制在 40～50 g/d以内，占总热量的 20%～25%。并限制饱和脂肪酸和胆固醇的摄入。注意要以植物油为主，少吃含饱和脂肪多的动物性食物，每日胆固醇的摄入量最好不超过 300 mg。

（4）以糖类作为热能的主要来源：痛风患者每日来自糖类的能量不能少于总能量 50%。可食用富含糖类的米饭、面条、馒头、面包等主食，倡导食用碱发的面食或放碱的粥类，其碱性物质可促进尿酸排泄。少用或不用蜂蜜、蔗糖、甜菜糖等含果糖丰富的食物，其果糖能增加尿酸生成。

（5）多饮水：痛风患者要多饮水，每日饮水量保持在 2 000～3 000 ml。每隔 2 h 左右要喝水 1 次，不要待口渴时再喝，口渴表示体内已处于缺水状态，此时才饮水对促进尿酸排泄效果较差。鼓励睡前或夜间饮水。推荐饮用可乐、雪碧、汽水、苏打水等碱性饮料，以碱化尿液，促使尿酸排泄。

（6）多吃新鲜蔬菜水果，全面补充维生素：蔬菜和水果含有丰富的维生素与矿物质，可促进体内的尿酸盐溶解和排出，预防结石形成。多摄取足量的海带、白菜、芹菜、西蓝花、黄瓜、番茄、香蕉、苹果、柑橘等碱性食物，冬瓜、西瓜还具有利尿作用。

2. 严格限制嘌呤摄入　普通人群膳食摄入嘌呤为 600～1 000 mg/d。在急性关节炎发作期，应忌用高嘌呤食物，嘌呤摄入量应控制在 150 mg/d 以内，以乳类、蛋类、蔬菜、水果、细粮为主；在缓解期，可适量选用含中等量嘌呤的食物，如肉类，以不超过 120 g/d 为宜，更不要在一餐中进食过多。不论在急性或缓解期，均应避免食用含嘌呤高的食物，如动物内脏、沙丁鱼类、浓鸡汤及鱼汤等。含嘌呤食物分类见表 8-5-1。

3. 忌酒　提倡戒各种酒类，尤其是啤酒、黄酒、葡萄酒。喝酒时伴食的海鲜、畜禽肉类食品，会成倍地增加嘌呤的摄入量。

4. 合理的烹调方法　烹调肉类时，先用水焯一下弃汤后再行烹调，肉中的嘌呤可部分排出，因而降低了肉食中的嘌呤含量。避免吃炖肉或卤肉。食物宜清淡，尽量避免应用辣椒、咖喱、胡椒、芥末、生姜等食品调料，以免兴奋自主神经而诱使痛风急性发作。

表 8-5-1 含嘌呤食物分类

| 食物分类 | 每 100 g 食物中的嘌呤含量(mg) | 食物举例 | |
| --- | --- | --- | --- |
| 低嘌呤食物 | <50 | 谷类 | 小米、玉米、面粉、糯米、大米、糙米、麦片、米粉 |
| | | 薯类 | 白薯、马铃薯 |
| | | 蔬菜类 | 冬瓜、南瓜、西葫芦、萝卜、胡萝卜、青椒、蒜头、木耳、芹菜、空心菜、菜花、洋葱、番茄、葱、姜、苦瓜、丝瓜、卷心菜、白菜、黄瓜、豆芽、韭菜、四季豆、茼蒿 |
| | | 水果类 | 苹果、梨、西瓜、香蕉、桃、橙、橘 |
| | | 蛋类 | 鸡蛋、松花蛋 |
| | | 乳类 | 牛奶、奶粉 |
| | | 坚果类 | 瓜子、葡萄干、杏仁、花生、栗子 |
| | | 其他 | 海蜇皮、蜂蜜、海参、猪血、枸杞、海藻 |
| 较高嘌呤食物 | 50～149 | 谷类 | 米糠、麦麸、麦胚、粗粮 |
| | | 豆类 | 黑豆、豌豆、绿豆、豆干、黑芝麻、红豆、青豆、豆腐、豌豆 |
| | | 畜禽肉类 | 鸡肉、鸡肫、肾、猪肉、羊肉、牛肉、兔肉、鸭、鹅、鸽、火鸡、火腿、牛舌 |
| | | 鱼类 | 黑鲳鱼、草鱼、虾、鲤鱼、鳗鱼、鳝鱼、乌贼、鱼丸、鳕鱼、鲑鱼、大比目鱼、龙虾、螃蟹 |
| | | 蔬菜类 | 鲜蘑菇、芦笋、四季豆、鲜豌豆、海带、菠菜 |
| 高嘌呤食物 | 150～1 000 | 畜禽肉类 | 胰腺、小肠、肝脏、猪脑、浓肉汁、浓鸡汤等 |
| | | 鱼类 | 小鱼干、凤尾鱼、沙丁鱼、白带鱼、牡蛎、白鲳鱼、鲢鱼等 |
| | | 其他 | 酵母粉、火锅汤 |

5. 生活方式指导

(1) 养成多喝水、及时排尿的习惯，千万不可憋尿。

(2) 按时起居，劳逸适度。避免过度疲劳、精神紧张、情绪激动、湿冷、受寒、缺氧、感染等诱发因素。

(3) 适当运动，避免剧烈运动。适当运动有助于控制体重、预防痛风发作。痛风患者可以选择散步、体操、游泳、太极拳之类的有氧运动。运动量一般以中等强度为宜。不参加长途步行旅游、跑步等剧烈运动。不要穿过紧的鞋，防止血液循环受阻，避免关节损伤。

(4) 积极治疗肥胖、高血压、高血脂、糖尿病和冠心病等与痛风相关的疾病。

## 二、肥胖的营养治疗与护理

肥胖是指由于人体摄入的能量过多或消耗减少，多余的能量以脂肪的形式储存于体内，使体内脂肪堆积过多和（或）分布异常，体重增加的慢性代谢性疾病。目前多以标准体重和体重指数为依据，体重超过标准体重的 20％或体质指数（BMI）大于等于 28 可定为肥胖症。肥胖不仅给人们带来行动不便和工作、生活上的苦恼，并可进一步发展为血脂异常、冠心病、高血压、糖尿病、关节炎、胆囊炎、胆结石及某些癌症等多种疾病，因此，应做好肥胖病的防控工作。

### 知识链接

不同地区体质指数判断标准

| 体质分类 | WHO | 中国 | 亚太地区 |
|---|---|---|---|
| 体重过低 | <18.5 | <18.5 | <18.5 |
| 正常范围 | 18.5～24.9 | 18.5～23.9 | 18.5～22.9 |
| 超重 | 25.0～29.9 | 24～27.9 | 23～24.9 |
| Ⅰ度肥胖 | 30.0～34.9 | 28～29.9 | 25～29.9 |
| Ⅱ度肥胖 | 35.0～39.9 | 30.0～39.9 | 30.0～39.9 |
| Ⅲ度肥胖 | ≥40.0 | ≥40.0 | ≥40.0 |

### （一）膳食营养相关因素

1. 能量摄入多于消耗　一般肥胖的人大多与食物中热能摄入增加或体力活动减少有关，能量的摄入超过了需要，引发肥胖。

2. 糖类　与肥胖关系密切，尤其是单糖、双糖等简单糖类在体内消化吸收较快，容易转变成脂肪；还能促进脂肪生成酶的活性，刺激胰岛素分泌。糖类饱食感低，可引起食欲增加，而肥胖者又常有食欲亢进现象，久而久之造成热量过剩，多余的能量就会转化为脂肪组织，储存于皮下或身体的各组织中，形成肥胖。

3. 脂肪　高脂肪膳食因具有良好的色、香、味，常常导致进食过多。脂肪具有较高的能量密度，又是产热量最高的能源物质，当摄入过多的脂肪时，多余的脂肪会在体内储存起来，不仅增加体重，还可使脂肪沉积于肝、心脏。在饥饿时进食高脂肪膳食会导致进食量尤其是脂肪量的增加。与糖类、蛋白质相比，进食后脂肪的氧化分解要慢得多，而且脂肪还会抑制葡萄糖的氧化。但膳食脂肪具有较强的饱腻作用及耐饿性，对膳食脂肪限制不可过分苛求。

4. 蛋白质　进食过多的蛋白质也能在人体内变成脂肪储存起来。过多摄入蛋白质尤其是动物性蛋白质的同时，常常伴随脂肪摄入的增加，促发肥胖。

5. 维生素和矿物质　某些维生素、矿物质，如维生素 A、维生素 $B_6$、维生素 $B_{12}$、烟酸和铁、锌、钙等，对脂肪的分解代谢起着重要作用。B 族维生素参与糖类、脂肪、蛋白质的代谢过程，体脂燃烧释放能量时也需要足量的 B 族维生素参与。减肥的目的是减去身上多余的脂肪，而身上的脂肪一旦形成，只有通过转化成能量才能被消耗掉。在能量代谢过程中维生素 $B_1$、维生素 $B_2$、维生素 $B_6$ 以及烟酸等都发挥了非常重要的作用。如果缺乏这些维生素，就会影响能量代谢的顺利进行。

6. 水　水分和肥胖的关系也很密切。脂肪组织中的含水量远远低于其他组织，肥胖者体内水的储备量比常人少得多。如果体内水分不足，肾就不能维持正常的生理功能，由此会加重肝的负担，继而影响肝对脂肪转化的功能，使脂肪代谢减慢，造成脂肪堆积，体重增加。减肥者就更需要多饮水，因为在减肥过程中，脂肪代谢活动加强，代谢产物增加，需要更多的水分来排除废物，充分喝水可使代谢运转正常，体重更易得到控制。

7. 膳食纤维　具有吸水膨胀的作用。膳食纤维在胃肠道内吸水后使胃、肠道扩张，产生饱腹感，可使摄入的热能减少，并可延缓食物的吸收，最终使体内脂肪消耗而起到减肥作用。

（二）营养治疗与护理

1. 调整营养素的摄入

（1）控制总能量的摄入：肥胖患者宜选用低能量饮食，能量摄入量按 83.6～104.5 kJ(20～25 kcal)/(kg·d)计算或每日减少 1.25～2.09 MJ(300～500 kcal)。一般成人每日摄入热能控制在 4.18 MJ(1 000 kcal)左右，最低不能低于 3.34 MJ (800 kcal)。严格控制油脂和精制糖，适量控制精白米面和肉类的摄入。可将三餐能量比例分配由 3∶4∶3调整为 4∶4∶2 或 4∶5∶1，常年坚持。

（2）限制糖类：糖类供能占总能量的 40%～55%。限制蔗糖、麦芽糖、糖果、蜜饯、巧克力、甜点心、含糖饮料；对于米、面、薯类等多糖类的淀粉也应适量，摄入过多也可使热量超标，引起肥胖。

（3）控制脂肪摄入：脂肪供能占总热能的 20%左右。烹调用油用植物油；少吃或不吃含脂肪量高而又含水分少的高能量密度食物，如奶油、硬果类、奶酪、咸肉或有动物脂肪和脱水的其他肉，限制肥肉、猪牛羊油、椰子油、可可油等富含饱和脂肪酸的食物。

（4）保证蛋白质摄入：适当提高蛋白质的供能比，占总能量的 20%左右。保证瘦肉、鱼虾类、禽蛋、低脂乳、大豆及大豆制品等优质蛋白质的摄入，动物性蛋白质可占总蛋白质的 50%左右。

（5）合理补充维生素、微量元素：多选用新鲜的蔬菜水果，保证维生素、矿物质的充分摄取，水果宜选用低糖品种。如加工较粗的谷类、豆类、硬果类富含维生素 $B_1$，乳类、蛋类和各种肉类富含维生素 $B_2$，蘑菇、香菇、金针菇、黄花菜、毛豆、蚕豆、豇豆、刀豆等富含烟酸。

(6) 适当增加饮水量，每日至少饮 8 杯水：以白开水、矿泉水为佳，每日上午和下午两餐之间喝些绿茶，不喝果汁、乳饮料及碳酸饮料。

(7) 增加膳食纤维的摄入：保证每日摄入膳食纤维为 30 g 左右。如燕麦片、高粱、玉米、蘑菇、木耳、紫菜、海带、牛蒡、萝卜、藕、芹菜、甘蓝、笋、薯类等含有丰富的膳食纤维。提倡吃整个的水果。

2. 烹调方法指导　宜选用清淡、少油、少盐的烹饪方法，如拌、炖、蒸、焖、煮、清炒等方法，每日烹调用油少于 20 g。少用或不用煎、炸、烤、爆炒、腌卤等烹调方式。

3. 改变不良的饮食习惯和行为　如暴饮暴食，迷恋吃零食、偏食，吃饭过快，常外出吃饭，晚上加餐或吃饭太晚，喝酒等不良饮食习惯要纠正。不因情绪高兴或伤心而不由自主地进食。

4. 运动减肥　在膳食控制的同时，患者应坚持体力劳动与体育锻炼。每天坚持进行 30～60 min 中等强度的有氧运动，如快走、快跑、登山、上楼、打乒乓球、打网球、打篮球、踢足球、跑步、骑自行车、游泳、跳舞等。

## 第六节　肿瘤的营养治疗与护理

### 一、膳食营养相关因素

#### (一) 促发因素

1. 超重或肥胖　患子宫内膜癌、乳腺癌、肾癌、肠癌的危险性就会增高；但如果成年人长期热能摄入不足导致消瘦，也会降低抵抗力，使胃癌的发病率增高。

2. 高脂肪膳食　脂肪与肿瘤的关系十分密切，高脂肪膳食将增加肝的负担，并使肠内厌氧菌增多，使食物残渣在胃肠道内停留时间过长，可促发结肠癌、直肠癌。高脂肪饮食还会增加催乳素的分泌，易诱发乳腺癌、前列腺癌。

3. 高蛋白质膳食　可能与乳腺、子宫内膜、前列腺、结肠等部位的肿瘤有关。多饮牛奶或豆浆等优质蛋白质，能减少胃内亚硝胺的合成。

4. 食糖过多　糖是癌细胞的生活能源。食糖过多，可削弱人体内白细胞抵御病毒进攻的能力，使人体免疫功能减弱。尤其是精白糖，不但缺乏维生素和矿物质，而且会消耗体内矿物质和 B 族维生素。

5. 高盐膳食　食盐摄入量增加，食管癌、胃癌、膀胱癌的发病率就会增加，高盐膳食是胃癌的重要原因。

6. 酗酒　酒精能增加鼻咽癌、食管癌、胃癌、胰腺癌、结肠癌、直肠癌、肝癌等肿瘤发生的危险性。

7. 霉变食物　是肝癌的罪魁祸首。花生、稻米、薯类、豆类、肉类等储存不当时，最容易受到黄曲霉素的污染，可以诱发肝癌。

8. 熏腊腌制食品　亚硝胺化合物是强烈的化学致癌物质，熏腊制品、腌菜、泡菜以及烟草、酒精等都含有程度不等的亚硝胺，亚硝酸钠常用于香肠、腌肉、火腿等的发色剂，长期食用这些食品，大剂量可以引起肝癌，小剂量能引起食管癌。

9. 不适当的加工方法　烟熏、煎炸食物时会产生多环芳烃等致癌物。食用油加热到 270℃时，其油烟可致癌。熏制食品有较多的苯并芘和热解致癌物。煎炸、火烤之焦糊食品中含有可致癌的多环芳香烃化合物。

10. 不良饮食习惯　食用粗糙、质硬、过烫的食物，饮食过快，饮用浓茶、烈酒，摄食辣椒、蒜、醋等刺激性食物，以及吸烟等，可能与食管癌的发生有关。

(二) 保护性因素

1. 膳食纤维　被人们称为肠道的“防癌卫士”。膳食纤维能增加粪便容量，促进肠蠕动，缩短致癌物质在肠腔内的停留时间；膳食纤维有较强的吸水性，可吸收有害、有毒及致癌物质，也会缩短有害物质在肠道的停留时间，而减少肠癌的发生。

2. 维生素　与肿瘤关系密切的维生素主要包括维生素 A、维生素 C 及维生素 E。维生素 A 能维持上皮组织细胞的正常形态，增强对疾病的抵抗力，能阻止、延缓或使癌变消退，抑制肿瘤细胞的生长和分化，食管癌、肺癌、乳腺癌患者血液中的维生素 A 水平均降低；维生素 C 能增强机体免疫功能，并能阻断亚硝胺的生成，有降低喉癌、食管癌、胃癌、宫颈癌发病率的作用；维生素 E 是高效的抗氧化剂，可清除过氧化的自由基，保护组织细胞，肺癌、结肠癌、直肠癌的发病与维生素 E 缺乏有关。

3. 矿物质　钙能与胆酸及脂肪酸相结合而减少其转变为有促癌作用的胆石酸及脱氧胆酸，避免高脂肪膳食的促癌作用，钙和维生素 D 的摄入量与结肠癌、直肠癌及乳腺癌的发病呈负相关；锌与机体免疫系统密切相关，癌症患者血液、头发中锌含量低于正常人，锌摄入量与白血病、肠癌、乳腺癌、前列腺癌和皮肤癌呈正相关；硒为抗氧化剂，具有分解过氧化物、清除自由基的作用，与肿瘤呈负相关，硒还能增强机体免疫力，提高白细胞及巨噬细胞对癌细胞的杀伤能力，硒缺乏与结肠、直肠、胰腺、乳腺、卵巢、前列腺、胆囊、肺等部位的癌和白血病的发生有关；在地方性甲状腺肿的流行区，甲状腺癌的发病率较高；长期缺铁性贫血的高发地区，食管上段癌的发病率很高；钼缺乏可增加食管癌的发病率。

## 二、营养治疗与护理

(一) 肿瘤的膳食预防

1. 合理摄取能量，保持健康体重　避免体重过重或过轻。

2. 注意维生素类的摄入　多吃一些富含维生素 A、维生素 B、维生素 C、维生素 E 及叶酸、胡萝卜素的食物。含维生素 A 丰富的食物有：动物肝脏、胡萝卜、菠菜、韭菜等；含维生素 C 丰富的食物有：樱桃、柑橘、蜜柚、橙、山楂、柠檬、猕猴桃、西红柿等；富含维生素 E 的食物有：植物油、发芽的种子、麦胚等。

3. 补充微量元素　矿物质中硒、钼、碘等有抗癌作用。富含硒的食品有：蘑菇、大蒜、洋葱、小米、玉米等；富含钼的食物有：黄豆、扁豆、萝卜、卷心菜、菜花等；富含碘的食物有：海带、紫菜、海蜇等。

4. 注意优质蛋白质的摄入　多食用一些牛奶、鸡蛋、瘦肉、鲜鱼、家禽类、豆制品等富含优质蛋白质的食品，以增强体力和免疫功能。

5. 宜多食富含膳食纤维的食物　食物不宜过于精细，应粗细搭配，多吃蔬菜。

6. 多食用一些具有防癌作用的食物　主要有：① 粮食类：玉米、大豆、绿豆、红薯、薏米等；② 蔬菜类：大白菜、白萝卜、胡萝卜、茄子、青椒、西红柿、洋葱、芦笋、竹笋、大蒜、生姜、大葱、韭菜、卷心菜、菜花、菠菜、香菜、芹菜、荠菜、苋菜、土豆、芋头、山药、刀豆、扁豆等；③ 瓜果类：黄瓜、苦瓜、冬瓜、南瓜、西瓜、苹果、香蕉、刺梨、桃、核桃、山楂、大枣、杏、猕猴桃、无花果、柑橘、沙棘、菠萝、草莓、莲子等；④ 海水产类：海带、紫菜、海藻、海参、牡蛎、鲨鱼、泥鳅、乌龟等；⑤ 干菇类：银耳、黑木耳、香菇、平菇、猴头菇等；⑥ 其他：葵花子、茶叶、蜂蜜、牛奶、酸奶等。

7. 多喝水　除饮白开水、喝茶外，还可以饮用西瓜汁、藕汁、绿豆汤、黄瓜汁等，可防咽干。

8. 养成良好的饮食习惯　食物要多品种搭配，主食以谷类为主，粗细搭配；副食以素食为主，荤素搭配。不偏食、不挑食，不专吃同一种食物，不暴饮暴食，不过饥过饱。食物宜现做现吃，多吃新鲜食品，少吃贮存过久的食品。不要常吃夜宵，夜宵食物长时间地停留在胃内，可促进胃液的大量分泌，刺激胃黏膜致使胃的抵抗力减弱，而诱发胃癌。

9. 忌烟酒　大量饮酒有可能导致喉癌、食管癌、胃癌、乳腺癌、肝癌的发生，尤其是大量饮高度酒、酗酒，更易引发癌症。吸烟可致癌，如果饮酒的同时吸烟，则对口腔癌、食管癌和上呼吸道癌有协同致癌作用。

10. 不吃或少吃可能引起癌症的食品　如动物性脂肪、油炸食品，含油脂多的糕、饼、点心等高脂食品；精米、精面等低纤维食物；烤鸡、烤鸭、烤羊肉串等烧烤烟熏食品；煎炸焦糊的食品；腌制食品；含有添加剂和防腐剂的食品；污染不洁、发霉、腐烂、变质的食品。

## 知识链接

### 世界癌症研究基金会和中国癌症基金会预防癌症 10 条建议

(1) 在健康体重范围内尽可能地瘦。在一生中保持健康体重可能是预防癌症最重要的方法之一。

(2) 每天进行 30 min 以上的中度身体活动。

(3) 避免高糖、高脂、低膳食纤维食物。

(4) 多吃蔬菜、水果和全谷类食物。

(5) 限制红肉（畜肉类）的摄入，避免食用加工肉制品。

(6) 限制饮酒（成人男性饮酒一天酒精量不超过 25 g，成人女性饮酒一天酒精量不超过 15 g）。坚决戒烟，拒绝被动吸烟。

(7) 每天盐的摄入量不超过 6 g，限制腌制食品。

(8) 不用营养补充剂预防癌症。

(9) 母亲对婴儿至少进行6个月的母乳喂养。

(10) 癌症根治后仍需牢记"防癌建议"。

(二) 肿瘤患者常见症状的膳食调护

1. 食欲减退

(1) 多食新鲜蔬菜和水果,食物应新鲜、清淡、富有营养、易消化。补充山楂、白扁豆、萝卜、香菇、陈皮等健脾开胃的食品。

(2) 经常变化烹调方法,注意饮食的色、香、味,可选用香菇、洋葱等味道较浓的食物。癌症患者对苦的敏感性增加,对酸、甜的敏感性减弱,烹调时应多采用糖或柠檬以加强口味,不吃苦味食物。烹调食物多采用蒸、煮、炖的方法。

(3) 采用少食多餐的方式。

2. 恶心呕吐

(1) 饮食应清淡少油腻。

(2) 少量多餐,避免饥饿或过饱。

(3) 对于放射治疗或化学治疗引起的恶心呕吐应注意在化学治疗或放射治疗前2 h内避免进食。

(4) 远离有油烟味和异味的地方。

(5) 可采用姜汁、苹果汁、土豆泥等食物来缓解恶心呕吐症状。

3. 口干咽痛

(1) 可口含冰块降低口干的感觉,喝酸性饮料、咀嚼口香糖、吃棒冰等,以利于刺激唾液分泌。

(2) 避免太甜、太咸、太辣等口味重的食物。

(3) 将食物制成果冻、肉泥冻、布丁等形状或用肉汁、汤汁等增加食物的湿度,以利吞咽。

(4) 进餐前先漱口,可湿润口腔及减少口腔内的异味。

(5) 进食一些养阴生津的食物,如藕汁、萝卜汁、绿豆汤、西瓜、牛奶、蜂蜜等。

(三) 化疗、放疗患者的膳食调护

1. 化疗患者的膳食调护　化疗是肿瘤治疗的一个有效手段,但几乎所有的化疗药物对患者都会引起不同程度的食欲不振、恶心、呕吐、骨髓抑制等多方面的不良反应,从而影响患者的营养状况。合理的膳食能预防和减少因治疗带来的体重减轻和营养不良。

(1) 选择番茄、山楂、柑橘、苹果、鸡蛋白、牛肉等能改善消化吸收功能并能增进食欲的食物。

(2) 为防止或减轻骨髓抑制引起的白细胞、血小板等的下降及贫血现象,宜多食动物血、内脏、瘦肉、鱼类等。可选用人参、西洋参、黄芪、红枣、鳝鱼、甲鱼、桂圆等补益气血、补骨生髓的食物。

(3) 多食富含维生素A、维生素C、维生素E、β胡萝卜素及富含微量元素锌和硒的食物，蔬菜或水果若无法咽下可以榨汁后饮用。

(4) 常食用能提高人体细胞免疫功能的香菇、蘑菇、猴头菇、木耳等菌类食品。

(5) 为了防止呕吐，宜选用清淡而富有营养、易于消化的少渣半流质或少渣软饭食，可多吃些新鲜蔬菜、水果，少量多餐，烹调方法以煮、炖、蒸等方法为佳，忌油腻、难消化的食品。

(6) 多饮绿茶，可增强化疗药物杀死癌细胞的效用。

2. 放疗患者的膳食调护　患者在放疗期间往往会出现口干、咽痛、恶心厌食、鼻咽干燥、尿黄尿少等症状，尤其是颌面部或咽部的恶性肿瘤，放疗反应较重，还可引起口腔、咽喉、食管等处的放射性炎症。因此要根据临床症状的不同，有针对性地进行膳食调护。

(1) 放疗反应严重，食欲差，吞咽疼痛，口腔有溃疡者，宜选用半流质饮食或管饲营养支持。

(2) 接受大剂量放疗的患者，会使其体内的糖代谢遭到破坏，导致糖原急剧下降，并且使体内的胰岛素功能下降，宜多吃葡萄糖、蜂蜜、米、面、马铃薯等含糖丰富的食物以补充热量。

(3) 放疗后宜采用高蛋白质、高热量的饮食，以补充因治疗而损耗的能量。多选择瘦肉、鸡肉、鱼肉、鸡蛋、豆腐等含优质蛋白质丰富的食物。

(4) 如有乏力、精神不振及食欲减退、恶心呕吐等症状时，可给予患者清淡易消化食物，少量多餐，一般清晨反应最轻，应鼓励患者早餐多进食。

(5) 对有口干、咽痛、恶心厌食等表现的患者，宜多吃一些荸荠、梨、枇杷、胡萝卜、鲜藕、西瓜、丝瓜、绿豆、甲鱼、绿茶等清热生津的食物。

(6) 忌烟酒及忌狗肉、羊肉、葱、蒜、姜、辣椒、桂皮等热性和辛辣刺激性食品。

(7) 头颈部放疗的患者，以半流质或软烂食物为好。多选用苦瓜、胡萝卜、番茄、莲藕、海蜇等滋阴生津、清热降火的食品。如发生口腔黏膜干燥、味觉改变，要多饮水，保持黏膜湿润，如果吞咽困难，可以吃一些冷食来缓解。

(8) 胸部放疗后，可导致放射性纤维变性，出现气胸、胸闷、咳嗽等肺功能减弱的现象，应多吃一些冬瓜、丝瓜、核桃仁、白木耳、香菇、燕窝等滋阴润肺、补气养血、止咳化痰的食品。

(9) 腹部放疗后，饮食宜细软，多选择容易消化的食物，少量多餐，少喝牛奶，少吃甜食和蜂蜜，以防肠道不适。应补充薏米、山楂、鸡蛋、猪肝、鲜鱼等健脾和胃、养血补气的食品。如果出现腹泻、大便带血等症状，患者应吃少渣食物，不喝牛奶及奶制品，腹泻次数多的患者，还可饮用糖盐水，以维持水电解质平衡。

## 小　结

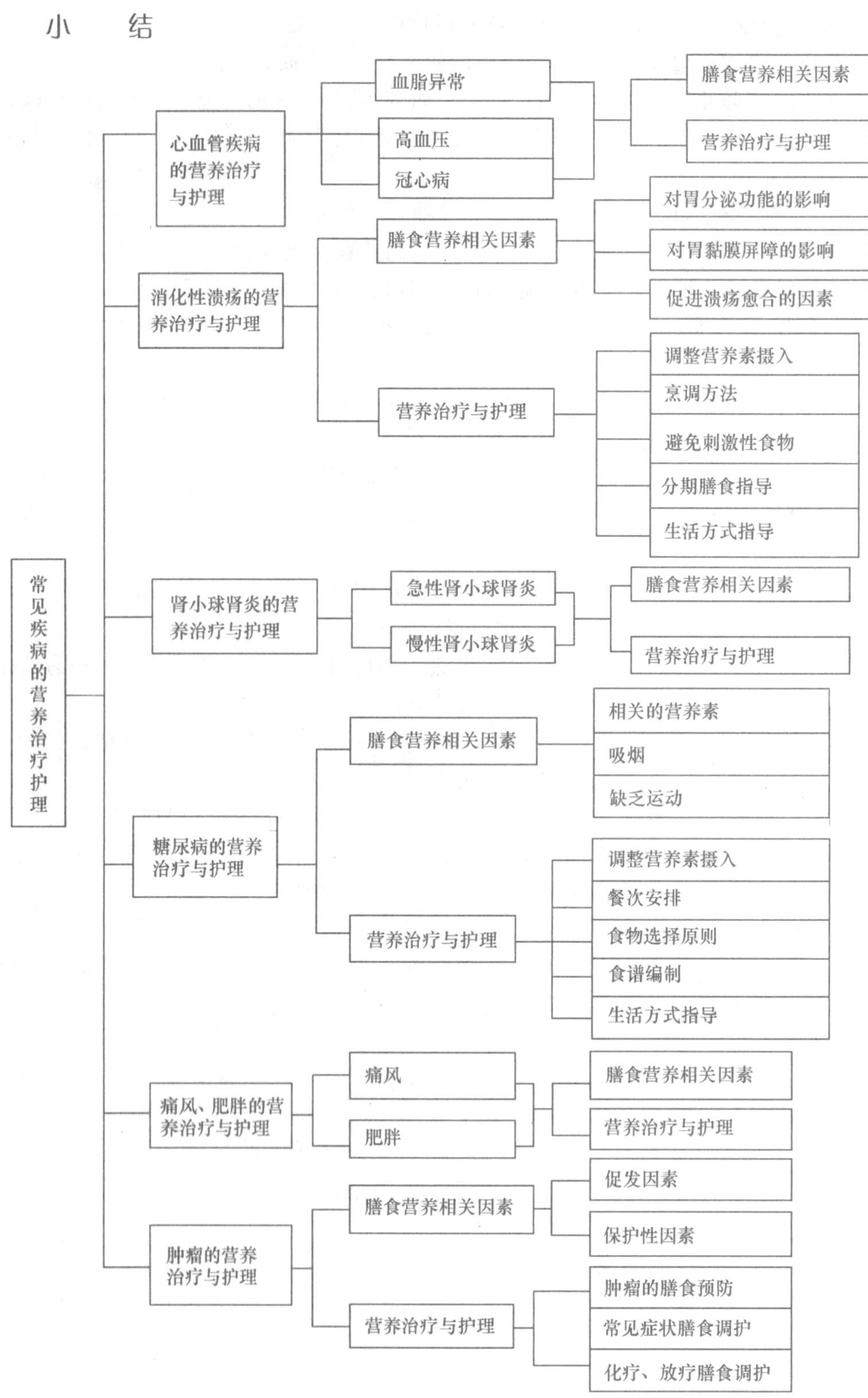
常见疾病的营养治疗护理
心血管疾病的营养治疗与护理
血脂异常
高血压
冠心病
膳食营养相关因素
营养治疗与护理
消化性溃疡的营养治疗与护理
膳食营养相关因素
对胃分泌功能的影响
对胃黏膜屏障的影响
促进溃疡愈合的因素
营养治疗与护理
调整营养素摄入
烹调方法
避免刺激性食物
分期膳食指导
生活方式指导
肾小球肾炎的营养治疗与护理
急性肾小球肾炎
慢性肾小球肾炎
膳食营养相关因素
营养治疗与护理
糖尿病的营养治疗与护理
膳食营养相关因素
相关的营养素
吸烟
缺乏运动
营养治疗与护理
调整营养素摄入
餐次安排
食物选择原则
食谱编制
生活方式指导
痛风、肥胖的营养治疗与护理
痛风
肥胖
膳食营养相关因素
营养治疗与护理
肿瘤的营养治疗与护理
膳食营养相关因素
促发因素
保护性因素
营养治疗与护理
肿瘤的膳食预防
常见症状膳食调护
化疗、放疗膳食调护

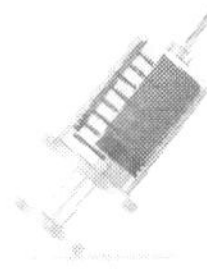

## 思考题

1. 何谓痛风？何谓高尿酸血症？富含嘌呤的食物有哪些？
2. 血脂异常的类型及其膳食营养相关因素有哪些？
3. 简述冠心病、高血压患者营养治疗的要点？
4. 何谓血糖生成指数？低血糖生成指数的食品有哪些？
5. 简述肾小球肾炎患者营养治疗的要点。
6. 肥胖的诊断依据有哪些？如何减肥？
7. 与肿瘤相关的膳食营养因素有哪些？日常生活中该如何预防肿瘤？

**（季兰芳）**

# 第九章　社区营养教育

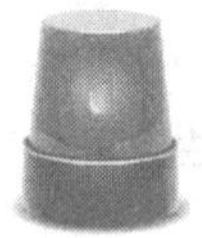

**学习目标：**

掌握营养教育的工作内容及实施步骤。

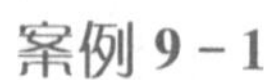

## 案例 9－1

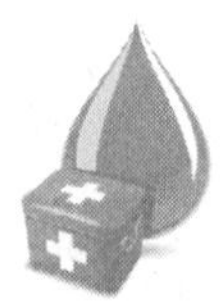

2010 年，某社区卫生服务中心对该社区居民进行了慢性疾病情况调查。调查结果显示，该社区 18 岁及以上居民慢性疾病总患病率为 36.6%，其中高血压患病率为 19.90%，居第 1 位，其他依次为：糖尿病 6.70%，冠心病 5.1%，脑卒中 0.91%，这 4 类疾病占慢性疾病患病总人数的 92.99%。该人群总超重率达 67.2%，其中男性超重率为 70.0%，女性超重率为 65.0%；调查人群的总肥胖率为 35.2%，其中男性肥胖率为 32.8%，女性肥胖率为 37.1%。高血压、糖尿病、冠心病等慢性疾病的发病率与不良的饮食生活习惯(如高盐饮食、酗酒、油脂摄入过量等)有着密切的关系。

**【思考】**

1. 如何获得社区居民营养与健康问题资料？

2. 针对影响我国居民健康的主要疾病谱特点，如何解决社区内人群存在的营养方面的问题？

## 案例 9－2

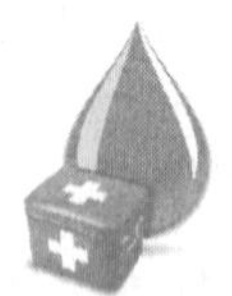

### 骨质疏松成为成年人通病

2012 年统计结果显示，我国 50 岁以上骨质疏松症患者约 6 944 万人，其中女性约为男性的 3 倍。专家预计 2020—2050 年，中国骨质疏松症患者将达到 2.87 亿。临床随访显示，如果患者发生髋部骨折，1 年内死于各种合并症者达 20%，存活者中约 50%致残。

骨质疏松是骨骼发育、成长、衰老的基本规律，但受生活方式、营养状态、物理因素、医疗保障等方面的影响。如能及早进行自我保健、科学干预及健康教育，改变不良的生活方式和不合理的饮食习惯，可延缓和预防骨质疏松的进展、提高生活质量。

【思考】

结合社区营养调查结果，如何进行社区营养教育？

近年来，我国的综合国力进一步加强，人民的生活水平不断提高，农村贫困人口的温饱问题基本得到解决，禽、蛋、肉等动物性食品显著增加，人们的营养状况大为改观。但是国民整体水平上营养知识的匮乏，使营养失衡状况多有发生，营养不良现象在一部分地区和人群中还不能被消除。

据世界卫生组织的最新统计数字表明，世界上每秒钟就有一名患者进入糖尿病患者的行列，每年新增糖尿病患者 300 万，700 万人成为高危人群。2012 年北京、武汉等地居民体检结果均显示，超重和骨质疏松、骨质减少已经成为 18 岁以上成年男女的"通病"，分列男性、女性健康体检阳性检出率排名前 2 位。严峻的现实触目惊心，合理膳食刻不容缓。加强营养健康教育，增强人们的营养意识，指导合理膳食，是解决营养问题的重要手段。

## 一、社区营养教育的定义与意义

### （一）营养教育及社区营养教育的定义

1. 营养教育　是依据个体和群体的营养健康需要，通过有计划地进行营养科学的信息交流，改善人民营养状况的一种健康教育活动和过程，是健康教育的重要组成部分。

2. 社区营养教育　是指在一定地域范围内，根据人们的营养健康需要，充分利用各类教学资源，旨在提高社区居民对营养与健康的认识，使其自觉地结合当地具体条件，合理调节膳食结构及预防缺乏病和慢性疾病，使社区人群的营养健康状况和生活质量有所改善的健康教育活动和过程。

### （二）社区营养教育的意义

社区营养教育旨在以营养教育为手段普及营养知识，提高社区人群对健康与营养的认识，倡导科学饮食，消除或减少不利于健康的膳食营养因素，以营养管理和干预的形式推行良好生活习惯，增进居民健康。

营养教育能提高社区居民健康素质，使其具有面临营养问题能做出有益于健康选择的能力，具有成本低、覆盖面广、途径多和经济有效等特点。社区营养教育通过有计划、有组织、有系统和有评价的干预活动，提供人们必需的营养科学知识和技能，普及营养与食品卫生知识，使其养成良好的膳食行为与生活方式。

### （三）社区营养教育的对象和工作领域

1. 社区营养教育的对象　是根据每次营养教育的目的确定的。以预防骨质疏松症为例。一般认为，绝经期妇女和老年人是骨质疏松症的高发人群，也是健康教育的重点对象。随着对骨质疏松症认识的深入，健康教育的对象开始扩展到了年轻女性和成年男性。近年来有研究显示，青少年时期获得最大峰值骨量是预防骨质疏松发生的关键，较高的峰值骨量可延缓老年期因骨量丢失造成的骨折风险。因此，预防骨质疏松的社区健康教育对象就应该提前至青少年和儿童。

2. 社区营养教育的主要工作领域

(1) 社区内的餐饮业、工业、商业、医疗卫生等部门均是营养教育的主要工作领域。要有计划地对以上有关部门的从业人员进行营养知识培训。

(2) 社区内幼儿园、中小学亦是营养教育的另一重要领域，应将营养知识纳入中小学的教育内容，使学生从幼年开始培养良好的饮食习惯。

(3) 将营养教育渗透到初级卫生保健服务体系，积极提高初级卫生保健人员的营养知识水平，便于向居民开展营养教育，引导居民合理利用食物资源改善营养状况。

## 二、社区营养教育的步骤与方法

### (一) 进行营养与健康信息的资料收集

社区营养工作的开展需要建立在完整的营养与健康信息和科学的营养现况调查分析的基础上，营养与健康信息是进行社区营养工作的基本保证。科学完整的营养和健康状况的调查资料能为我们分析社区人群存在的营养问题，研究产生这些营养问题的可能原因及影响因素，明确优先解决的营养问题和重点干预的人群，提供可靠的理论依据。

1. 营养与健康信息资料的收集

(1) 人口学资料：了解社区人口总数、出生率、性别及比例、年龄组成及分布、民族特征、人口增长率、婚姻状况及平均结婚年龄、职业特征状况等。有助于估计社区居民的食物需要量、营养不良发生状况及健康教育的重点和监测重点。

(2) 膳食营养调查资料：是衡量社区居民营养状况的重要指标。通常包括膳食调查、体格检查和营养状况实验室检查等。膳食调查用以了解居民的食物摄入种类和数量；体格检查和营养状况实验室检查是借助生化、生理实验手段，来发现人体临床营养不足症、营养储备水平低下或营养过剩，以便较早掌握营养失调征兆和变化动态，及时采取必要的预防措施。有时为研究某些有关因素对人体营养状态的影响，也对营养水平进行研究测定。收集、整理和分析这些资料可为确定社区的主要营养和健康问题，制订干预计划提供依据。

(3) 健康资料：包括个人健康状况、家庭状况及社区不同年龄人群的身高、体重和其他体格测量资料，与营养有关的疾病发生率、死亡率及死亡原因等资料。身体形态和人体测量资料可以较好地反映营养状况，以便研究营养与生长发育或疾病之间的关系。

(4) 经济状况：了解社区居民的经济状况、职业和收入，可以间接反映社区人群的购买力如何。

(5) 文化教育程度：了解社区人群的文化教育程度，可以为制定有针对性的、适合群众水平的宣传教育材料提供依据。包括社区整体受教育人口数，不同文化程度（文盲、小学、中学、大学及以上）人口比例，教育资源及教育经费的投入，社区儿童及适龄人口上学率,学校类型,学校分布,师资情况,教学空间,人们的教育理念和接受教育的习惯等。

(6) 宗教信仰:不同宗教信仰的人群其饮食习惯和消耗的食物品种均有差异,了解其宗教信仰有助于了解居民的营养摄入情况。

(7) 生活方式:了解个人卫生状况、饮食习惯、个人嗜好、睡眠状况、运动方式等。

如通过对某社区人群的人口、经济、文化程度、《中国居民膳食指南》相关知识、健康状况、常见病相关营养知识、居民的营养态度、饮食行为以及营养知识获得途径等多方面的调查,发现该社区 15 岁以上男、女构成比分别为 45.5%、54.5%;60 岁以上老人占 22.3%;小学及小学以下文化程度占 19.2%,初中文化占 26.0%,高中和中专占 26.3%,大专及以上占 28.5%。谷类食物中每天摄入大米的量比较多,每周能吃杂粮或薯类的不足一半;在动物性食品中,猪肉摄入频率最高,牛羊肉、禽肉以月计;鱼虾类以每周 1～3 次居多。几乎不吃内脏,每天不能饮奶者及每天不吃鸡蛋者均占一半以上。每天摄入蔬菜较多,而水果食用偏少。体格检查发现,该社区体重超重者占 39.5%,骨质疏松及骨质减少者占 24.5%,高血压发生率为 10.3%,冠心病发生率为 3.2%,糖尿病患病率为 2.0%。

经过该社区营养与健康信息的分析,该地区老年人和女性所占比例较大,体重超重和骨质疏松及骨质减少是营养该人群健康的两个最主要因素。老年人和女性均为肥胖和骨质疏松高发人群,因此我们拟对该社区进行肥胖和骨质疏松的健康教育。

2. 健康与营养信息资料获得途径

(1) 收集现有的统计资料:可从政府行政部门(卫生、财政、统计、环境、交通等)、卫生服务机构(医院、疾病控制中心、妇幼保健院等)、科研学术部门(院校、研究所)及其他部门现有相应的统计报表、体检资料、学术研究报告或调查数据中获得所需的信息。在利用现有资料时,应注意对所获得的资料进行质量评价,检查发表的时间是否符合客观实际,论据是否充分,经确定资料可靠后再进一步分析数据,同时还应注意某些特殊的资料是否存在保密问题。

(2) 定性资料的收集:常用的有访谈法和专题小组讨论。

1) 访谈法:是定性研究收集资料常用的一种方法,即研究者与被调查对象面对面直接交谈征求意见和看法,具有较好的灵活性和适应性。访谈的对象可以是领导者、社区居民、医务人员及专家等。访谈内容可包括与营养相关的主要疾病和健康问题、造成这些问题的主要原因、解决这些问题的方法及优先解决的问题等,并对访谈过程做好记录。

2) 专题小组讨论:是组织调查对象在一定的时间内,围绕我们所需要了解的某些主题进行自由讨论,并有记录员现场记录讨论内容的活动。讨论的主题可以根据调查目的而确定,讨论的对象可以是本社区的居民代表、行政管理人员、卫生人员等,通常讨论小组成员不宜过多或过少,过多很难控制,过少则容易冷场,一般以 6～12 人为宜。主持人应该了解当地的基本情况,具有较好的组织协调能力,能够及时调整和控制讨论的内容和进度。

(3) 定量资料的收集:在进行社区健康与营养信息资料收集中,要获得人群患病率或探讨各种因素与疾病、营养素之间的数量依存关系等发生某种事件的数量指标，可以通过现场调查、信函调查、电话调查等方法来获得。现场调查方法包括面对面调查和自填式调查。形式比较灵活，对调查对象文化程度要求不高，问卷回收率及资料准确性较高等是面对面调查突出的优点。自填式调查突出的优点是比较节省时间、人力及物力，但缺点也比较明显，一般自填式调查问卷回收率较低，内容也不够准确。信函调查和电话调查一般覆盖面较广，但回收率较低。

### （二）确定营养教育目标人群，了解教育对象的需求

通过对社区营养与健康信息资料的收集、分析，确定营养教育目标人群。对目标人群初步进行简略的预调查和评估，以发现和分析其主要营养健康问题及其对生活质量的影响，进一步从知识、态度、行为等方面分析问题的深层次原因，同时对营养有关的人力、财力、物力以及政策和信息资源进行了解和分析；找出目标人群特别需要的营养健康信息，为制订教育计划提供可靠依据。

仍以某社区为例，我们拟进行骨质疏松症的预防与健康教育，确定其教育重点目标人群为社区老年人和妇女，兼顾儿童、青少年。首先对目标人群按分层随机抽样抽取一个样本进行预调查，发现其主要营养健康问题是营养知识缺乏，但社区居民对相关营养教育的态度较好，有 90.9%的人愿意了解营养知识，43.9%的愿意改变自己不良的饮食习惯。这说明他们有改变不良饮食行为的意愿和需求。

### （三）制订营养教育计划

为保证营养教育的顺利实施，必须依据行为改变理论及现有基础资料，通过科学论证分析，找出改变可能性强、危害性大、受累人群较多的营养问题确定为优先项目；在教育项目确定以后，制订本次教育的总体目标和具体目标。如对某社区骨质疏松预防的健康教育，首先通过提问、问卷评估对象对骨质疏松的了解程度，结合评估对象的文化背景等一般资料确定其教育需求，制订教育目标。目标是帮助评估对象了解骨质疏松的一般知识和完整的预防计划，建立适合对象人群的健康行为方式，减轻和避免骨质疏松各种并发症，提高其生活质量。接着结合现有的人力、物力、财力和营养教育的对象人群特点，确定目标人群、参与实施的机构和人员、教育内容和活动日程安排。

营养教育活动应该是一个连续性过程，因此，教育效果的评价也是必不可少的。在制订教育计划的同时，必须考虑到如何进行评价、选择敏感的评价指标、参与实施评价的机构和人员、实施评价的时间及结果使用等。

### （四）确定营养教育途径和资料

根据制订的营养教育目标和教育计划，结合目标人群的年龄结构及文化程度，来选择合适的教育途径和有效的教育资料和手段。在选择教育途径和资料时，一般应考虑以下几点。

1. 了解是否有现成的营养教育资料　如果有现成的营养教育宣传资料可直接利用，以节省财力和物力；如果没有现成的可借鉴利用，则要自行设计制作宣传单、小册子等。

2. 确定最佳的教育途径　进行健康教育的途径有大众传播和人际传播。大众传

播是指媒体组织采用现代机器设备，通过大批复制并迅速地传播信息，从而影响庞杂的受众的过程。如通过报纸、杂志、书籍、电影、广播、电视等传播工具向相对众多的人传递信息的过程。大众传播具有组织性、快速性、公开性和权威性等优点；其缺点是对受众个体缺乏情感性色彩、传播内容的易逝、反馈的不及时，不易把握受众的情况。人际传播是人们相互之间进行信息交流的传播行为。通常以面对面的形式进行，也可借助于电话、互联网等现代传播工具。人际传播具有反馈及时、信息接收完整有效并且可以随时调整和控制传播速度等优点；但是人际传播覆盖面有限，保存复制能力差。

3. 确定合适的营养教育方式　宣传方式包括录影带、小册子、传单、面对面授课、小组讨论等方式。需要根据营养教育内容和受众特点选择合适的宣传方式。

结合该社区特点和现有资源，计划采用的教育方式分为集体教育、小组教育和单人教育，根据教育对象灵活应用。集体教育属于开放式教育，讲座、沙龙的形式主要用于老年人教育，广播、报刊、宣传小册进行年轻女性和成年男性的营养教育。小组教育形式自由，可进行自由交流。单人教育一方面可对有一定了解程度的患者做深的讲解；另一方面对文化水平较低的患者通过耐心、通俗形象的解释，共同制定有益的生活方式。

（五）教育前期准备

在进行大规模的营养教育之前，要确定合适的教育资料。教育资料的编写一般要求内容要科学、通俗易懂、图文并茂。通常需要在小范围内对资料初稿进行预试验，通过预试验，对教育资料的形式、内容以及资料的针对性、科学性、通俗性等进行评价，并进行修改完善后，才能大规模的复制和大面积发放。

本次预防骨质疏松的营养教育内容主要为均衡饮食，保持适当体重，吃钙质食物，如奶类、豆类制品、新鲜蔬菜和水果及富含维生素 D 的食物（如蛋黄、肝脏等），以利于补充钙质和骨质的储存。保持良好的生活习惯。过度喝酒及吸烟对骨骼有害，会引起骨质的流失，因此必须戒酒、戒烟。

（六）实施营养教育计划

1. 营养教育组织　营养教育的实施，首要的条件就是组织的设立。没有相应的组织，工作计划的制订、工作任务的安排和落实都是一句空话。社区营养教育组织应以社区卫生服务中心和营养卫生专业人员为骨干力量，联合社会力量，利用有利时机、有效方法，开展有计划、有组织的教育活动。

2. 选择合适的教育宣传资料　营养教育活动中使用的教育资料是指营养信息的载体，主要分为视听材料和印刷材料两大类。不论哪类资料，其内容设计必须符合教育内容的要求。如针对该社区老年人比较多的特点，可以进行发放营养教育扑克牌，对成年男女发放小册子等宣传资料。

3. 教育人员的组织与培训　科学地组织配置的人力资源，是保证营养教育能够顺利实施的重要措施。对执行教育任务的各类人员，要根据工作性质以及担负的任务，分别进行培训，让其了解本次教育的目的和策略，以保证传播营养信息的科学性、针对性和有效性。

如预防骨质疏松的整体策略包括：年轻时建立骨质，增强骨库；成年和老年期间保持或减少骨质流失，特别是女性绝经期后；老年人特别要注意饮食，增强体力，防止跌倒；保护骨质不是一时兴致，需要一生的坚持。

4. 安排活动日程　科学、合理地安排项目的活动日程，是保证计划顺利实施的重要条件。教育活动的日程安排要详细、具体（如起止时间、活动内容及要求、任务执行人、采用的教育方法、监测评价方法等），最好用图表的形式表现出来，这样不仅一目了然，便于部署、检查阶段性工作，而且便于掌握工作进度。

5. 实施营养教育　包括组织领导、分工、资源分配、健康教育资料的发放等过程。在教育传播过程中，应注意观察教育目标人群对于各种措施的看法和接受情况，及时纠正教育过程中存在或出现的问题。

（七）教育效果评价

效果评价是针对教育项目活动的作用和效果进行评估。一般来说，一项教育活动计划实施之后，较早出现的是知识水平的提高和态度、信念的转变，然后才是行为的改变，而疾病和健康状况的变化则是远期效应。教育效果评价及根据行为改变理论分为近期、中期和远期效果评价。近期效果评价主要针对知识、信念、态度的变化进行评价。中期效果评价主要指目标人群的行为和相关危险因素的改变。远期效果包括目标人群的健康状况乃至生活质量的变化。

本次社区骨质疏松营养教育效果评价可采用统一问卷调查方式进行近期、中期评价，分别于教育前后用自制的 KAP 问卷对调查对象进行调查。结果显示，通过营养健康教育，调查对象对骨质疏松相关知识、态度及行为得分均有明显提高，调查对象对骨质疏松知识得分从 72.3 提高到 90.5，态度得分从 28.2 提高到 40.5，行为得分从 19.4 提高到 43.5 分。说明该社区居民对骨质疏松发病的高危险性及营养膳食对骨质疏松的预防作用认识不足，营养健康教育能促进人们相关行为的改变，应成为预防骨质疏松症的重要措施。

远期效果评价是在进行营养教育持续比较长的时间后，如骨质疏松营养教育 1 年以后，对 15 岁以上的社区居民进行 X 线骨密度检测或超声骨密度监测，与教育前进行比较有无明显的改变。

## 知识链接

### 行为改变相关理论

（1）知信行理论模式：知信行是知识、态度、信念和行为的简称，也称为 KABP（knowledge，attitude，belief and practice）或 KAP。该模式将人们的行为改变分为获取知识、产生信念及形成行为 3 个连续过程。该理论认为，知识是基础，信念和态度是动力，行动是目的。

（2）健康信念模式：是运用社会心理学方法解释健康相关行为的理论模式。该理论认为，行为改变的形成与感知疾病的威胁、感知健康行为的效果、自我效能（效能期待）、社会人口学因素和提示因素 5 个因素有关。

## 小　　结

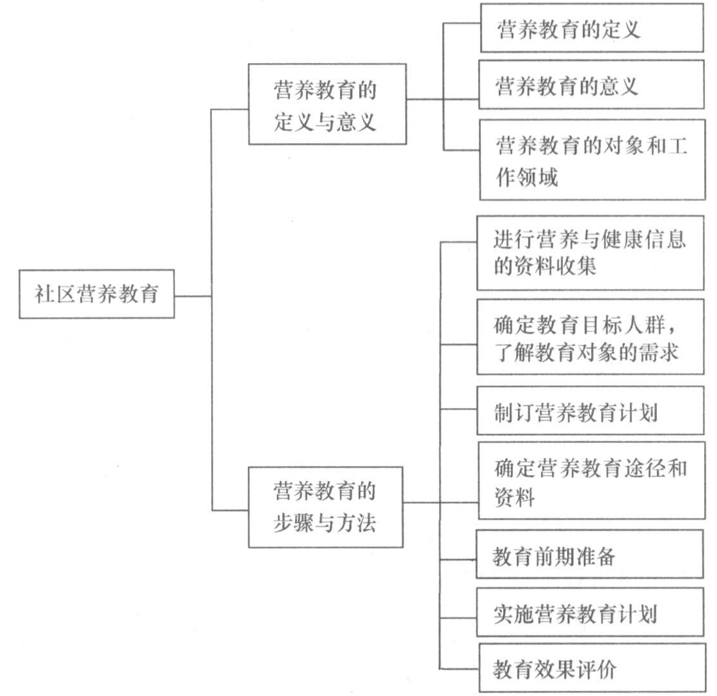


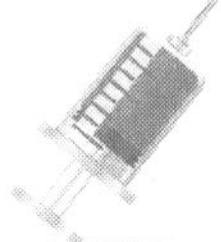

## 思考题

1. 简述营养与健康信息资料获得的途径。
2. 社区营养教育的定义和意义是什么？
3. 简述营养教育的方法和步骤。

**（张体华）**

# 实训一　孕妇膳食指导

## 一、目的要求

通过对资料的学习，熟悉孕妇的营养需要和营养不良对母婴的影响。分析本案例特点，指导孕妇合理营养。

## 二、案例简介

孕妇，22 岁，孕 38 周。

入院检查：体温 36.5℃，特殊袖带测血压 140/90 mmHg，心率 105 次/min，呼吸 20 次/min。身高 158 cm，体重 110 kg，体型似相扑运动员，踝部轻度水肿。

实验室检查：血常规 WBC $12.3\times10^9$，Hb 108 g/L，尿常规正常，肝功能正常，血糖正常。诊断：妊娠期高血压，巨大儿。

## 三、讨论

1. 本案例中孕妇营养存在哪些问题？
2. 根据案例情况，将对孕妇如何进行膳食指导？
3. 分析营养不良对孕妇和胎儿的影响。

# 实训二　老年人膳食指导

## 一、目的要求

通过对资料的分析，了解影响老年人营养的因素，熟悉老年人的营养需要和营养不良对老年人健康的影响，并能根据老年人的特点进行营养指导。

## 二、案例简介

患者，女，65 岁，身高 155 cm，体重 65 kg。

病史：患者 2 个月前开始出现胸闷气短症状，呈阵发性发作，以胸前区为重，常于活动时或情绪激动时发作，每次发作时间不等，休息后缓解。近 10 天来，上述症状加重，伴咳嗽咳痰，发作频繁，持续时间延长，遂来院就诊。血压 120/90 mmHg。喜食咸食。

实验室检查：血、尿常规各项指标均正常。空腹血糖 8.2 mmol/L，血浆三酰甘油(TG)9.0 mmol/L。

临床诊断：冠心病，高血压，2 型糖尿病，肺炎。

## 三、讨论

1. 哪些饮食因素导致了上述疾病的发生？
2. 应如何安排该老年人合理膳食？

# 实训三　膳食调查与评价

## 一、目的要求

了解膳食调查的基本方法，能进行膳食营养素计算及评价，并提出膳食改善措施。

## 二、调查实例

采用询问法，调查某大学男生（20 岁，身高 172 cm，体重 68 kg）一日膳食情况，记录于实训表 3－1。

实训表 3－1　某大学男生一日膳食组成

| 餐次 | 饭菜名称 | 食物名称 | 质量(g) |
|---|---|---|---|
| 早餐 | 馒头 | 小麦粉 | 100 |
| | 牛奶 | 纯鲜牛奶 | 250 |
| | 煮鸡蛋 | 鸡蛋 | 50 |
| 午餐 | 米饭 | 大米 | 150 |
| | 胡萝卜肉丝 | 猪肉 | 30 |
| | | 胡萝卜 | 75 |
| | 卤豆腐干 | 豆腐干 | 50 |
| | 炒菜花 | 菜花 | 100 |
| | 主要调料 | 盐 | 3 |
| | | 色拉油 | 15 |
| 晚餐 | 米饭 | 大米 | 100 |
| | 鱼香茄子 | 茄子 | 100 |
| | 土豆肉丝 | 猪肉 | 20 |
| | | 马铃薯 | 100 |
| | 主要调料 | 盐 | 3 |
| | | 酱油 | 10 |
| | | 色拉油 | 15 |
| | 水果 | 柑橘 | 150 |

1. 根据食物成分表，计算各种食物所含营养素，及该男生一日各种营养素摄入量之和，并与 DRIs 标准相比较，计算其比值，填入实训表 3－2 和实训表 3－3。

**实训表 3－2　膳食营养素摄入表**

| 餐次 | 食物名称 | 质量(g) | 可食部分(%) | 蛋白质(g) | 脂肪(g) | 糖类(g) | 能量(kJ) | 钙(mg) | 铁(mg) | 胡萝卜素(mg) | 维生素A(mg) | 维生素 $B_1$(mg) | 维生素 $B_2$(mg) | 维生素C(mg) |
|---|---|---|---|---|---|---|---|---|---|---|---|---|---|---|
| 早餐 | 小麦粉 | | | | | | | | | | | | | |
| | 鲜牛奶 | | | | | | | | | | | | | |
| | 鸡蛋 | | | | | | | | | | | | | |
| 午餐 | 大米 | | | | | | | | | | | | | |
| | 猪肉 | | | | | | | | | | | | | |
| | 胡萝卜 | | | | | | | | | | | | | |
| | 豆腐干 | | | | | | | | | | | | | |
| | 菜花 | | | | | | | | | | | | | |
| | 盐 | | | | | | | | | | | | | |
| | 色拉油 | | | | | | | | | | | | | |
| 晚餐 | 大米 | | | | | | | | | | | | | |
| | 茄子 | | | | | | | | | | | | | |
| | 猪肉 | | | | | | | | | | | | | |
| | 马铃薯 | | | | | | | | | | | | | |
| | 盐 | | | | | | | | | | | | | |
| | 酱油 | | | | | | | | | | | | | |
| | 色拉油 | | | | | | | | | | | | | |
| | 柑橘 | | | | | | | | | | | | | |
| | 合计 | | | | | | | | | | | | | |

**实训表 3－3　膳食营养素评价表**

| 营养素 | 蛋白质(g) | 脂肪(g) | 糖类(g) | 能量(kJ) | 钙(mg) | 铁(mg) | 视黄醇当量(μg) | 维生素 $B_1$(mg) | 维生素 $B_2$(mg) | 维生素C(mg) |
|---|---|---|---|---|---|---|---|---|---|---|
| 摄入量 | | | | | | | | | | |
| 推荐量 | | | | | | | | | | |
| 摄入量/推荐量(×100%) | | | | | | | | | | |

2. 对膳食结构进行评价。包括一日能量来源结构、蛋白质来源结构，填入实训表3-4，实训表3-5，实训表3-6。

**实训表3-4　能量来源结构表**

| 营养素来源 | 摄入量(g) | 产生的能量(kJ) | 占总能量百分比(%) |
|---|---|---|---|
| 蛋白质 | | | |
| 脂类 | | | |
| 糖类 | | | |
| 合计 | | | |

**实训表3-5　蛋白质来源结构表**

| 食物来源 | 摄入量(g) | 占蛋白质总摄入量百分比(%) |
|---|---|---|
| 动物类 | | |
| 大豆类 | | |
| 粮谷类 | | |
| 合计 | | |

**实训表3-6　一日三餐能量来源结构表**

| 餐次 | 摄入能量(kJ) | 占能量总摄入量百分比(%) |
|---|---|---|
| 早餐 | | |
| 午餐 | | |
| 晚餐 | | |
| 合计 | | |

## 三、讨论

1. 该男生膳食营养素摄入情况如何？是否有营养素摄入不足或过量？
2. 该男生膳食结构是否合理？
3. 该男生膳食结构是否需要进行改善？如需要，应如何改善？

# 实训四　一周食谱的制定与评价

## 一、目的要求

熟悉了解食谱制定的原则，能针对不同生理状态的人群进行食谱编制及评价。

## 二、编制步骤

1. 了解编制对象的基本生理状态，包括年龄、性别、劳动强度，是否有特殊需要等，以及经济水平、饮食习惯等。

2. 确定一日的食物构成。参照中国营养学会制定的中国居民膳食宝塔推荐的食物种类及数量，每日食物应包含以下几大类，即谷薯类 250～400 g，蔬菜 300～500 g，水果 200～400 g，动物类 120～150 g、豆类 30～50 g，奶类 300 g，油脂 25～30 g，盐 6 g。

3. 将全天食物合理分配到三餐，三餐能量分配比例为：早餐 30%，午餐 40%，晚餐 30%。

4. 对编制的食谱进行检验，参照膳食评价方法，计算营养素摄入量与推荐摄入量比较，判断食谱编制的合理性。

5. 按照食物同类互换的原则，编制一周食谱，使达到食物多样化。

## 三、讨论

1. 食谱编制的原则是什么？
2. 食谱编制中，最重要的环节是哪一个？
3. 为自己编制 1 周的食谱，并进行评价。

# 实训五　临床营养案例分析

## 一、目的要求

通过对资料的学习，熟悉病人膳食类型，分析本案例特点，并指导病人营养。

## 二、案例简介

患者，女性，65 岁，因一侧肢体无力伴有随意运动障碍而住院。

病史：近期出现多饮、多食、多尿，且体重轻度下降，双肺呼吸音清晰，心律整齐，心脏未闻及杂音，腹软，肝脾无增大，且无其他传染病。

体格检查：身高 163 cm，体重 50 kg，血压 115/85 mmHg，体温、呼吸未见异常。

实验室检查：空腹血糖为 12.9 mmol/L，总胆固醇 6.2 mmol/L，三酰甘油 2.77 mmol/L，低密度脂蛋白 3.66 mmol/L，高密度脂蛋白 1.18 mmol/L。

## 三、讨论

1. 本案例病人应选用何种医院膳食？该膳食有何要求？
2. 根据病人情况，应选用何种试验膳食？试验膳食有何种要求？
3. 该病人选用何种治疗膳食比较合适？
4. 应采用何种方式指导病人进行营养状况的改善？

# 实训六　糖尿病患者食谱编制

## 一、目的要求

通过对糖尿病患者食谱编制，熟悉糖尿病患者食物选择的原则，能用食品交换单位法给糖尿病患者正确地编制食谱。

## 二、案例简介

患者，男性，62 岁。诊断为："糖尿病"。

病史：患者有糖尿病史 10 余年，长年饮食控制，未使用胰岛素治疗，从事轻体力工作。

体格检查：身高 168 cm，体重 73 kg，腰围 91 cm，臀围 83 cm，血压 156/108 mmHg。

实验室检查：血清总胆固醇（TC）为 7.6 mmol/L，血清三酰甘油（TG）为 6.70 mmol/L，低密度脂蛋白（LDL－C）为 5.1 mmol/L，高密度脂蛋白胆固醇（HDL－C）0.82 mmol/L，空腹血糖 13 mmol/L。

## 三、食谱编制步骤

1. 根据案例中提供的数据，计算该患者的标准体重及其评价营养状况。
2. 该患者全日能量的摄入量为多少？一日几餐？每餐的能量是多少？
3. 该患者需要几个食物能量等值交换份数？谷薯类、蔬果类、肉蛋类、豆类、乳类、油脂类各几份？
4. 根据能量交换单位份数，请你确定各类食品的种类与数量。
5. 将选定的食物安排到一日三餐中，形成一日食谱。

# 附　　录

## 附录一　中国居民膳食营养素参考摄入量(DRIs)

表1　能量及宏量营养素

| 年龄(岁) | 能量▲RNI(kcal/d) | | 蛋白质RNI(g/d) | | 脂肪(占总能量的百分比%)RNI | 碳水化合物(占总能量的百分比%)RNI |
|---|---|---|---|---|---|---|
| | 男 | 女 | 男 | 女 | | |
| 0～ | 95 kcal/(kg·d)* | | 1.5～3 g/(kg·d) | | 45～50 | 建议除2岁以下的婴儿外(<2岁),碳水化合物应提供55%～65%的膳食总能量 |
| 0.5～ | | | | | 35～40 | |
| 1～ | 1 100 | 1 050 | 35 | 35 | 35～40 | |
| 2～ | 1 200 | 1 150 | 40 | 40 | 30～35 | |
| 3～ | 1 350 | 1 300 | 45 | 45 | 30～35 | |
| 4～ | 1 450 | 1 400 | 50 | 50 | 30～35 | |
| 5～ | 1 600 | 1 500 | 55 | 55 | 30～35 | |
| 6～ | 1 700 | 1 600 | 55 | 55 | 30～35 | |
| 7～ | 1 800 | 1 700 | 60 | 60 | 25～30 | |
| 8～ | 1 900 | 1 800 | 65 | 65 | 25～30 | |
| 9～ | 2 000 | 1 900 | 65 | 65 | 25～30 | |
| 10～ | 2 100 | 2 000 | 70 | 65 | 25～30 | |
| 11～ | 2 400 | 2 200 | 75 | 75 | 25～30 | |
| 14～ | 2 900 | 2 400 | 85 | 80 | 25～30 | |
| 18～ | | | | | 20～30 | |
| 轻体力活动 | 2 400 | 2 100 | 75 | 65 | | |
| 中体力活动 | 2 700 | 2 300 | 80 | 70 | | |
| 重体力活动 | 3 200 | 2 700 | 90 | 80 | | |
| 孕妇 | | +200 | | | 20～30 | |
| 早期 | | | | +5 | | |
| 中期 | | | | +15 | | |
| 晚期 | | | | +20 | | |
| 乳母 | | +500 | | +20 | 20～30 | |

续表

| 年龄（岁） | 能量▲RNI(kcal/d) | | 蛋白质 RNI(g/d) | | 脂肪（占总能量的百分比%）RNI | 碳水化合物（占总能量的百分比%）RNI |
|---|---|---|---|---|---|---|
| | 男 | 女 | 男 | 女 | | |
| 50～ | | | | | 20～30 | |
| 轻体力活动 | 2 300 | 1 900 | 75 | 65 | | |
| 中体力活动 | 2 600 | 2 000 | 80 | 70 | | |
| 重体力活动 | 3 100 | 2 200 | 90 | 80 | | |
| 60～ | | | 75 | 65 | 20～30 | |
| 轻体力活动 | 1 900 | 1 800 | | | | |
| 中体力活动 | 2 200 | 2 000 | | | | |
| 70～ | | | 75 | 65 | 20～30 | |
| 轻体力活动 | 1 900 | 1 700 | | | | |
| 中体力活动 | 2 100 | 1 900 | | | | |
| 80～ | 1 900 | 1 700 | 75 | 65 | 20～30 | |

注：▲各年龄组能量的RNI与其EAR相同；* 为AI值，非母乳喂养应增加20%；表中数字缺如表示未指定该参考值。

表2　常量元素

| 年龄（岁） | 钙(mg/d) | | 磷(mg/d) | | 钾(mg/d) | 钠(mg/d) | 氟(mg/d) | 镁(mg/d) | |
|---|---|---|---|---|---|---|---|---|---|
| | AI | UL | AI | UL | AI | AI | AI | AI | UL |
| 0～ | 300 | — | 150 | — | 500 | 200 | 400 | 30 | — |
| 0.5～ | 400 | — | 300 | — | 700 | 500 | 800 | 70 | — |
| 1～ | 600 | 2 000 | 450 | 3 000 | 1 000 | 650 | 1 000 | 100 | 200 |
| 4～ | 800 | 2 000 | 500 | 3 000 | 1 500 | 900 | 1 600 | 150 | 300 |
| 7～ | 800 | 2 000 | 700 | 3 000 | 1 500 | 1 000 | 2 200 | 250 | 500 |
| 11～ | 1 000 | 2 000 | 1 000 | 3 500 | 1 500 | 1 200 | 2 400 | 350 | 700 |
| 14～ | 1 000 | 2 000 | 1 000 | 3 500 | 2 000 | 1 800 | 2 800 | 350 | 700 |
| 18～ | 800 | 2 000 | 700 | 3 500 | 2 000 | 2 200 | 3 400 | 350 | 700 |
| 50～ | 1 000 | 2 000 | 700 | 3 500▲ | | | | | |
| 孕妇 | | | | | | | | 400 | 700 |
| 早期 | 800 | 2 000 | 700 | 3 000 | 2 500 | 2 200 | | | |
| 中期 | 1 000 | 2 000 | 700 | 3 000 | 2 500 | 2 200 | | | |
| 晚期 | 1 200 | 2 000 | 700 | 3 000 | 2 500 | 2 200 | | | |
| 乳母 | 1 200 | 2 000 | 700 | 3 500 | 2 500 | 2 200 | | 400 | 700 |

注：AI为适宜摄入量；UL为可耐受最高摄入量；▲60岁以上磷的UL为3 000 mg。

**表 3　微量元素**

| 年龄（岁） | 铁(mg/d) | | 碘(μg/d) | | 锌(mg/d) | | 硒(μg/d) | | | 铜(mg/d) | | 氟(mg/d) | | 铬(μg/d) | | 钼(μg/d) | |
|---|---|---|---|---|---|---|---|---|---|---|---|---|---|---|---|---|---|
| | AI | UL | RNI | UL | RNI | UL | AI | RNI | UL | AI | UL | AI | UL | AI | UL | AI | UL |
| 0～ | 0.3 | 10 | 50 | — | 1.45 | — | 15 | | 55 | 0.4 | — | 0.1 | 0.4 | 10 | — | — | — |
| 0.5～ | 10 | 30 | 50 | — | 8.0 | 13 | 20 | | 80 | 0.6 | — | 0.4 | 0.8 | 15 | — | — | — |
| 1～ | 12 | 30 | 50 | — | 9.0 | 23 | | 20 | 120 | 0.8 | 1.5 | 0.6 | 1.2 | 20 | 200 | 15 | 80 |
| 4～ | 12 | 30 | 90 | — | 12.0 | 23 | | 25 | 180 | 1.0 | 2.0 | 0.8 | 1.6 | 30 | 300 | 20 | 110 |
| 7～ | 12 | 30 | 90 | 800 | 13.5 | 28 | | 35 | 240 | 1.2 | 3.5 | 1.0 | 2.0 | 30 | 300 | 30 | 160 |
| 11～12 | | 50 | 120 | 800 | | | | 45 | 300 | 1.8 | 5.0 | 1.2 | 2.4 | 40 | 400 | 50 | 280 |
| 男 | 16 | | | | 18 | 37 | | | | | | | | | | | |
| 女 | 18 | | | | 15 | 34 | | | | | | | | | | | |
| 14～ | | | 150 | 800 | | | | 50 | 360 | 2.0 | 7.0 | 1.4 | 2.8 | 40 | 400 | 50 | 280 |
| 男 | 20 | 50 | | | 19 | 42 | | | | | | | | | | | |
| 女 | 25 | 50 | | | 19.5 | 35 | | | | | | | | | | | |
| 18～ | | 50 | 150 | 1 000 | | | | 50 | 400 | 2.0 | 8.0 | 1.5 | 3.0 | 50 | 500 | 60 | 350 |
| 男 | 15 | | | | 15 | 45 | | | | | | | | | | | |
| 女 | 20 | | | | 11.5 | 37 | | | | | | | | | | | |
| 50～ | 15 | 50 | | | 11.5 | 37 | | 50 | 400 | 2.0 | 8.0 | 1.5 | 3.0 | 50 | 500 | 60 | 350 |
| 孕妇 | | | 200 | 1 000 | | 35 | | 50 | 400 | | | | | | | | |
| 早期 | 15 | 60 | | | 11.5 | | | | | | | | | | | | |
| 中期 | 25 | 60 | | | 16.5 | | | | | | | | | | | | |
| 晚期 | 35 | 60 | | | 16.5 | | | | | | | | | | | | |
| 乳母 | 25 | 50 | 200 | 1 000 | 21.5 | 35 | | 65 | 400 | | | | | | | | |

注：AI 为适宜摄入量；UL 为可耐受最高摄入量；RNI 为推荐摄入量。

**表 4　维生素 1**

| 年龄（岁） | 维生素 A (μgRE) | | 维生素 D (μg/d) | | 维生素 E (mg/d) | | 维生素 K (mg/d) | 维生素 $B_1$ (mg/d) | | 维生素 $B_2$ (mg/d) | 维生素 $B_6$ (mg/d) |
|---|---|---|---|---|---|---|---|---|---|---|---|
| | RNI | UL | RNI | UL | AI | UL | AI | RNI | UL | RNI | AI |
| 0～ | 400 | | 10 | | 3 | 200 | | 0.2(AI) | | 0.4(AI) | 0.1 |
| 0.5～ | 400 | | 10 | | 3 | 200 | | 0.3(AI) | | 0.5(AI) | 0.3 |
| 1～ | 500 | | 10 | | 4 | 200 | 2 μg/(kg·d) | 0.6 | 50 | 0.6 | 0.5 |
| 4～ | 600 | 2 000 | 10 | 20 | 5 | 300 | | 0.7 | 50 | 0.7 | 0.6 |
| 7～ | 700 | 2 000 | 10 | 20 | 7 | 300 | | 0.9 | 50 | 1.0 | 0.7 |
| 11～12 | 700 | 2 000 | 5 | 20 | 10 | 600 | | 1.2 | 50 | 1.2 | 0.9 |

续表

| 年龄（岁） | 维生素 A（μgRE） | | 维生素 D（μg/d） | | 维生素 E（mg/d） | | 维生素 K（mg/d） | 维生素 $B_1$（mg/d） | | 维生素 $B_2$（mg/d） | 维生素 $B_6$（mg/d） |
|---|---|---|---|---|---|---|---|---|---|---|---|
| | RNI | UL | RNI | UL | AI | UL | AI | RNI | UL | RNI | AI |
| 14～ | | 2 000 | 5 | 20 | | 800 | | | 50 | | 1.1 |
| 男 | 800 | | | | 13.3 | | | 1.5 | | 1.5 | |
| 女 | 700 | | | | 11.8 | | | 1.2 | | 1.2 | |
| 18～ | | 3 000 | 5 | 20 | 14 | 800 | | | 50 | | 1.2 |
| 男 | 800 | | | | | | | 1.4 | | 1.4 | |
| 女 | 700 | | | | | | | 1.3 | | 1.2 | |
| 50～ | | 2 000 | 10 | 20 | 14 | | | 1.3 | 50 | 1.4 | 1.5 |
| 男 | 800 | | | | | | | | | | |
| 女 | 700 | | | | | | | | | | |
| 孕妇 | | 2 400 | | 20 | 14 | | | 1.5 | | 1.7 | 1.9 |
| 早期 | 800 | | 5 | | | | | | | | |
| 中期 | 900 | | 10 | | | | | | | | |
| 晚期 | 900 | | 10 | | | | | | | | |
| 乳母 | 1 200 | | 10 | 20 | 14 | | | 1.8 | | 1.7 | 1.9 |

注：维生素 E 的 UL 资料源自美国标准。

**表 5　维生素 2**

| 年龄（岁） | 维生素 $B_{12}$（μg/d） | 维生素 C（mg/d） | | 泛酸（mg/d） | 叶酸（μg/d） | | 烟酸（mgNE/d） | | 胆碱（mg/d） | | 生物素（μg/d） |
|---|---|---|---|---|---|---|---|---|---|---|---|
| | AI | RNI | UL | AI | RNI | UL | RNI | UL | AI | UL | AI |
| 0～ | 0.4 | 40 | 400 | 1.7 | 65(AI) | — | 2(AI) | | 100 | 600 | 5 |
| 0.5～ | 0.5 | 50 | 500 | 1.8 | 80(AI) | — | 3(AI) | | 150 | 800 | 6 |
| 1～ | 0.9 | 60 | 600 | 2.0 | 150 | 300 | 6 | 10 | 200 | 1 000 | 8 |
| 4～ | 1.2 | 70 | 700 | 3.0 | 200 | 400 | 7 | 15 | 250 | 1 500 | 12 |
| 7～ | 1.2 | 80 | 800 | 4.0 | 200 | 400 | 9 | 20 | 300 | 2 000 | 16 |
| 11～ | 1.8 | 90 | 900 | 5.0 | 300 | 600 | 12 | 30 | 350 | 2 500 | 20 |
| 14～ | 2.4 | 100 | 1 000 | 5.0 | 400 | 800 | | 30 | 450 | 3 000 | 25 |
| 男 | | | | | | | 15 | | | | |
| 女 | | | | | | | 12 | | | | |
| 18～ | 2.4 | 100 | 1 000 | 5.0 | 400 | 1 000 | | 35 | 500 | 3 500 | 30 |
| 男 | | | | | | | 14 | | | | |
| 女 | | | | | | | 13 | | | | |

续表

| 年龄（岁） | 维生素 $B_{12}$（μg/d） | 维生素 C（mg/d） | | 泛酸（mg/d） | 叶酸（μg/d） | | 烟酸（mgNE/d） | | 胆碱（mg/d） | | 生物素（μg/d） |
|---|---|---|---|---|---|---|---|---|---|---|---|
| | AI | RNI | UL | AI | RNI | UL | RNI | UL | AI | UL | AI |
| 50～ | 2.4 | 100 | 1 000 | 5.0 | 400 | 1 000 | 13 | 35 | 500 | 3 500 | 30 |
| 孕妇 | 2.6 | | 1 000 | 6.0 | 600 | 1 000 | 15 | | 500 | 3 500 | 30 |
| 早期 | | 100 | | | | | | | | | |
| 中期 | | 130 | | | | | | | | | |
| 晚期 | | 130 | | | | | | | | | |
| 乳母 | 2.8 | 130 | 1 000 | 7.0 | 500 | 1 000 | 18 | | 500 | 3 500 | 35 |

注：mgNE 为毫克烟酸当量。

# 附录二　食物一般营养成分表

| 类别 | 食物名称 | 食部（%） | 蛋白质（g） | 脂肪（g） | 碳水化合物（g） | 热能（kcal） | 粗纤维（g） | 钙（mg） | 磷（mg） | 铁（mg） | 维生素A（mg） | 硫胺素（mg） | 核黄素（mg） | 尼克酸（mg） | 抗坏血酸（mg） |
|---|---|---|---|---|---|---|---|---|---|---|---|---|---|---|---|
| 粮谷类 | 籼稻米 | 100 | 7.8 | 1.3 | 76.6 | 349 | 0.4 | 9 | 203 | 2.4 | 0.00 | 0.19 | 0.06 | 1.6 | 0 |
| | 粳米 | 100 | 6.8 | 1.3 | 76.8 | 346 | 0.3 | 8 | 164 | 2.3 | 0.00 | 0.22 | 0.06 | 1.5 | 0 |
| | 特粳米 | 100 | 6.7 | 0.7 | 77.9 | 345 | 0.2 | 10 | 120 | 1.3 | 0.00 | 0.13 | 0.05 | 1.0 | 0 |
| | 标准粉 | 100 | 9.9 | 1.8 | 74.6 | 354 | 0.6 | 38 | 268 | 4.2 | 0.00 | 0.46 | 0.06 | 2.5 | 0 |
| | 富强粉 | 100 | 9.4 | 1.4 | 75.0 | 350 | 0.4 | 25 | 162 | 2.6 | 0.00 | 0.24 | 0.07 | 2.0 | 0 |
| | 小米 | 100 | 9.7 | 3.5 | 72.8 | 362 | 1.6 | 29 | 240 | 4.7 | 0.19 | 0.59 | 0.12 | 1.6 | 0 |
| | 高粱米 | 100 | 8.4 | 2.7 | 75.6 | 360 | 0.6 | 7 | 180 | 4.1 | 0.01 | 0.26 | 0.09 | 1.5 | 0 |
| | 玉米面 | 100 | 8.4 | 4.3 | 70.2 | 353 | 1.5 | 34 | 367 | 3.5 | 0.13 | 0.31 | 0.10 | 2.0 | 0 |
| | 莜麦面 | 100 | 15.0 | 8.5 | 64.8 | 396 | 2.1 | 58 | 398 | 9.6 | 0.00 | 0.29 | 0.17 | 0.8 | 0 |
| | 甜薯 | 87 | 1.8 | 0.2 | 29.5 | 127 | 0.5 | 18 | 20 | 0.4 | 1.31 | 0.12 | 0.04 | 0.5 | 30 |
| | 甜薯干 | 100 | 3.9 | 0.8 | 80.3 | 344 | 1.4 | 128 | — | — | — | 0.28 | 0.12 | 0.8 | — |
| 豆及豆制品 | 黄豆 | 100 | 36.5 | 18.4 | 35.3 | 412 | 4.8 | 367 | 571 | 11.0 | 0.40 | 0.79 | 0.25 | 2.1 | 0 |
| | 绿豆 | 100 | 22.7 | 1.2 | 56.8 | 329 | 4.1 | 111 | 363 | 5.6 | 0.12 | 0.53 | 0.11 | 2.0 | 0 |
| | 赤豆 | 100 | 21.7 | 0.8 | 60.7 | 339 | 4.6 | 76 | 386 | 4.5 | — | 0.43 | 0.16 | 2.1 | 0 |
| | 豇豆 | 100 | 22.0 | 2.0 | 55.0 | 328 | 4.1 | 100 | 456 | 7.6 | 0.05 | 0.35 | 0.11 | 2.4 | 0 |
| | 蚕豆 | 100 | 29.4 | 1.8 | 47.5 | 324 | 2.1 | 93 | 225 | 6.2 | — | 0.39 | 0.27 | 2.6 | 0 |
| | 黄豆芽 | 100 | 11.5 | 2.0 | 7.1 | 92 | 1.0 | 68 | 102 | 1.8 | 0.03 | 0.17 | 0.11 | 0.8 | 4 |

续表

| 类别 | 食物名称 | 食部(%) | 蛋白质(g) | 脂肪(g) | 碳水化合物(g) | 热能(kcal) | 粗纤维(g) | 钙(mg) | 磷(mg) | 铁(mg) | 维生素A(mg) | 硫胺素(mg) | 核黄素(mg) | 尼克酸(mg) | 抗坏血酸(mg) |
|---|---|---|---|---|---|---|---|---|---|---|---|---|---|---|---|
| 豆及豆制品 | 绿豆芽 | 100 | 3.2 | 0.1 | 3.7 | 29 | 0.7 | 23 | 51 | 0.9 | 0.04 | 0.07 | 0.06 | 0.7 | 6 |
| | 蚕豆芽 | 80 | 13.0 | 0.8 | 19.6 | 138 | 0.6 | 109 | 382 | 8.2 | 0.03 | 0.17 | 0.14 | 2.0 | 7 |
| | 豆浆 | 100 | 4.4 | 1.8 | 1.5 | 40 | 0.0 | 25 | 45 | 2.5 | — | 0.03 | 0.01 | 0.1 | 0 |
| | 豆腐 | 100 | 7.4 | 3.5 | 2.7 | 72 | 0.1 | 27.7 | 87 | 2.1 | — | 0.03 | 0.03 | 0.2 | 0 |
| | 豆腐干 | 100 | 19.2 | 6.7 | 6.7 | 164 | 0.2 | 117 | 204 | 4.6 | — | 0.05 | 0.05 | 0.1 | 0 |
| | 油豆腐(泡) | 100 | 39.6 | 37.7 | 11.8 | 545 | 0.0 | 191 | 574 | 9.4 | — | 0.06 | 0.04 | 0.2 | 0 |
| | 豆腐乳 | 100 | 14.6 | 5.7 | 5.8 | 133 | 0.6 | 167 | 200 | 12.0 | — | 0.04 | 0.16 | 0.5 | 0 |
| | 粉条 | 100 | 0.3 | 0.0 | 84.4 | 339 | 0.0 | 27 | 24 | 0.8 | 0.00 | — | — | — | 0 |
| | 粉皮(干) | 100 | 0.6 | 0.2 | 87.5 | 354 | 0.1 | — | — | — | — | — | — | — | 0 |
| 鲜豆类 | 毛豆 | 42 | 13.6 | 5.7 | 7.1 | 134 | 2.1 | 100 | 219 | 6.4 | 0.28 | 0.33 | 6.10 | 1.7 | 25 |
| | 扁豆类 | 93 | 2.8 | 0.2 | 5.4 | 35 | 1.4 | 116 | 63 | 1.5 | 0.32 | 0.05 | 0.07 | 0.7 | 13 |
| | 蚕豆 | 23 | 9.0 | 0.7 | 12.7 | 89 | 0.3 | 15 | 217 | 1.7 | 0.15 | 0.33 | 0.18 | 2.9 | 12 |
| | 四季豆 | 94 | 1.5 | 0.2 | 4.7 | 27 | 0.8 | 44 | 39 | 1.1 | 0.24 | 0.68 | 0.12 | 0.6 | 9 |
| | 豆角 | 95 | 2.4 | 0.2 | 4.7 | 30 | 1.4 | 53 | 63 | 1.0 | 0.89 | 0.09 | 0.08 | 1.0 | 19 |
| 根茎类 | 马铃薯 | 88 | 2.3 | 0.1 | 16.6 | 77 | 0.7 | 11 | 64 | 1.2 | 0.01 | 0.10 | 0.03 | 0.4 | 16 |
| | 芋头 | 70 | 2.2 | 0.1 | 19.5 | 80 | 0.6 | 19 | 51 | 0.6 | 0.02 | 0.06 | 0.03 | 0.07 | 4 |
| | 白萝卜 | 78 | 0.6 | 0.0 | 5.7 | 25 | 0.8 | 49 | 34 | 0.5 | 0.02 | 0.02 | 0.04 | 0.05 | 30 |
| | 小红萝卜 | 63 | 0.9 | 0.2 | 3.8 | 21 | 0.5 | 23 | 24 | 0.6 | 0.01 | 0.03 | 0.03 | 0.1 | 27 |
| | 青萝卜 | 94 | 1.1 | 0.1 | 6.6 | 32 | 0.6 | 58 | 27 | 0.4 | 0.32 | 0.02 | 0.03 | 0.3 | 31 |
| | 凉薯 | 91 | 1.4 | 0.2 | 11.9 | 55 | 0.9 | 29 | 28 | 1.6 | 0.00 | 0.03 | 0.02 | 0.5 | 2 |
| | 胡萝卜 | 89 | 0.1 | 0.3 | 7.6 | 35 | 0.7 | 32 | 30 | 0.6 | 3.62 | 0.02 | 0.05 | 0.3 | 13 |
| | 圆洋葱 | 79 | 1.8 | 0.0 | 8.0 | 39 | 1.1 | 40 | 50 | 1.8 | — | 0.03 | 0.02 | 0.2 | 8 |
| | 大葱 | 71 | 1.0 | 0.3 | 6.0 | 31 | 0.5 | 12 | 46 | 0.6 | 1.20 | 0.08 | 0.05 | 0.3 | 14 |
| | 姜 | 100 | 1.4 | 0.7 | 8.5 | 46 | 1.0 | 20 | 45 | 7.0 | 0.18 | 0.01 | 0.04 | 0.4 | 4 |
| | 蒜头 | 29 | 4.4 | 0.2 | 23.0 | 111 | 0.7 | 5 | 44 | 0.4 | 0.00 | 0.24 | 0.03 | 0.9 | 3 |
| | 冬笋 | 39 | 4.1 | 0.1 | 5.7 | 40 | 0.8 | 22 | 56 | 0.1 | 0.08 | 0.08 | 0.08 | 0.6 | 1 |
| | 茭白 | 45 | 1.5 | 0.7 | 4.0 | 23 | 0.6 | 4 | 43 | 0.3 | 0.02 | 0.04 | 0.05 | 0.6 | 2 |
| | 藕 | 85 | 1.0 | 0.1 | 19.8 | 85 | 0.7 | 19 | 51 | 0.5 | 0.02 | 0.11 | 0.04 | 0.4 | 25 |
| 蔬菜 | 大白菜 | 68 | 1.1 | 0.2 | 2.1 | 15 | 0.4 | 61 | 37 | 0.5 | 0.01 | 0.02 | 0.04 | 0.3 | 20 |
| | 鸡毛菜 | 100 | 2.0 | 0.4 | 1.3 | 17 | 0.6 | 75 | 55 | 5.0 | 1.3 | 0.02 | 0.08 | 0.6 | 46 |
| | 太古菜 | 81 | 2.7 | 0.1 | 3.0 | 24 | 0.8 | 160 | 51 | 4.4 | 2.63 | 0.08 | 0.15 | 0.6 | 58 |
| | 油菜 | 96 | 1.1 | 0.3 | 1.9 | 15 | 0.5 | 108 | 30 | 1.0 | 1.7 | 0.02 | 0.11 | 0.6 | 40 |
| | 卷心菜 | 86 | 1.3 | 0.3 | 4.0 | 24 | 0.9 | 62 | 28 | 0.7 | 0.01 | 0.04 | 0.04 | 0.3 | 39 |
| | 菠菜 | 89 | 2.4 | 0.5 | 3.1 | 27 | 0.7 | 72 | 53 | 1.8 | 3.87 | 0.04 | 0.13 | 0.6 | 39 |

续表

| 类别 | 食物名称 | 食部(%) | 蛋白质(g) | 脂肪(g) | 碳水化合物(g) | 热能(kcal) | 粗纤维(g) | 钙(mg) | 磷(mg) | 铁(mg) | 维生素A(mg) | 硫胺素(mg) | 核黄素(mg) | 尼克酸(mg) | 抗坏血酸(mg) |
|---|---|---|---|---|---|---|---|---|---|---|---|---|---|---|---|
| 蔬菜 | 韭菜 | 93 | 2.1 | 0.6 | 3.2 | 27 | 1.1 | 48 | 46 | 1.7 | 3.21 | 0.03 | 0.09 | 0.9 | 39 |
| | 芹菜 | 74 | 2.2 | 0.3 | 1.9 | 19 | 0.6 | 160 | 61 | 8.5 | 0.11 | 0.03 | 0.04 | 0.3 | 6 |
| | 雪里蕻 | 85 | 2.8 | 0.6 | 2.9 | 28 | 1.0 | 235 | 64 | 3.4 | 1.46 | 0.07 | 0.14 | 0.8 | 85 |
| | 蕹菜 | 75 | 2.3 | 0.3 | 4.5 | 30 | 1.0 | 100 | 37 | 1.4 | 2.14 | 0.06 | 0.16 | 0.7 | 28 |
| | 苋菜 | 55 | 2.5 | 0.4 | 5.0 | 34 | 1.1 | 200 | 46 | 4.8 | 1.92 | 0.04 | 0.14 | 1.3 | 35 |
| | 莴笋 | 49 | 0.6 | 0.1 | 1.9 | 11 | 0.4 | 7 | 31 | 2.0 | 0.02 | 0.03 | 0.02 | 0.5 | 1 |
| | 菜花 | 53 | 2.4 | 0.4 | 3.0 | 25 | 0.8 | 18 | 53 | 0.7 | 0.08 | 0.06 | 0.08 | 0.8 | 88 |
| 瓜果类 | 西葫芦 | 73 | 0.7 | 0.0 | 2.4 | 12 | 0.7 | 22 | 6 | 0.2 | 0.01 | 0.02 | 0.02 | 0.3 | 1 |
| | 西红柿 | 97 | 0.8 | 0.3 | 2.2 | 15 | 0.4 | 8 | 24 | 0.8 | 0.37 | 0.03 | 0.02 | 0.6 | 8 |
| | 茄子 | 96 | 2.3 | 0.1 | 3.1 | 23 | 0.8 | 22 | 31 | 0.4 | 0.04 | 0.03 | 0.04 | 0.5 | 3 |
| | 青椒 | 71 | 0.7 | 0.2 | 3.9 | 20 | 0.8 | 10 | 33 | 0.7 | 0.60 | 0.06 | 0.04 | 0.8 | 52 |
| | 柿子椒 | 86 | 0.9 | 0.2 | 3.8 | 21 | 0.8 | 11 | 27 | 0.7 | 0.36 | 0.04 | 0.04 | 0.7 | 89 |
| | 丝瓜 | 93 | 1.5 | 0.1 | 4.5 | 25 | 0.5 | 28 | 45 | 0.8 | 0.32 | 0.04 | 0.06 | 0.5 | 8 |
| | 冬瓜 | 76 | 0.4 | 0.0 | 2.4 | 11 | 0.4 | 19 | 12 | 0.3 | 0.01 | 0.01 | 0.02 | 0.3 | 16 |
| | 黄瓜 | 86 | 0.9 | 0.2 | 1.6 | 11 | 0.3 | 19 | 29 | 0.3 | 0.13 | 0.04 | 0.04 | 0.3 | 6 |
| | 南瓜 | 81 | 0.3 | 0.0 | 1.3 | 6 | 0.3 | 11 | 9 | 0.1 | 2.40 | 0.05 | 0.06 | 0.3 | 4 |
| | 西瓜 | 54 | 1.2 | 0.0 | 4.2 | 22 | 0.3 | 6 | 10 | 0.2 | 0.17 | 0.02 | 0.02 | 0.2 | 3 |
| | 甜瓜 | 72 | 0.7 | 0.0 | 2.3 | 12 | 0.3 | 20 | 8 | 0.3 | 0.28 | 0.02 | 0.02 | 0.4 | 7 |
| 咸菜类 | 腌雪里蕻 | 96 | 2.0 | 0.1 | 3.3 | 22 | 1.0 | 250 | 31 | 3.1 | 1.55 | 0.04 | 0.11 | 0.5 | — |
| | 榨菜 | 100 | 4.1 | 0.2 | 9.2 | 55 | 2.2 | 280 | 130 | 6.7 | 0.04 | 0.04 | 0.09 | 0.7 | — |
| | 腌萝卜 | 96 | 0.8 | 1.4 | 5.4 | 37 | 0.9 | 118 | 31 | 1.1 | 0.02 | 0.03 | 0.04 | 0.4 | — |
| | 腌芥菜头 | 100 | 4.0 | 0.0 | 23.5 | 110 | 1.7 | 351 | 123 | 5.4 | — | 0.03 | 0.15 | 1.4 | — |
| | 酱黄瓜 | 90 | 4.9 | 0.1 | 13.5 | 75 | 0.9 | 79 | 165 | 8.4 | — | — | — | — | — |
| | 酱小菜 | 100 | 4.7 | 1.0 | 16.8 | 95 | 2.8 | 57 | 96 | 14.1 | — | — | — | — | — |
| 鲜果及干果类 | 橘 | 80 | 0.7 | 0.1 | 10.0 | 44 | 0.4 | 41 | 14 | 0.8 | 0.55 | 0.08 | 0.03 | 0.3 | 34 |
| | 苹果 | 81 | 0.4 | 0.5 | 13.0 | 58 | 1.2 | 11 | 9 | 0.3 | 0.08 | 0.01 | 0.01 | 0.1 | — |
| | 葡萄 | 87 | 0.4 | 0.6 | 8.2 | 40 | 2.6 | 4 | 7 | 0.8 | 0.04 | 0.05 | 0.01 | 0.2 | — |
| | 桃 | 73 | 0.8 | 0.1 | 10.7 | 47 | 0.4 | 8 | 20 | 1.2 | 0.06 | 0.01 | 0.02 | 0.7 | 6 |
| | 杏 | 90 | 1.2 | 0.0 | 11.1 | 49 | 1.9 | 26 | 24 | 0.8 | 1.79 | 0.02 | 0.03 | 0.6 | 7 |
| | 柿 | 70 | 0.7 | 0.1 | 10.8 | 47 | 3.1 | 10 | 19 | 0.2 | 0.15 | 0.01 | 0.02 | 0.3 | 11 |
| | 枣 | 91 | 1.2 | 0.2 | 23.2 | 99 | 1.6 | 14 | 23 | 0.5 | 0.01 | 0.06 | 0.04 | 0.6 | 540 |
| | 红果 | 69 | 0.7 | 0.2 | 22.1 | 93 | 2.0 | 68 | 20 | 2.1 | 0.82 | 0.02 | 0.05 | 0.4 | 89 |

续表

| 类别 | 食物名称 | 食部(%) | 蛋白质(g) | 脂肪(g) | 碳水化合物(g) | 热能(kcal) | 粗纤维(g) | 钙(mg) | 磷(mg) | 铁(mg) | 维生素A(mg) | 硫胺素(mg) | 核黄素(mg) | 尼克酸(mg) | 抗坏血酸(mg) |
|---|---|---|---|---|---|---|---|---|---|---|---|---|---|---|---|
| 鲜果及干果类 | 香蕉 | 56 | 1.2 | 0.6 | 19.5 | 88 | 0.9 | 9 | 31 | 0.6 | 0.25 | 0.02 | 0.05 | 0.7 | 6 |
| | 菠萝 | 53 | 0.4 | 0.3 | 9.3 | 42 | 0.4 | 18 | 28 | 0.5 | 0.08 | 0.08 | 0.02 | 0.2 | 24 |
| | 红枣(干) | 85 | 3.3 | 0.4 | 72.8 | 308 | 3.1 | 61 | 55 | 1.6 | 0.01 | 0.06 | 0.15 | 1.2 | 12 |
| | 西瓜子(干) | 40 | 31.8 | 39.1 | 19.1 | 556 | 1.8 | 237 | 751 | 8.3 | 0.18 | 0.03 | 0.14 | 2.7 | — |
| | 葵花子(炒) | 46 | 24.6 | 54.4 | 9.9 | 628 | 4.9 | 45 | 354 | 4.3 | 0.10 | 0.88 | 0.20 | 5.1 | — |
| 菌藻类 | 蘑菇(鲜) | 97 | 2.9 | 0.2 | 2.4 | 23 | 0.6 | 8 | 66 | 1.3 | — | 0.11 | 0.16 | 3.3 | 4 |
| | 香菇 | 72 | 13.0 | 1.8 | 54.0 | 284 | 7.8 | 124 | 415 | 25.3 | — | 0.07 | 1.13 | 18.9 | — |
| | 海带 | 100 | 8.2 | 0.1 | 56.2 | 258 | 9.7 | 1 177 | 216 | 150.0 | 0.57 | 0.09 | 0.36 | 1.6 | — |
| | 紫菜 | 100 | 28.0 | 0.2 | 48.5 | 309 | 4.8 | 343 | 457 | 33.2 | 1.23 | 0.44 | 2.07 | 5.1 | 1 |
| 油脂及调味品 | 猪油(炼) | 100 | 0.0 | 99.0 | 0.0 | 891 | 0.0 | 0 | 0 | 0.0 | 0.00 | 0.00 | 0.01 | 0.1 | 0 |
| | 植物油 | 100 | 0.0 | 100.0 | 0.0 | 900 | 0.0 | 0 | 0 | 0.0 | 0.03 | 0.00 | 0.04 | 0.0 | 0 |
| | 芝麻酱 | 100 | 20.0 | 52.9 | 15.0 | 6.6 | 6.9 | 870 | 530 | 58.0 | 0.03 | 0.24 | 0.20 | 6.7 | 0 |
| | 白糖 | 100 | 0.3 | 0.0 | 99.0 | 397 | 0.0 | 82 | — | 1.9 | — | — | — | — | — |
| | 红糖 | 100 | 0.4 | 0.0 | 93.5 | 376 | 0.0 | 90 | — | 4.0 | — | — | 0.09 | 0.6 | 0 |
| | 酱油 | 100 | 2.0 | 0.0 | 17.2 | 77 | 0.8 | 97 | 31 | 5.0 | 0.00 | 0.01 | 0.13 | 1.5 | 0 |
| | 甜面酱 | 100 | 7.3 | 2.1 | 27.3 | 157 | 2.5 | 51 | 127 | 4.5 | — | 0.08 | 0.17 | 3.4 | 0 |
| | 豆瓣酱 | 100 | 10.7 | 9.0 | 12.9 | 175 | 1.6 | 99 | 165 | 7.9 | — | 0.06 | 0.24 | 1.5 | 0 |
| | 醋 | 100 | — | — | 0.9 | 4 | — | 65 | 135 | 1.1 | 0.00 | 0.03 | 0.05 | 0.7 | 0 |
| | 精盐 | 100 | — | — | — | — | 0.0 | 62 | 0 | 1.6 | — | — | — | — | — |
| 肉及禽类 | 肥瘦猪肉 | 100 | 9.5 | 59.8 | 0.9 | 580 | 0.0 | 6 | 101 | 1.4 | — | 0.53 | 0.12 | 4.2 | — |
| | 咸肉 | 100 | 14.4 | 21.8 | 3.3 | 267 | 0.0 | 31 | 109 | 2.3 | — | — | 0.24 | 0.3 | — |
| | 猪舌 | 96 | 16.5 | 12.7 | 1.8 | 188 | 0.0 | 20 | 118 | 2.4 | 0.00 | 0.08 | 0.23 | 3.0 | 0 |
| | 猪心 | 78 | 19.1 | 6.3 | 0.0 | 133 | 0.0 | 45 | 102 | 2.5 | 0.00 | 0.34 | 0.52 | 5.7 | 1 |
| | 猪肝 | 100 | 21.3 | 4.5 | 1.4 | 131 | 0.0 | 11 | 270 | 25.0 | 4 900 | 0.40 | 2.11 | 16.2 | 18 |
| | 猪肾 | 89 | 15.5 | 4.8 | 0.7 | 108 | 0.0 | — | 228 | 7.1 | — | 0.38 | 1.12 | 4.5 | 22 |
| | 猪肚 | 92 | 14.6 | 2.9 | 1.4 | 90 | 0.0 | 8 | 144 | 1.4 | — | 0.05 | 0.18 | 2.5 | 0 |
| | 猪血 | 100 | 18.9 | 0.4 | 0.6 | 82 | 0.0 | — | — | — | — | — | — | — | — |
| | 肥瘦牛肉 | 100 | 20.1 | 10.2 | 0.0 | 172 | 0.0 | 7 | 170 | 0.9 | 0.00 | 0.07 | 0.15 | 6.0 | — |
| | 牛肝 | 100 | 21.8 | 4.8 | 2.6 | 141 | 0.0 | 13 | 400 | 9.0 | 20 220 | 0.39 | 2.30 | 16.2 | 18 |
| | 肥瘦羊肉 | 100 | 11.1 | 28.8 | 0.8 | 307 | 0.0 | 11 | 129 | 2.0 | 0.00 | 0.07 | 0.13 | 4.8 | 0 |
| | 羊肝 | 100 | 18.5 | 7.2 | 3.9 | 154 | 0.0 | 9 | 414 | 6.6 | 20 972 | 0.42 | 3.57 | 18.9 | 17 |
| | 鸡 | 34 | 21.5 | 2.5 | 0.7 | 111 | 0.0 | 11 | 190 | 1.5 | — | 0.03 | 0.09 | 8.0 | — |
| | 鸡肝 | 100 | 18.2 | 3.4 | 1.9 | 111 | 0.0 | 21 | 260 | 8.2 | 50 900 | 0.38 | 1.63 | 10.4 | 7 |
| 蛋类 | 鸡蛋 | 85 | 14.7 | 11.6 | 1.6 | 170 | 0.0 | 55 | 210 | 2.7 | 234 | 0.16 | 0.31 | 0.1 | — |
| | 鸭蛋 | 87 | 8.7 | 9.8 | 10.6 | 164 | 0.0 | 71 | 210 | 3.2 | 261 | 0.15 | 0.37 | 0.1 | — |

续表

| 类别 | 食物名称 | 食部(%) | 蛋白质(g) | 脂肪(g) | 碳水化合物(g) | 热能(kcal) | 粗纤维(g) | 钙(mg) | 磷(mg) | 铁(mg) | 维生素A(mg) | 硫胺素(mg) | 核黄素(mg) | 尼克酸(mg) | 抗坏血酸(mg) |
|---|---|---|---|---|---|---|---|---|---|---|---|---|---|---|---|
| 水产类 | 黄花鱼 | 57 | 17.6 | 0.8 | — | 78 | 0.0 | 33 | 135 | 1.0 | — | 0.01 | 0.10 | 0.8 | — |
| | 带鱼 | 72 | 18.1 | 7.4 | — | 139 | 0.0 | 24 | 160 | 1.1 | — | 0.01 | 0.09 | 1.9 | — |
| | 鲳鱼 | 64 | 15.6 | 6.6 | 0.2 | 123 | 0.0 | 19 | 240 | 0.3 | — | — | 0.13 | 2.7 | — |
| | 青鱼 | 68 | 19.5 | 5.2 | 0.0 | 125 | 0.0 | 25 | 171 | 0.8 | — | 0.13 | 0.12 | 1.7 | — |
| | 鲢鱼 | 46 | 15.3 | 0.9 | 0.0 | 69 | 0.0 | 36 | 187 | 0.6 | — | 0.02 | 0.15 | 2.7 | — |
| | 鲤鱼 | 62 | 17.3 | 5.1 | 0.0 | 115 | 0.0 | 25 | 175 | 1.6 | — | — | 0.10 | 3.1 | — |
| | 鲫鱼 | 40 | 13.0 | 1.1 | 0.1 | 62 | 0.0 | 95 | 242 | 0.5 | — | — | 0.06 | 2.3 | — |
| | 咸带鱼 | 68 | 24.4 | 11.5 | 0.2 | 202 | 0.0 | 132 | 113 | 1.0 | — | 0.01 | 0.18 | 1.6 | — |
| | 墨鱼 | 73 | 13.0 | 0.7 | 1.4 | 64 | 0.0 | 14 | 150 | 0.6 | — | 0.01 | 0.06 | 1.0 | — |
| | 河虾 | 26 | 17.5 | 0.6 | 0.0 | 76 | 0.0 | 221 | 23 | 0.1 | — | 0.02 | 0.08 | 1.9 | — |
| | 对虾 | 70 | 20.6 | 0.7 | 0.2 | 90 | 0.0 | 35 | 150 | 0.1 | 48 | 0.01 | 0.11 | 1.7 | — |
| | 虾米 | 100 | 47.6 | 0.5 | 0.0 | 195 | 0.0 | 880 | 695 | 6.7 | 0.00 | 0.03 | 0.06 | 4.1 | — |
| | 虾皮 | 100 | 39.3 | 3.0 | 8.6 | 219 | 0.0 | 2 000 | 1 005 | 5.5 | — | 0.03 | 0.07 | 2.5 | — |
| | 蛤蜊 | 20 | 10.8 | 1.6 | 4.6 | 76 | 0.0 | 37 | 82 | 14.2 | 21 | 0.03 | 0.15 | 1.7 | — |
| 乳及代乳 | 人乳 | 100 | 1.5 | 3.7 | 6.9 | 67 | 0.0 | 34 | 15 | 0.1 | 11 | 0.01 | 0.04 | 0.1 | 6 |
| | 牛乳 | 100 | 3.3 | 4.0 | 5.0 | 69 | 0.0 | 120 | 93 | 0.2 | 24 | 0.04 | 0.13 | 0.2 | 1 |
| | 羊乳 | 100 | 3.8 | 4.1 | 4.3 | 69 | 0.0 | 140 | 106 | 0.1 | 84 | 0.05 | 0.13 | 0.3 | — |
| | 代乳粉 | 100 | 17.1 | 10.2 | 62.9 | 412 | 0.7 | 653 | 338 | 4.8 | 141 | 0.47 | 0.76 | 1.4 | 0 |

# 参考文献


[1] 葛可佑. 公共营养师. 北京:中国劳动社会保障出版社,2009.

[2] 葛可佑. 卫生服务人员. 北京:中国劳动社会保障出版社,2009.

[3] 葛可佑. 中国营养师培训教材. 北京:人民卫生出版社,2006.

[4] 黄敬亨. 健康教育学. 上海:复旦大学出版社,2007.

[5] 黄万琪. 临床营养学. 2 版. 北京:高等教育出版社,2007.

[6] 季兰芳. 临床营养护理. 杭州:浙江大学出版社,2011.

[7] 焦广宇. 临床营养学. 北京:人民卫生出版社,2002.

[8] 劳动和社会保障部中国就业培训技术指导中心,劳动和社会保障部教育培训中心. 营养配餐员. 北京:中国劳动社会保障出版社,2003.

[9] 李胜利. 营养与膳食. 2 版. 北京:科学出版社,2007.

[10] 李嗣生. 营养与膳食. 南京:东南大学出版社,2006.

[11] 陆江,林琳. 社区健康教育. 北京:北京大学医学出版社,2010.

[12] 马冠生. 中国学龄儿童少年营养与健康状况调查报告. 北京:中国人口出版社,2006.

[13] 宋秀莲. 健康教育. 南京:江苏科学技术出版社,2008.

[14] 孙秀发. 临床营养学. 2 版. 北京:科学出版社,2009.

[15] 王爱民. 临床营养学. 南京:江苏科学技术出版社,2011.

[16] 王翠玲. 营养与膳食. 上海:上海科学技术出版社,2006.

[17] 王丽琼. 食品营养与卫生. 北京:化学工业出版社,2010.

[18] 王晓明,沈文娟. 社区卫生与保健. 上海:复旦大学出版社,2008.

[19] 杨月欣. 营养配餐和膳食评价实用指导. 北京:人民卫生出版社,2009.

[20] 杨月欣,王光亚,潘兴昌. 中国食物成分表. 2 版. 北京:北京大学医学出版社,2009.

[21] 于珺美. 营养学基础. 2 版. 北京:科学出版社,2008.

[22] 於平. 医学基础. 北京:科学出版社,2008.

[23] 吴坤. 营养与食品卫生学. 6 版. 北京:人民卫生出版社,2008.

[24] 张爱珍. 临床营养学. 2 版. 北京:人民卫生出版社,2006.

[25] 张金梅. 营养与膳食. 北京:高等教育出版社,2009.

## 郑重声明

高等教育出版社依法对本书享有专有出版权。任何未经许可的复制、销售行为均违反《中华人民共和国著作权法》，其行为人将承担相应的民事责任和行政责任；构成犯罪的，将被依法追究刑事责任。为了维护市场秩序，保护读者的合法权益，避免读者误用盗版书造成不良后果，我社将配合行政执法部门和司法机关对违法犯罪的单位和个人进行严厉打击。社会各界人士如发现上述侵权行为，希望及时举报，本社将奖励举报有功人员。

反盗版举报电话　(010) 58581897　58582371　58581879

反盗版举报传真　(010) 82086060

反盗版举报邮箱　dd@hep.com.cn

通信地址　北京市西城区德外大街4号　高等教育出版社法务部

邮政编码　100120

## 高等职业教育护理专业教学资源库平台使用说明

1. 登录www.cchve.com.cn，在专业列表中选择“护理专业”。

2. 自行注册账号，登录后可看到相关课程及资源，还可进入课程中心进行选课。